TABAGISMO

T112 Tabagismo : doença que tem tratamento / organizador, Luiz Carlos Corrêa da Silva. – Porto Alegre : Artmed, 2012.
309 p. : il. ; 23 cm.

ISBN 978-85-363-2782-2

1. Tabagismo – Tratamento. I. Corrêa da Silva, Luiz Carlos.

CDU 613.84

Catalogação na publicação: Ana Paula M. Magnus – CRB 10/2052

TABAGISMO

Doença que tem **TRATAMENTO**

LUIZ CARLOS CORRÊA DA SILVA
ORGANIZADOR

artmed

2012

Capa: Maurício Pamplona
Preparação do original: Camila Heck
Leitura final: Maísa Lopes dos Santos
Editora responsável pela obra: Dieimi Deitos
Coordenadora editorial – Biociências: Cláudia Bittencourt
Gerente editorial: Letícia Bispo de Lima
Projeto gráfico e editoração: Tipos – design editorial e fotografia

Av. Jerônimo de Ornelas, 670 – Santana
90040-340 – Porto Alegre, RS
Fone: (51) 3027-7000 Fax: (51) 3027-7070

SÃO PAULO
Av. Embaixador Macedo de Soares, 10.735 – Pavilhão 5
Cond. Espace Center – Vila Anastácio
05095-035 – São Paulo – SP
Fone: (11) 3665-1100 Fax: (11) 3667-1333

SAC 0800 703-3444

IMPRESSO NO BRASIL
PRINTED IN BRAZIL

AUTORES

LUIZ CARLOS CORRÊA DA SILVA – Médico. Chefe do Serviço de Pneumologia da Santa Casa de Misericórdia de Porto Alegre (SCMPA). Coordenador do Programa de Controle do Tabagismo da SCMPA. Membro da Comissão de Tabagismo da Sociedade Brasileira de Pneumologia e Tisiologia (SBPT). Membro do Conselho Consultivo da Aliança de Controle do Tabagismo (ACTBr). Especialista em Pneumologia pelo City Hospital, Universidade de Edimburgo. Doutor em Pneumologia pela UFRGS.

ALBERTO JOSÉ DE ARAÚJO – Médico. Diretor do Núcleo de Estudos e Tratamento do Tabagismo do Instituto de Doenças do Tórax da Universidade Federal do Rio de Janeiro (UFRJ). Presidente da Comissão de Tabagismo da SBPT (2011-2012). Especialista em Pneumologia pelo Hospital Universitário Clementino Fraga Filho da UFRJ, em Medicina Social e Saúde Pública pela Escola Nacional de Saúde Pública – Fundação Oswaldo Cruz e em Medicina do Trabalho pela Universidade Federal Fluminense. Aperfeiçoamento em Tabagismo pela Escola Médica de Pós-graduação da PUC do Rio de Janeiro. Mestre e Doutor em Ciências pela UFRJ.

ALETÉIA CRESTANI – Médica psiquiatra do Programa de Tratamento do Tabagismo 180° da SCMPA (Pavilhão Pereira Filho). Especialista em Psicoterapia de Orientação Analítica pela Universidade Federal do Rio Grande do Sul (UFRGS).

ALICE DE MEDEIROS ZELMANOWICZ – Médica internista e oncologista clínica. Coordenadora do Centro de Prevenção de Câncer da SCMPA. Mestre em Ciências Médicas e Doutora em Epidemiologia pela UFRGS.

ANDRÉ XAVIER – Professor de Educação Física. Especialista em Ciências do Esporte pela UFRGS.

ANNA MONTEIRO – Jornalista. Diretora de Comunicação da Aliança de Controle do Tabagismo (ACT). *Fellow* do Global Tobacco Control Leadership Program/Johns Hopkins University of Public Health. Especialista em Produção de Cinema e TV pela Escola Superior de Propaganda e Marketing (ESPM).

BIANCA PALUDO – Nutricionista da SCMPA (Pavilhão Pereira Filho). Especialista em Nutrição Enteral e Parenteral pela Sociedade Brasileira de Nutrição Enteral e Parenteral (SBNPE). Mestranda em Pneumologia da UFRGS.

CARLOS ALBERTO IGLESIAS SALGADO – Médico psiquiatra. Conselheiro da Associação Brasileira de Estudos do Álcool e Outras Drogas (ABEAD). Especialista em Dependência Química pela Universidade Federal de São Paulo (UNIFESP). Mestre em Psiquiatria pela UFRGS.

DANIELA PANTANI – Administradora. Gerente do projeto Publicidade de Tabaco no Ponto de Venda da ABEAD. Mestre em Sociologia pela Universidade de Coimbra, Portugal. Doutoranda em Psiquiatria e Psicologia Médica da UNIFESP.

ELENICE COSTELLA RODE – Enfermeira líder do Ambulatório e do Serviço Auxiliar de Diagnóstico e Tratamento de Particulares e Convênios da SCMPA (Pavilhão Pereira Filho). Coordenadora do Programa de Tabagismo 180° da SCMPA (Pavilhão Pereira Filho). Especialista em Enfermagem em Terapia Intensiva pela UFRGS.

ELTON XAVIER ROSSO – Médico internista e pneumologista. Membro do Ambulatório de Tabagismo da SCMPA.

GILBERTO BUENO FISCHER – Médico pneumopediatra. Chefe do Serviço de Pneumopediatria do Hospital da Criança Santo Antônio. Professor titular de Pediatria da Universidade Federal de Ciências da Saúde de Porto Alegre (UFCSPA). Doutor em Pneumologia pela UFRGS.

GIULIANO SCORNAVACCA – Médico pneumologista. Coordenador do Programa de Controle do Tabagismo 180° da SCMPA (Pavilhão Pereira Filho). Doutor em Pneumologia pela UFRGS.

ILANA PINSKY – Professora afiliada do Departamento de Psiquiatria da UNIFESP. Pesquisadora sênior do Instituto Nacional de Ciência e Tecnologia para Políticas Públicas do Álcool e Outras Drogas (INPAD). Vice-presidente da ABEAD.

JOSÉ S. MOREIRA – Médico pneumologista. Médico clínico da SCMPA (Pavilhão Pereira Filho). Professor do Programa de Pós-graduação em Ciências Pneumológicas da UFRGS. Doutor em Pneumologia pela UFRGS.

JOSÉ MIGUEL CHATKIN – Médico pneumologista. Chefe do Serviço de Pneumologia do Hospital São Lucas da Pontifícia Universidade Católica do Rio Grande do Sul (PUCRS). Coordenador do Programa de Tabagismo da PUCRS. Professor titular de Medicina Interna: Pneumologia da Faculdade de Medicina da PUCRS. Doutor em Medicina pela UFRGS.

LISANDRA BORGES SOLDATI – Psicóloga do Programa de Tratamento de Tabagistas, responsável pelo Programa Vigilantes da Saúde/Tabaco da SCMPA. Especialista em Transtornos do Controle de Impulsos pela Alliant International University (AIU). San Diego. Mestre em Linguística pela Universidade Estadual de Maringá (UEM).

LUCIANO MÜLLER CORRÊA DA SILVA – Médico pneumologista. Médico associado do Laboratório de Função Pulmonar da SCMPA (Pavilhão Pereira Filho). Doutorando em Pneumologia da UFRGS.

PAULA GUTHS – Psicóloga do Programa de Tratamento do Tabagismo 180° da SCMPA (Pavilhão Pereira Filho). Especialista em tratamento de tabagismo pela Mayo Clinic. Especialista em terapias cognitivo-comportamentais pela Universidade do Vale do Rio dos Sinos (UNISINOS). Mestranda em Psicologia Clínica da PUCRS.

PAULO ERNESTO LEÃES – Médico cardiologista do Serviço de Cardiologia da SCMPA (Pavilhão São Francisco). Doutor em Cardiologia pela UFRGS.

AGRADECIMENTOS

Aos mestres e colegas, pela compreensão, esforço e sabedoria de sempre tentar fazer a coisa certa, há quase cinco décadas, no Pavilhão Pereira Filho da Santa Casa de Porto Alegre. Ao citar Nelson Porto e Bruno Palombini, homenageio a todos.

Aos paladinos do antitabagismo no País, José Rosemberg e Mario Rigatto, influenciadores de muitos que se direcionam a esta causa. Por meio desses ícones, homenageio aos que se dedicam ao controle desta epidemia.

Aos pacientes, que me propiciam participar de uma parte das suas vidas, a quem devo grande parte do meu desenvolvimento profissional e pessoal.

A minha família, que alimenta minha paixão pela vida e me proporciona condições para fazer e continuar – particularmente Carmen, companheira e colaboradora de todas as horas.

À Artmed Editora, por proporcionar-me mais uma vez condições de dividir aprendizados e multiplicar ações, na pessoa da sua Diretora Adriane Kiperman Rojas. Não esquecendo de agradecer também o time de colaboradores editoriais: obrigado!

Aos coautores, por aceitarem este desafio e, em tempo recorde, terem cumprido seus prazos.

E, ao leitor, espero que possa reforçar seu engajamento em prol da Saúde e da Vida.

LUIZ CARLOS CORRÊA DA SILVA

APRESENTAÇÃO

Um livro é como uma árvore que vai se compondo em raízes, sua *base* – onde se assenta sobre o solo do conhecimento – e em seu tronco, sua *estrutura*, onde se organiza em seções temáticas, por onde flui a seiva com os elementos que irão nutrir os galhos – capítulos – e as folhas, que carreiam a informação até seus leitores.

Um livro também é uma joia preciosa, singular e única na estante do saber, é pedra polida pelos artesãos do conhecimento – sejam eles antropólogos, filósofos, historiadores, médicos, sociólogos, etc.

Indo mais adiante, quando um livro nos remete a uma questão tão séria e emergente como o tabagismo – que transcende todas as áreas, social, econômica e sanitária –, ele passa a ocupar um papel norteador das decisões e das ações humanas.

O tabaco não é apenas uma planta – *nicotiana tabacum* – descoberta no jovem continente americano, no final do século XV, e que tinha seu uso associado aos rituais de colheita entre os primeiros povos indígenas. Ele é mais do que isso, pois se tornou uma "especiaria" rapidamente introduzida nas cortes europeias até alcançar a sociedade industrial emergente, em diversos formatos, de cachimbo a charuto, de rapé ao cigarro, sendo, em pouco tempo, um dos negócios mais lucrativos do planeta. Chegou a tal ponto de destaque, que um general americano, ao ser entrevistado sobre o que havia levado a ganhar a guerra, disse: "a moral da minha tropa esteve sempre elevada, pois havia balas, ração e cigarros"; ele ao final frisava que "os cigarros" fizeram a diferença.

Desde tempos ancestrais, o ser humano utiliza mecanismos de compensação para seus dramas cotidianos, buscando soluções "em um passe de mágica" que possam aliviar as angústias, as insatisfações, os aborrecimentos, etc., ou, mesmo, que lhe favoreçam a celebrar com intensa alegria os momentos de prazer. Nessa busca, diversas drogas naturais ou sintéticas "têm suprido este papel", ainda que seus efeitos psicoestimulantes possam trazer prejuízos ao indivíduo que delas se torna escravo (dependente).

A nicotina é o principal princípio psicoativo contido na folha do tabaco, cuja absorção pelo organismo leva à dependência química. Sua chegada ao cérebro é tão rápida – leva em torno de 9 segundos após uma tragada – que os corredores da prova mais rápida de atletismo – 100 metros rasos – teriam dificuldades em competir com ela.

Um dos grandes desafios do mundo contemporâneo é o de combater os males causados pelo consumo de drogas. E o tabaco, em particular, é o maior vilão, sendo junto com o álcool o introdutor do indivíduo, ainda jovem, ao consumo de drogas ilícitas, tais como a cocaína, a maconha, a heroína e o *crack*.

O tabagismo é considerado uma doença pela Organização Mundial da Saúde (OMS), que se inicia em 70 a 80% dos casos antes dos 18 anos, sendo por isso classificado como uma doença pediátrica, crônica e sujeita a recaídas.

O indivíduo fumante necessita fazer, na maioria das vezes, de 3 a 10 tentativas até conseguir parar definitivamente de fumar. Essas tentativas terão maior chance de serem bem-sucedidas se a pessoa estiver motivada a parar, procurar ajuda médica, utilizar de forma adequada os medicamentos para o alívio dos sintomas de abstinência e se reaprender a viver sem o cigarro, por meio do aprendizado de técnicas cognitivo-comportamentais que fazem parte do tratamento do tabagismo.

O tabagismo provoca mais de 50 doenças, dentre elas o câncer de pulmão e em outros órgãos, o infarto do miocárdio, o acidente vascular encefálico e as doenças pulmonares obstrutivas crônicas. Essas doenças limitam a capacidade física do indivíduo, além de reduzirem o tempo e a qualidade de vida.

Por isso, o tabagismo ativo é considerado a primeira causa de adoecimento e morte evitável no mundo, assim como o tabagismo passivo é considerado a terceira causa de mortes evitáveis, só ficando atrás do álcool.

Este livro aborda, de forma didática, todas as questões ligadas ao tabaco enquanto grande vetor de doenças em nossa sociedade, com informações objetivas e claras que irão possibilitar uma tomada de consciência, dentre outros aspectos, sobre a importância de prevenir a iniciação de jovens no uso de tabaco, sobre o quão relevante é encorajar os fumantes a buscarem o tratamento para deixarem de fumar. Os benefícios da cessação superam quaisquer supostos alívios ou papéis que o cigarro possa trazer ao fumante.

É muito importante ler este livro para inteirar-se do papel que cabe aos profissionais de saúde, educadores, legisladores, formadores de opinião, mídia, e, particularmente, o público em geral na questão do controle do tabaco no nosso País.

Precisamos de um engajamento cada vez maior da sociedade, que já vem, há alguns anos, rompendo com o antigo paradigma – não aceitar mais o fumo em situações sociais, particularmente em ambientes fechados – para que se reduzam progressivamente os indicadores de saúde que nos revelam um triste quadro no nosso País: 23 pessoas morrem por hora de doenças associadas ao tabagismo ativo e 7 pessoas por dia pela exposição à fumaça ambiental do tabaco (tabagismo passivo).

O professor Luiz Carlos Corrêa da Silva, médico pneumologista que tem dedicado sua vida a esta causa, agora nos brinda com esta nova obra, que expõe, de forma clara e objetiva, o tabagismo, que custa tão caro às famílias e à sociedade brasileira.

Este livro contou com a colaboração de renomados especialistas no campo da pneumologia, da psicologia humana e da saúde pública, o que nos apraz dizer, com toda a segurança, como especialista e ativista nesta área, que esta é uma obra que merece ser lida e divulgada, pois tem, em sua gênese, uma grande preocupação com a saúde desta e das futuras gerações do nosso País, para que sejamos livres do tabaco em quaisquer de suas formas e disfarces, pois ele pode lhes ceifar parte substancial dos anos maduros da vida, quando não lhes gerarem incapacidades.

Haverá um amanhã?
E se houver como será o dia presente do futuro?
(com tabaco?)

Haverá um amanhã?
E se houver como ficará o dia presente do passado?
(sem tabaco?)

ALBERTO JOSÉ DE ARAÚJO, MD, PHD
Diretor do Núcleo de Estudos e Tratamento do Tabagismo do Instituto de Doenças do Tórax da Universidade Federal do Rio de Janeiro (UFRJ). Presidente da Comissão de Tabagismo da SBPT (2011-2012).

PREFÁCIO

"O mais importante na vida não é ser competente e nem ser agraciado por aquilo que se fez e se faz para melhorar a si próprio – a preparação e o valor profissional, que constituem pré-requisitos, mas sim dedicar a vida para pessoas e para causas, incondicionalmente, na medida da proposta dos relacionamentos e das missões – isso, sim, é contribuição, doação e legado humanístico. Essas características é que refletem os atributos de uma pessoa."

Embora sabendo ser este o caminho, não consigo percorrê-lo no seu conjunto na minha prática de vida, pois esse é e sempre será um grande desafio. Dedicar-me à causa do controle do tabagismo constitui uma das minhas maneiras de contribuir para a saúde das pessoas, e por perceber estar fazendo a coisa certa sinto uma felicidade sem igual.

Espero que este livro – que construí ao longo dos últimos anos e que contou, para que se concretizasse, com a colaboração de profissionais que legitimamente se doam ao que fazem – contribua para a vida de muitos. Esta obra tem como principal objetivo chamar a atenção para o fato de que o tabagismo é um problema de todos, sejam fumantes ou não, e de que parar de fumar não é "um bicho de sete cabeças" que muitas vezes atormenta os fumantes e os torna reféns de uma dependência que pode ceifar suas vidas, e da qual podem e devem se livrar definitivamente o quanto antes. Serve também como fonte de referência para quem precisa envolver-se com mais consistência no controle do tabaco e do tabagismo e, como um todo, na defesa da saúde dos cidadãos na política ou na justiça.

No mundo de hoje, em que se convive com circunstâncias conflitantes – rápidos avanços tecnológicos, mídia avassaladora para o convencimento daquilo que as empresas desejam a fim de atingir resultados, além da grande carência sociocultural –, é fundamental que as lideranças tenham posicionamentos firmes e desatrelados de compromissos contrários aos interesses coletivos. Torna-se cada vez mais indispensável que os setores profissionais e empresariais definam sua missão, esclareçam as contribuições que trazem para o bem comum, não negligenciem os riscos dos seus produtos e, quando for o caso, assumam responsabilidades pelos danos resultantes.

Embora este livro tenha se originado principalmente da experiência médica, por meio de uma linguagem acessível pretende oportunizar a todos conhecimentos e sensibilização para que possam melhor proteger-se do tabagismo e das suas consequências, assim como contribuir para seu controle no âmbito coletivo. São três seus objetivos gerais: que todos se protejam do tabagismo passivo; que os fumantes tratem essa doença; e, principalmente, que os jovens não se iniciem neste caminho enganoso que só leva a perdas. Os temas abordados visam oferecer condições para a prática de médicos e outros profissionais da saúde que possam auxiliar seus pacientes a parar de fumar.

LUIZ CARLOS CORRÊA DA SILVA

MANIFESTO DE UM MÉDICO E ESCRITOR

OS DIREITOS DOS FUMANTES, SEGUNDO MOACYR SCLIAR*

Moacyr Scliar, médico, com formação e grande experiência em Saúde Pública, conheceu como poucos a saga dos fumantes na sua ambivalência entre a consciência dos danos e as sensações gratificantes, conseqüência dos efeitos químicos e psicológicos do tabagismo.

Moacyr Scliar, escritor, teve grande sensibilidade para traduzir, neste texto, em forma de sátira, uma visão sobre os direitos de quem perdeu o direito de decisão, por sua condição de dependência, mas detém a exigência de manter seu direito de continuar sendo dependente.

"Começou nos Estados Unidos e, inevitavelmente, chegou aqui: já se fala, entre nós, de uma campanha pelos direitos dos fumantes. Vários médicos protestaram, mas eu, particularmente, apoio. Mais do que isso, dou aqui minha colaboração, sugerindo uma cartilha dos Direitos dos Fumantes:

1. Todo fumante tem direito a seu câncer de pulmão ou, na ausência deste, à sua bronquite crônica e enfisema, à sua cardiopatia isquêmica ou a doenças similares associadas ao tabaco, desde que estas possam, no mínimo, reduzir a expectativa de vida.
2. Todo fumante tem direito a poluir o ambiente de trabalho e o de suas casas, principalmente se tiver filhos pequenos, mais suscetíveis aos problemas causados pelo fumo passivo.
3. Todo fumante tem direito a provocar incêndios, sendo necessário reservar matas nativas para este fim.

4. Todo fumante tem direito à desagradável aparência dos dedos e dos dentes manchados e, ainda, ao hálito de fumante.
5. Todo fumante tem direito a assinalar sua passagem com o cheiro do cigarro.
6. Toda mulher grávida fumante tem direito a prejudicar o feto com o uso do cigarro.
7. Todo fumante tem direito a estimular o contrabando de cigarro, de modo que o produto nunca falte.
8. Todo fumante tem direito a exigir dos fabricantes a seleção de plantas com maior teor de nicotina.
9. Todo fumante tem direito de gastar com cigarros o dinheiro que deveria ser destinado ao bem-estar da sua família.

Mas... Mas:

10 – Todo fumante tem direito ao reconhecimento de sua condição como dependente de substâncias que o transformam num autômato sem vontade.

No ano do cinquentenário dos direitos humanos, os fumantes exigem que sua voz seja ouvida. Compete aos não fumantes ouvirem-na. Mesmo porque a voz de um fumante pode não durar muito."

* Este artigo, de autoria de Moacyr Scliar, médico e escritor, publicado no jornal Zero Hora, de Porto Alegre, em 19 de dezembro de 1998, revela o tabagismo de forma hilariante e ao mesmo tempo realista.

SUMÁRIO

SEÇÃO 2 **EXPERIMENTAÇÃO**

SEÇÃO 3 **DEPENDÊNCIA**

SEÇÃO 4 **CONSEQUÊNCIAS**

SEÇÃO 7 **CONTROLE DO TABAGISMO**

ANEXOS

ASPECTOS GERAIS

SEÇÃO 1

CAPÍTULO 1

A DOENÇA TABAGISMO

LUIZ CARLOS CORRÊA DA SILVA

Uma *doença específica* é caracterizada por um conjunto de achados anormais, assemelhados, apresentados por um grupo de indivíduos que fica em uma condição de inferioridade biológica em relação aos outros membros da mesma espécie que não têm a doença.[1] Fumantes têm diversas características em comum que preenchem esses critérios: dependência química da nicotina, dependência psicológica do ato de fumar, inflamação sistêmica com danos mais intensos em determinados setores do organismo; além disso, com o passar do tempo, terão mais probabilidade de apresentar inúmeras doenças graves e fatais do que indivíduos não fumantes.

Portanto, o tabagismo é uma doença crônica de dependência à nicotina, geralmente iniciada na adolescência, caracterizando-se pela inalação da fumaça proveniente da combustão do tabaco contido nos cigarros. Inicialmente, o consu-

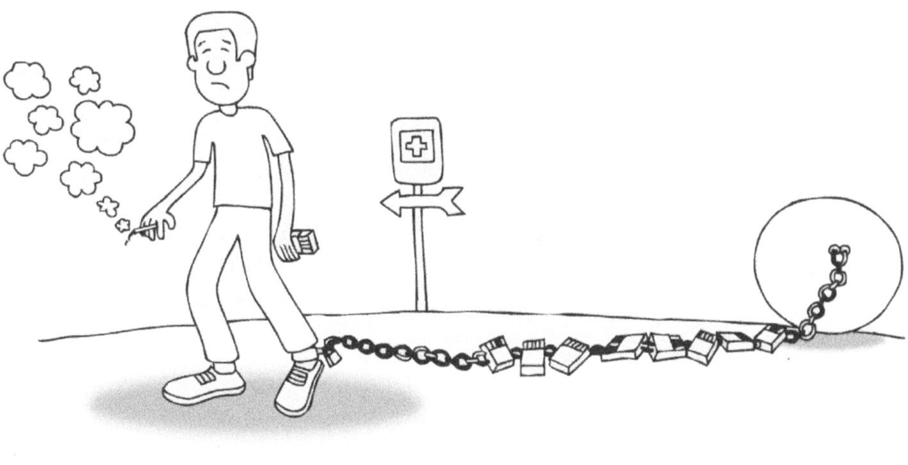

? Nos últimos tempos, ouço muito que o fumante é um dependente químico, um drogadito. Nicotina é droga?

A OMS definiu o tabagismo como uma doença de dependência à nicotina. Portanto, havendo dependência a uma substância, caracteriza-se a existência de drogadição, mesmo que cigarros sejam aceitos socialmente e sejam considerados lícitos.

mo de cigarros pode ser eventual, mas, com a continuidade, em prazo variável e conforme fatores individuais, leva o indivíduo à dependência da nicotina com variados graus de intensidade. Para definir um critério quantitativo, a Organização Mundial da Saúde (OMS) estabeleceu que "a condição de fumante está presente quando o indivíduo fumou mais de cem cigarros na vida e, pelo menos, um cigarro no último mês".[2]

O tabagismo inicia, geralmente, na juventude, por motivos peculiares dessa faixa etária, sendo sua manutenção perpetuada pela dependência química à nicotina e por fatores psicológicos ligados a características e transtornos individuais – que tornam o dia a dia do fumante um círculo vicioso, em que o fumar passa a fazer parte indispensável de sua vida. Um dos mecanismos da dependência deve-se a um automatismo difícil de ser controlado, pois a repetição do ritual associado ao ato de fumar passa a ser um verdadeiro ato reflexo agregado às atividades do dia a dia. Concorrem, ainda, para essa dependência, fatores genéticos e efeitos farmacológicos da nicotina no sistema nervoso central.

Como o tabagismo é uma doença multifatorial, apresenta aspectos heterogêneos que conferem fenótipos distintos aos indivíduos por ela acometidos. Isso significa que os pacientes tabagistas podem apresentar características individuais diferentes, que devem ser consideradas quando da escolha de esquemas terapêuticos.

Como a Organização Mundial da Saúde (OMS), desde 1990, passou a considerar o tabagismo em si mesmo como uma doença de dependência da nicotina e o incluiu na Classificação Internacional de Doenças e Problemas Relacionados à Saúde (CID-10) na classificação F-17, não se pode mais admitir que o tabagismo seja uma opção, um estilo de vida ou um charme social, uma vez que estes são conceitos ultrapassados. É fundamental que seja compreendido que o fumante, ao fumar, não está exercendo uma escolha, mas buscando o uso da substância da qual é dependente. Portanto, essa é uma situação em que não existe "livre arbítrio" para consumo, mas, acima de tudo, dependência química ou drogadição.

OS COMPONENTES DA FUMAÇA DO CIGARRO GERAM A DOENÇA

O cigarro é, acima de tudo, um sistema de liberação de nicotina. Mas, além da nicotina, a fumaça do cigarro contém uma grande quantidade de produtos tóxicos que penetram no organismo por meio dos pulmões.

Uma tragada resulta na passagem de substâncias contidas na fumaça para a corrente circulatória e em rápida liberação de um bolo de nicotina altamente concentrado ao cérebro – em apenas 10 segundos a nicotina chega ao sistema nervoso central (SNC). Cada cigarro promove a entrada de aproximadamente 1 mg de nicotina no organismo, mas essa quantidade pode ser multiplicada até por seis, desde que as tragadas sejam mais frequentes e mais profundas.

A nicotina é um alcaloide proveniente das plantas do tabaco, cujos efeitos são estimulantes e se fazem principalmente no SNC e nos vasos sanguíneos de pequeno calibre – vasoconstrição. Estimulando os receptores nicotínicos $\alpha 2\beta 4$ da área tegmentar ventral do SNC, provoca aumento da liberação de dopamina no *nucleus accummbens* (Fig. 1.1), o que causa efeitos positivos nos fumantes.[3] O tabagismo a longo prazo provoca aumento do número desses receptores nicotínicos no cérebro, o que poderia ter papel na fissura e na síndrome de abstinência. A Figura 1.2 mostra os principais neurotransmissores liberados por ação da nicotina e seus efeitos.

Uma vez atingindo a corrente sanguínea, a nicotina é distribuída pelo organismo, ultrapassando com facilidade as membranas celulares e chegando a todos os tecidos. Sua eliminação é rápida (meia-vida entre 90 e 120 minutos), sobretudo por via metabólica, transformando-se em cotinina e nicotina N-óxido; 10% da nicotina é excretada diretamente pela urina.[3] Toda a nicotina é eliminada do organismo dentro de um a dois dias de abstinência. Como a meia-vida da cotinina é de 20 a 30 horas, tem maior estabilidade do que a nicotina, podendo ser facilmente medida na saliva, na urina ou mesmo no cabelo.

? Qual a diferença dos cigarros com ou sem filtro quanto aos danos à saúde?

Em ambas as condições, com ou sem filtro, os cigarros causam danos, uma vez que os filtros apenas impedem a passagem de uma pequena parte dos produtos contidos na fumaça. As substâncias mais agressivas ao organismo continuarão sendo inaladas e causando os mesmos problemas.

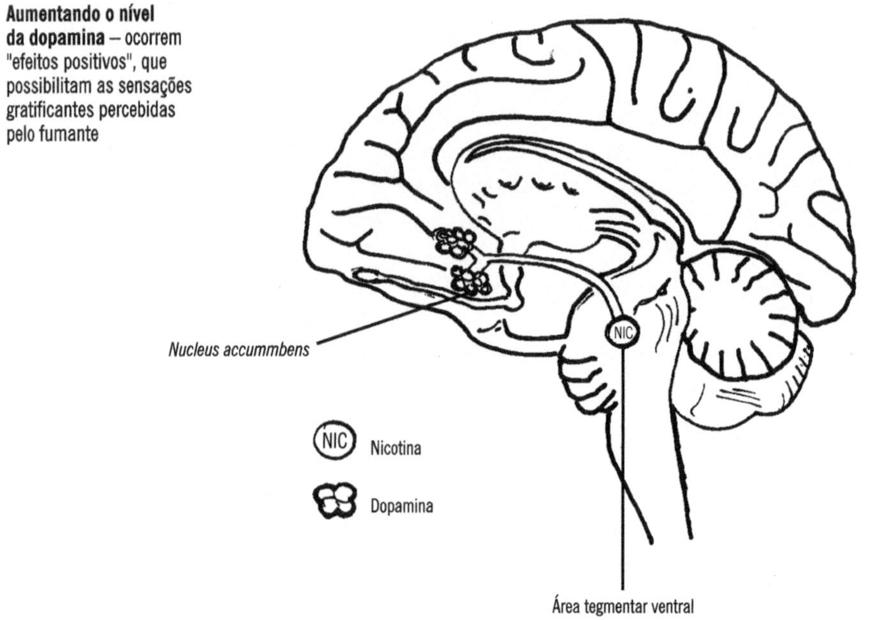

FIGURA 1.1
REPRESENTAÇÃO DO MECANISMO DE AÇÃO DA NICOTINA NO SISTEMA NERVOSO CENTRAL (SNC).

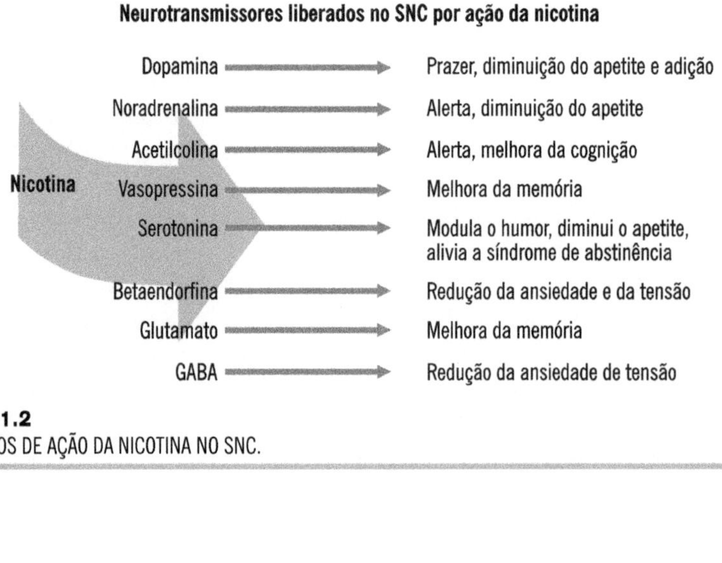

FIGURA 1.2
MECANISMOS DE AÇÃO DA NICOTINA NO SNC.

A fumaça resultante da combustão do tabaco do cigarro é formada por um *componente gasoso* e um *componente particulado*, contendo quase 5 mil substâncias químicas (Tab. 1.1). Cada cigarro produz de 3 a 40 mg de alcatrão – *fase particulada*. Nesse componente incluem-se inúmeras substâncias químicas altamente cancerígenas, como o benzopireno. O monóxido de carbono (CO) encontra-se na *fase gasosa*, ligando-se fortemente à hemoglobina e impedindo o transporte de oxigênio. A nicotina, que também se encontra na fase particulada, é o alcaloide responsável pela dependência química devido aos efeitos no SNC (Fig. 1.1) e à vasoconstrição – estreitamento dos vasos sanguíneos, particular-

TABELA 1.1 SUBSTÂNCIAS EXISTENTES NA FUMAÇA DO TABACO (15 FUNÇÕES QUÍMICAS)

FUNÇÕES QUÍMICAS	NÚMERO DE SUBSTÂNCIAS
Amidas, imidas	237
Ácidos carboxílicos	227
Lactonas	150
Ésteres	474
Aldeídos	108
Cetonas	521
Álcoois	379
Fenóis	282
Aminas	196
N-heterocíclicos	921
Hidrocarbonetos	755
Nitrilas	106
Éteres	311
Carboidratos	42
Anidridos	11
TOTAL	4.720

mente das pequenas arteríolas, o que prejudica o aporte de sangue aos tecidos e pode contribuir para a ocorrência de isquemia.

A fumaça liberada pela queima de um cigarro contém, ainda, 150 μg de constituintes metálicos: potássio (90%), sódio (5%) e traços de alumínio, arsênico, cálcio, cobre, níquel e cromo.

O Quadro 1.1 apresenta um resumo dos componentes da fumaça do cigarro que têm maior impacto para a saúde e seus principais efeitos.

Quando da combustão do tabaco dos cigarros, formam-se duas correntes de fumaça: uma *corrente primária,* que é aspirada pelo fumante e, após percorrer o trajeto interno do cigarro, penetra na cavidade bucal e nas vias aéreas – a tragada –, e uma *corrente secundária,* que emana da ponta incandescente do cigarro e se espalha pelo ar ambiente. Embora as duas tenham a mesma composição de substâncias químicas tóxicas, a corrente secundária contém alguns componentes em maior concentração do que a primária. Nicotina, monóxido de carbono, alcatrão e óxido nítrico são encontrados em quantidades, no mínimo, duas vezes maiores na corrente secundária. Substâncias cancerígenas, como benzopireno e dimetilnitrosamina, são preferencialmente concentradas na corrente secundária.

> ? **Quanto tempo demora, em média, para a nicotina sair totalmente do organismo?**
>
> A nicotina sofre um processo rápido de eliminação, de modo que após 30 a 60 minutos a quantidade existente no organismo poderá estar reduzida, conforme o padrão de eliminação do indivíduo. Por isso é que o fumante geralmente não pode passar muito tempo sem fumar, isto é, precisa repor nicotina no sangue e no cérebro.

QUADRO 1.1 PRINCIPAIS COMPONENTES DA COMBUSTÃO DO TABACO E SEUS EFEITOS

Nicotina – causa dependência química por ação nos receptores nicotínicos ($\alpha 2\beta 4$), o que eleva os níveis de dopamina e ocasiona vasoconstrição.
Alcatrão – responsável por diversas doenças graves e fatais, como câncer de pulmão e em outras localizações, e enfisema pulmonar.
Monóxido de carbono – intoxica o organismo pela sua ligação com a hemoglobina, dificultando o transporte de oxigênio pelo sangue.

A INFLAMAÇÃO É UM DOS PRINCIPAIS MECANISMOS DA DOENÇA

Em diversos locais do organismo identificam-se alterações inflamatórias induzidas pelas substâncias químicas contidas na fumaça de cigarros, responsáveis por danos nas superfícies de revestimento, como, por exemplo, no epitélio respiratório[4,5] e no endotélio vascular. Fumantes têm elevação de marcadores inflamatórios séricos, como proteína C-reativa, interleucina 6 (IL-6) e fator de necrose tumoral (TNF), igualmente em homens e mulheres. Além disso, ocorre elevação dos leucócitos no sangue periférico e de citocinas pró-inflamatórias, que levam ao recrutamento de mais leucócitos.

No lavado broncoalveolar colhido por fibrobroncoscopia podem-se identificar em fumantes:

- aumento do número de células (três vezes mais);
- aumento dos macrófagos e dos neutrófilos (seis vezes mais);
- aumento dos eosinófilos;
- redução de linfócitos;
- aumento de IgM e IgG.

> **? Cigarros "mais fracos", também conhecidos como *light*, causam menos danos à saúde?**
>
> Os chamados cigarros de baixos teores, além de não serem seguros, não têm a preferência dos usuários, pois como a fumaça produzida contém menor quantidade de substâncias, inclusive de nicotina, o fumante passa a consumir maior quantidade de unidades ao dia e também a dar tragadas mais profundas, demoradas e frequentes. Portanto, seu uso não garante nenhuma proteção à saúde, e não se reduzem os danos.

Como a inflamação está presente em todas as etapas da formação de trombos vasculares, entende-se o motivo de fumantes apresentarem fenômenos trombóticos com grande frequência.

> **Fumar pode aumentar de forma importante qualquer processo inflamatório previamente existente tanto no nível sérico e sistêmico quanto localmente, como se observa na superfície mucosa das vias aéreas e no revestimento endotelial da parede vascular.**

Indivíduos com doença inflamatória crônica, como asma brônquica, se fumarem, terão aumento significativo da atividade inflamatória. Observa-se que asmáticos fumantes têm piora da asma, crises mais frequentes, mais intensas e mais difíceis de controlar, menor resposta a corticoterapia inalatória e aumento da mortalidade.[6] Crianças submetidas ao tabagismo passivo têm maior incidência de asma, além de apresentarem as outras desvantagens já mencionadas (Fig. 1.3).

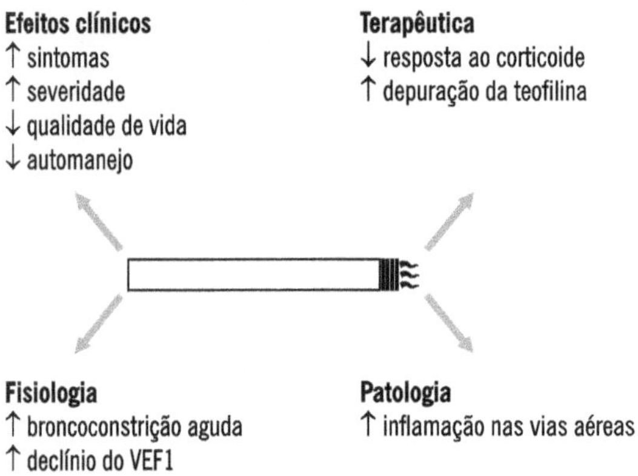

FIGURA 1.3
ASMA E TABAGISMO.

REFERÊNCIAS

1. Porto NS. Diagnóstico e doença. In: Corrêa da Silva LC. Compêndio de pneumologia. 2. ed. São Paulo: Byk; 1991.

2. World Health Organization. Tobacco country profiles. Proceedings of the 12th World Conference on Tobacco or Health; 2003 Aug 3-9; Helsinki. Helsinki; 2003.

3. Benowitz NL, Jacob P 3rd. Metabolism of nicotine to cotinine studied by a dual stable isotope method. Clin Pharmacol Ther. 1994;56(5):483-93.

4. Hellermann GR, Nagy SB, Kong X, Lockey RF, Mohapatra SS. Mechanisms of cigarette smoke condensateinduced acute inflammatory response in human bronchial epithelial cells. Respir Res. 2002;3:22.

5. Willemse BWM, Hacken NHT, Rutgers B, Postma DS, Timens W. Association of current smoking with airway inflammation in chronic obstructive pulmonary disease and asymptomatic smokers. Respir Res. 2005;6:38.

6. Thomson NC, Chaudhuri R, Livingston E. Asthma and cigarette smoking. Eur Respir J. 2004;24(5):822-33.

LEITURA RECOMENDADA

Di Chiara G. Role of dopamine in the behavioural actions of nicotine related to addiction. Eur J Pharmacol. 2000;393(1-3):295-314.

FATORES GENÉTICOS SÃO RELEVANTES

JOSÉ MIGUEL CHATKIN

O desenvolvimento de qualquer drogadição requer que, a partir do uso eventual ou experimental de determinada droga, ocorra uma subsequente cascata de eventos que converterão o ato inicial em uma necessidade de uso regular, desenvolvendo uma dependência.

Cada uma dessas etapas sofre influências genéticas e ambientais específicas. De modo geral, as pressões ambientais têm maior importância nas fases de experimentação/iniciação, enquanto as genéticas, no desenvolvimento da adição e em seu tratamento.[1]

Assim, a iniciação é fortemente influenciada pela acessibilidade; isto é, a oferta mais ou menos abundante e a baixo custo, por exemplo, de cigarros ou álcool em uma cidade ou comunidade tem papel determinante na prevalência de usuários daquela região. Entretanto, o alto preço de cada dose é um potente inibidor da fase de experimentação e do uso regular. As diferenças genéticas individuais possivelmente determinam a maior ou menor dificuldade de um fumante em alcançar a abstinência, como será visto neste capítulo.[2]

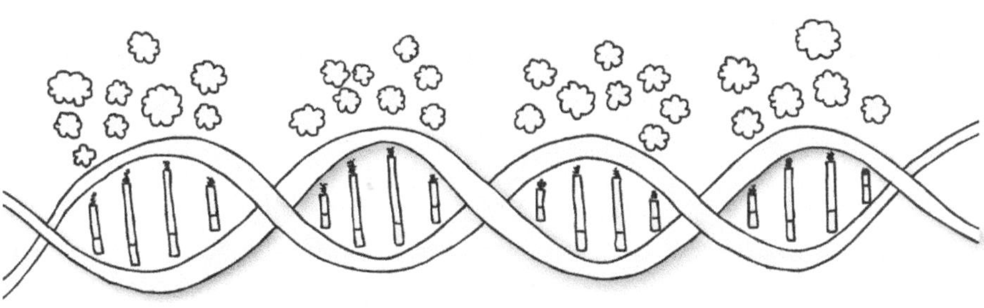

Estudos com famílias, com gêmeos e com filhos adotivos já demonstraram de modo convincente o substancial potencial genético para todas as etapas que compreendem o processo de adição. O papel da genética nesses fenômenos está estimado entre 50 e 60% na maioria dos estudos.[3,4]

Os estudos em genética da adição, por meio de mapeamento genético e estudos de associação com genes candidatos, resultaram na identificação de centenas de SNPs (do inglês, *single nucleotide polymorphism*) com potencial contribuição a esse fenômeno. Alguns desses achados foram replicados em estudos independentes, mas outros apresentaram resultados discordantes. Nos últimos anos, com o desenvolvimento de técnicas específicas, milhares de variantes genéticas puderam ser estudadas em muitos indivíduos com custo reduzido e alta precisão. Essa tecnologia (GWAS: *genome-wide association studies*) permite testar associações gene-fenótipo avaliando simultaneamente a relação de milhares SNPs com determinada adição. Com isso, é possível detectar o papel individual de cada SNP em múltiplas doenças, sem necessariamente ter uma hipótese operacional inicial. Por isso, essa tecnologia é uma excelente ferramenta para detectar novas associações de genes com alguns fenótipos. Importantes contribuições ao conhecimento da genética da dependência nicotínica vêm de estudos envolvendo as variantes relacionadas às subunidades dos receptores nicotínicos, evidências obtidas por meio de várias metanálises de estudos GWAS.[1,4]

Essas variações genéticas, associadas às influências do meio ambiente, provavelmente estão no cerne das diferentes formas de manifestação da adição tabágica (Fig. 2.1). Assim, há diferenças individuais na natureza do reforço positivo com o uso de nicotina, no tipo e na gravidade da síndrome de abstinência, na frequência de recaídas, no efeito e na toxicidade de cada medicamento e na resposta particular à terapia instituída.

As evidências mais fortes de que a genética pode alterar o risco de desenvolver dependência nicotínica apontam para o cromossomo/região 15q25 (região 25 do braço longo do cromossomo 15), que regula as subunidades dos receptores nicotínicos $\alpha5$, $\alpha3$ e $\beta4$.[5] Variantes com essa localização estão aparentemente relacionadas à quantidade de cigarros fumados por dia, ao grau de dependência nicotínica e ao risco de câncer de pulmão e de doença pulmonar obstrutiva crônica (DPOC).[5] Mais recentemente, variantes dos genes dos receptores nicotínicos localizados no cromossomo 8 e que incluem as subunidades $\alpha6$ e $\beta3$ foram reconhecidas como contribuidoras de comportamento tabágico grave.[1,4]

Inicialmente, a perspectiva de que achados genéticos poderiam ajudar na cessação do tabagismo evoluíram sob o foco de que uma informação individualizada dirigida a um fumante que apresentasse risco de desenvolver determinada doença relacionada ao tabaco poderia aumentar a motivação para o tratamento

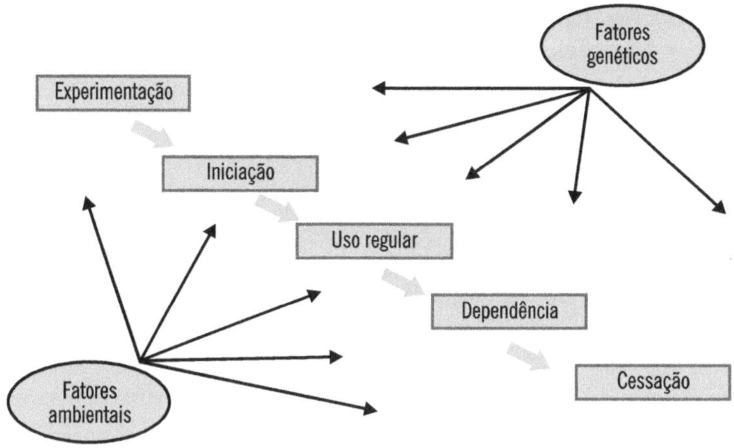

FIGURA 2.1
INTERAÇÃO ENTRE O MEIO AMBIENTE E A GENÉTICA PARA O DESENVOLVIMENTO DE ADIÇÃO.

e, posteriormente, a manutenção da abstinência. Essa perspectiva não tem mostrado resultados animadores. Assim, por exemplo, o conhecimento de suscetibilidade genética a câncer de pulmão aumentou a taxa de abstinência de fumantes em 6 meses, mas o efeito não persistiu em 12 e 24 meses.[6] Além disso, o conhecimento de características genéticas para deficiência de alfa-1-antitripsina não se refletiu em abstinência sustentada.[6]

Paralelamente, começou-se a estudar se o conhecimento pelo paciente de sua suscetibilidade genética à dependência nicotínica e a eventual resposta mais potente a determinada droga poderiam ser utilizados para aumentar a efetividade da farmacoterapia. Deve-se considerar, entretanto, que os primeiros estudos farmacogenéticos envolvendo os medicamentos utilizados no tratamento do tabagismo surgiram muito recentemente e identificaram que, apenas de modo preliminar, determinados alelos poderiam predizer a resposta terapêutica. Além disso, poucos achados desses estudos foram replicados e a importância individual desses polimorfismos parece ser pequena.[7] Existem poucos estudos com GWAS nessa área, os quais envolveram apenas terapia de reposição de nicotina (TRN) e bupropiona.[8-10]

Ainda que fosse plausível esperar que os genes e seus polimorfismos implicados em comportamento tabágico estivessem também envolvidos na cessação do tabagismo, alguns estudos de metanálise mostraram superposição apenas parcial das regiões relacionadas à dependência nicotínica com as associadas com a cessação do fumo.[11] Outro aspecto conhecido demonstra que os polimorfismos, associados com sucesso terapêutico a bupropiona, não apresentam superposição com os de TRN e vice-versa.[11]

Além disso, novos fármacos introduzidos no arsenal terapêutico, como a vareniclina, ou mesmo alguns já em uso, como os ditos de segunda linha (nortriptilina e clonidina), para tratar o tabagismo ainda não foram avaliados sob essa perspectiva.[12,13]

Assim, ainda que as perspectivas sejam promissoras, há necessidade de novos estudos com amostras suficientemente grandes para ajustes de vários fatores de confusão, com frequência negligenciados, envolvidos na cessação do tabagismo.

Outra linha de estudo envolvendo genética e tratamento do tabagismo considera que o fumante regula seu uso de nicotina conforme sua necessidade, o que depende diretamente da rota metabólica da nicotina. Assim, variações no CYP2A6, gene nitidamente envolvido em várias etapas da degradação de nicotina em cotinina, poderiam ser preditivas de resposta ao tratamento para cessação do tabagismo. Os metabolizadores lentos teriam melhores taxas de sucesso, mesmo sem suplementação com TRN. A inclusão de qualquer uma das várias modalidades de reposição nicotínica apenas melhoraria tais taxas. Os metabolizadores rápidos, que responderiam mal ao tratamento, só teriam índices melhorados com a inclusão de fármacos.[14]

Entretanto, a frequência de variantes neste gene é muito baixa, dificultando a detecção em estudos de associação. Uma alternativa potencialmente útil é avaliar a taxa de metabolismo de nicotina pela medida da razão 3HC/cotinina, possível preditor de resposta ao tratamento.[15] Uma demonstração cabal de utilidade clínica dessa perspectiva foi publicada por Lerman e colaboradores,[14] que mostraram que o tratamento com adesivos de nicotina alcançava maiores taxas de sucesso em fumantes com variantes de metabolismo nicotínico mais lento, mas não em fumantes com degradação normal de nicotina.

Variações no gene CYP2B6, responsável pela metabolização de bupropiona em hidroxi-bupropiona, podem interferir também na resposta terapêutica. Assim, portadores do polimorfismo CYP2B6*6, com menor ritmo de metabolização do fármaco, apresentam melhores taxas de sucesso do que os demais indivíduos por mantê-lo em circulação por mais tempo. Este deveria ser o grupo preferencial a receber bupropiona.[5]

Polimorfismos envolvendo genes que codificam os receptores nicotínicos também podem modificar a resposta terapêutica ao tratamento para cessação tabágica. Assim, a presença do SNP rs2072661 no gene CHRNB2 melhora os índices de sucesso, e seus portadores apresentam menos sintomas de abstinência e mais tempo para recaída. Os indivíduos com o alelo menos comum têm possibilidade significativamente menor de estarem abstinentes em 6 meses de tratamento.[5]

Variações genéticas envolvendo o receptor de dopamina (DRD2), seu transportador e sua hidroxilase específica já foram identificadas como fatores que afetam a resposta à TRN ou à bupropiona.[7]

Outra linha de estudo tenta identificar, por meio de GWAS, os SNPs que poderiam distinguir fumantes que tiveram sucesso ao cessar o tabagismo. Essa perspectiva já está em andamento em ensaios clínicos com reposição nicotínica e com bupropiona.[10] A possibilidade de identificar, dessa forma, marcadores genômicos associados ao êxito na cessação do tabagismo poderá até evoluir para uma proposta de um escore genotípico preditivo de sucesso na cessação tabágica.[16]

Modelos matemáticos, entretanto, sugerem que, atualmente, a particularização de testes genéticos para ajustar o tratamento farmacológico pode não ser custo-efetiva, por identificar muitas relações gene-fenótipo, algumas importantes e até pouco tempo não reconhecidas, mas também listando as pouco relevantes.[5,6]

O conhecimento de que determinados polimorfismos genéticos estão associados a comportamento tabágico oferece possibilidades extraordinárias para o avanço no entendimento do tabagismo em si, das doenças relacionadas ao tabaco e para o desenvolvimento de novas modalidades terapêuticas. Os avanços nessa área têm trazido uma possível luz, apresentando uma nova perspectiva, que é o tratamento farmacoterápico individualizado, no qual o objetivo é identificar o melhor fármaco e a melhor dose para cada pessoa de acordo com suas características biológicas, inclusive genéticas, levando em consideração suas preferências e características ambientais de onde vive.[5,9]

Essas possibilidades não devem, no entanto, atrapalhar o foco de que o tabagismo permanece sendo grave problema de saúde pública e de que o esforço dos profissionais da saúde em atendimento clínico rotineiro deva ser o de usar metodologias já plenamente estabelecidas. A genética, a farmacogenética e a farmacogenômica, no futuro, poderão ter seus respectivos papéis ampliados e incorporados ao atendimento dos fumantes. Porém, no momento, tal perspectiva está ainda em construção.

Desse modo, a forte parceria entre paciente e médico, que precisa se desenvolver no manejo de qualquer situação clínica, mas, em especial, no tratamento do tabagismo, poderá ser auxiliada por uma nova ferramenta – a farmacogenética, em determinadas circunstâncias. A tendência é a de que deva ser assim encarada pelo clínico – uma nova e potencialmente útil ferramenta, mas ainda apenas auxiliar.

REFERÊNCIAS

1. Bierut LJ. Genetic vulnerability and susceptibility to substance dependence. Neuron. 2011;69(4):618-27.

2. Vink JM, Willemsen G, Boomsma DI. Heritability of smoking initiation and nicotine dependence. Behav Genet. 2005;35(4):397-406.

3. Berrettini WH, Lerman CE. Pharmacotherapy and pharmacogenetics of nicotine dependence. Am J Psychiatry. 2005;162(8):1441-51.

4. Kendler KS, Chen X, Dick D, Maes H, Gillespie N, Neale MC, et al. Recent advances in the genetic epidemiology and molecular genetics of substance use disorders. Nat Neurosci. 2012;15(2):181-9.

5. Mroziewicz M, Tyndale RF. Pharmacogenetics: a tool for identifying genetic factors in drug dependence and response to treatment. Addict Sci Clin Pract. 2010;5(2):17-29.

6. Carlsten C, Halperin A, Crouch J, Burke W. Personalized medicine and tobacco-related health disparities: is there a role for genetics? Ann Fam Med. 2011;9(4):366-71.

7. Benowitz NL. Clinical pharmacology of nicotine: implications for understanding, preventing, and treating tobacco addiction. Clin Pharmacol Ther. 2008;83(4):531-41.

8. Drgon T, Montoya I, Johnson C, Liu QR, Walther D, Hamer D, et al. Genome-wide association for nicotine dependence and smoking cessation success in NIH research volunteers. Mol Med. 2009;15(1-2):21-7.

9. Uhl GR, Liu QR, Johnson C, Walther D, Rose JE, David SP, et al. Molecular genetics of successful smoking cessation: convergent genome-wide association study results. Arch Gen Psychiatry. 2008;65(6):683-93.

10. Uhl GR, Drgon T, Johnson C, Ramoni MF, Behm FM, Rose JE. Genome-wide association for smoking cessation success in a trial of precessation nicotine replacement. Mol Med. 2010;16(11-12):513-26.

11. Lazary J, Dome P, Faludi G. Genetic and pharmacogenomic data on smoking: the bigger sample size, the less reliable phenotype? A critical review. Neuropsychopharmacol Hung. 2011;13(1):7-13.

12. Kortmann GL, Dobler CJ, Bizarro L, Bau CH. Pharmacogenetics of smoking cessation therapy. Am J Med Genet B Neuropsychiatr Genet. 2010;153B(1):17-28.

13. Haggsträm FM, Chatkin JM, Sussenbach-Vaz E, Cesari DH, Fam CF, Fritscher CC. A controlled trial of nortriptyline, sustained-release bupropion and placebo for smoking cessation: preliminary results. Pulm Pharmacol Ther. 2006;19(3):205-9.

14. Lerman C, Jepson C, Wileyto EP, Patterson F, Schnoll R, Mroziewicz M, et al. Genetic variation in nicotine metabolism predicts the efficacy of extended-duration transdermal nicotine therapy. Clin Pharmacol Ther. 2010;87(5):553-7.

15. Lerman C, Tyndale R, Patterson F, Wileyto EP, Shields PG, Pinto A, et al. Nicotine metabolite ratio predicts efficacy of transdermal nicotine for smoking cessation. Clin Pharmacol Ther. 2006;79(6):600-8.

16. Rose JE, Behm FM, Drgon T, Johnson C, Uhl GR. Personalized Smoking Cessation: Interactions between Nicotine Dose, Dependence and Quit-Success Genotype Score. Mol Med. 2010;16(7-8):247-53.

LEITURA RECOMENDADA

Tobacco and Genetics Consortium TAG. Genome-wide meta-analyses identify multiple loci associated with smoking behavior. Nat Genet. 2010;42(5):441-7.

CAPÍTULO 3

HISTÓRIA E ALGUNS ASPECTOS DE INTERESSE

LUIZ CARLOS CORRÊA DA SILVA

O tabagismo é a mais significativa causa prevenível de mortes e de doenças para a espécie humana, constituindo um dos mais importantes problemas de saúde pública. Além disso, é fonte de graves impactos para o meio ambiente e para outros seres vivos.

Usado inicialmente nas Américas com propósitos religiosos e em cerimoniais, o tabaco, a partir de 1492, começou a ser levado para a Europa. Em 1884, foi patenteada a primeira máquina para manufaturar cigarros, produzindo 120 mil cigarros a cada 10 horas. Apesar de ter havido alguns manifestos na época sobre possíveis malefícios do tabaco, seu consumo na forma de cigarros cresceu de forma assustadora, chegando a uma frequência de 80% nas coortes militares na Segunda Guerra Mundial.[1]

Pela potencialidade de mercado, a população dos países em desenvolvimento, em particular as crianças e os adolescentes, e em especial as mulheres, tem sido objeto de grande interesse da indústria do tabaco, sendo esses grupos, hoje, considerados motivo redobrado de preocupações e cuidados, por parte dos serviços de saúde, para prevenção do tabagismo e das doenças relacionadas e para promoção da saúde em geral.

Mais de 6 trilhões de cigarros são consumidos anualmente, manufaturados a partir de mais de 6 milhões de toneladas de folha seca de tabaco. O consumo anual de cigarros por adultos no mundo aumentou da década de 1970 para a de 1980 e estabilizou a partir da década de 1990. Os países desenvolvidos, depois de um aumento de consumo de 1970 para 1980, mostraram redução nas últimas décadas. Chama atenção o fato de que os países menos desenvolvidos são aqueles que vêm sofrendo o maior aumento, a partir da década de 1970 – o consumo que era de 800 cigarros anuais por adulto foi duplicado.

No Brasil, o consumo de cigarros registrado no ano de 1989 foi de 162 bilhões de unidades (um dos mais altos registros), tendo caído para cerca de 100 bilhões por ano apesar do crescimento populacional. Dados nacionais ainda mostram que o índice de consumo de cigarros, à semelhança de outros países, está inversamente associado ao preço real médio destes, o que indica que o aumento de preços é uma medida eficaz para a redução do consumo.[2]

O conhecimento do volume de contrabando é muito pobre e incontrolável, o que sempre dificulta uma análise aprofundada do montante do consumo. Estima-se que essa fonte de cigarros possa chegar a 30% do total consumido.

Dos 100 países produtores de tabaco mundialmente, o Brasil ocupa o 4º lugar, sendo responsável por 6% da produção global (China: 34%; EUA: 11%; Índia: 10%). Esses quatro países cobrem dois terços da produção total de tabaco no mundo. O Brasil é o maior exportador, sendo responsável por 16% da exportação global de fumo.[3]

O impacto ambiental de deflorestamento e o uso de agrotóxicos são muito significativos no Brasil. Os esforços para reflorestamento pelos plantadores de fumo não têm sido efetivos, e sem a utilização de agrotóxicos o cultivo do tabaco torna-se economicamente desinteressante. Vários estudos têm demonstrado preocupação em relação aos efeitos dos produtos químicos utilizados no cultivo do tabaco sobre o meio ambiente e, particularmente, sobre a saúde dos fumicultores, mas essa prática se mantém e tem o apoio e o incentivo das empresas que comercializam, controlam, exportam ou industrializam a produção. Deve-se enfatizar que as tentativas de reflorestamento têm sido utilizadas, principalmente, como mais um recurso para promoção e propaganda das mesmas empresas, não havendo indícios de reversão do quadro real.

A proporção de mulheres em idade reprodutiva que fumam é, aproximadamente, de um terço, tendo como uma das principais consequências o baixo peso dos recém-nascidos. Esse é um dos fatores mais importantes na determinação da mortalidade infantil.

Esforços nacionais e locais para o controle do tabagismo têm tido sucesso em divulgar amplamente informações sobre o assunto ao público em geral, em particular, em programas escolares e em diversas ações dirigidas a jovens e a grupos específicos. Os resultados dessas iniciativas são expressos por evidências de redução do tabagismo em vários grupos profissionais e populacionais específicos, como, por exemplo, médicos, acadêmicos de medicina e estudantes universitários em geral.

No Brasil, o comprometimento ostensivo do Ministério da Saúde nas atividades de prevenção e controle do tabagismo, os programas para deixar de fumar, os de prevenção nas escolas, os avanços das políticas de controle e de uma legislação cada vez mais restritiva e a queda do consumo interno são evidências da eficácia das atividades de controle até aqui exercidas.

TRÊS FASES EMBLEMÁTICAS DA HISTÓRIA DO TABAGISMO

COMO ERA (PARTICULARMENTE NA DÉCADA DE 1950)

Naquela época, não havia as informações científicas de que se dispõe hoje sobre a dependência da nicotina e nem sobre a relação causal entre tabagismo e doenças relacionadas ao tabaco. Havia, isto sim, grande difusão de motivações para fumar: estilo de vida, opção, charme (Fig. 3.1), *glamour*, enfim, o cigarro era propagado e vendido pela mídia como um fator de sucesso. A comunicação pró-tabagismo era ostensiva e dirigida particularmente ao público jovem.

Para muitas pessoas, essas percepções permanecem presentes até os dias de hoje!

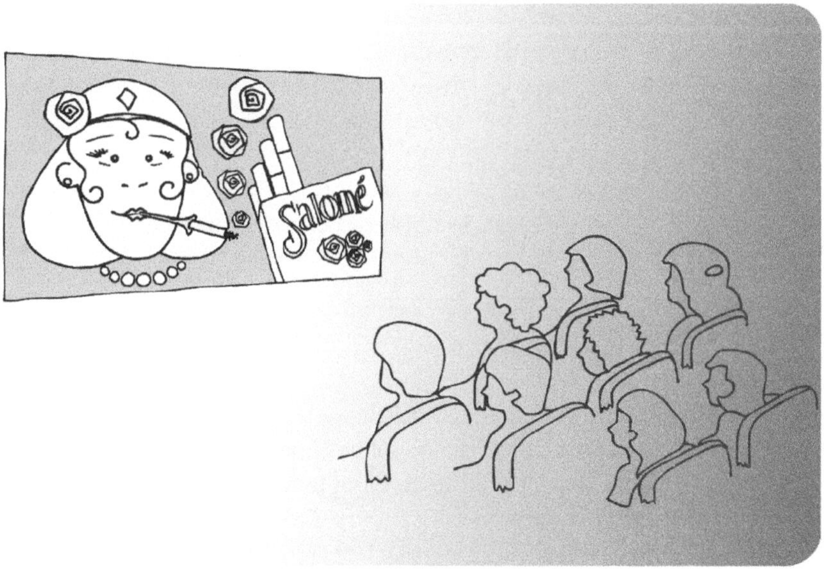

FIGURA 3.1
O CHARME DE FUMAR.

COMO É (ÚLTIMA DÉCADA)

FIGURA 3.2
A TENDÊNCIA DE DIZER NÃO AO TABAGISMO.

Os conhecimentos e as concepções atuais levaram a uma grande conscientização e mobilização pela necessidade de amplo controle do tabagismo e a novos posicionamentos (Fig. 3.2). Quando a Organização Mundial da Saúde (OMS) alertou que "o tabagismo é uma doença de dependência da nicotina", passou-se a organizar as intervenções terapêuticas por meio de programas de tratamento estruturados e com base em evidências científicas. Quando se descobriu que "o tabagismo passivo causa danos à saúde, podendo gerar os mesmos problemas que o tabagismo ativo", expandiram-se as políticas para a proibição de fumar em ambientes fechados. E, quando as mensurações epidemiológicas da OMS constataram a existência de 1,3 bilhão de fumantes e a ocorrência de 5 milhões de mortes anuais por doenças relacionadas ao tabaco e que no ano de 2030 essa mortalidade dobraria se nada fosse feito para mudar o curso da epidemia do tabagismo, criou-se a Convenção-Quadro, primeiro tratado internacional de saúde pública para o controle do tabagismo no mundo.[5]

Mesmo assim, muitos ainda continuam pensando e agindo como antes!

COMO SERÁ (FUTURO IMEDIATO)

Acontecerá uma atuação sólida conjunta da Sociedade Civil e do Governo, utilizando-se projetos de mídia dirigidos ao esclarecimento da população e ao incentivo para o apoio de todos no controle do tabagismo (Fig. 3.3). Avanços na genética possibilitarão aperfeiçoamento dos recursos de intervenção, tanto para prevenção quanto para cessação.

Medidas objetivas de controle deverão ser mais efetivas, salientando-se:

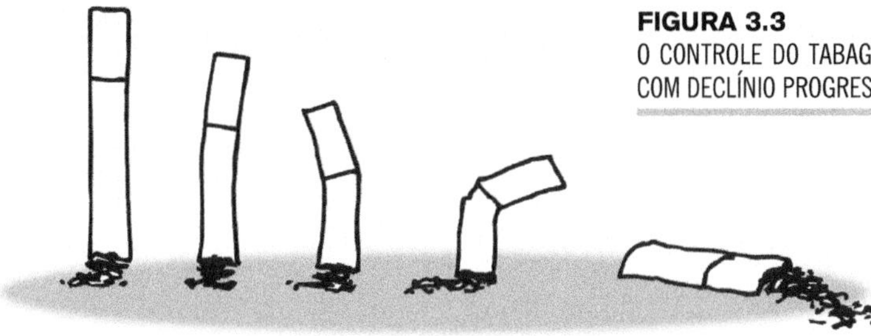

FIGURA 3.3
O CONTROLE DO TABAGISMO SERÁ CONCRETO, COM DECLÍNIO PROGRESSIVO DE CONCESSÕES.

- proibição sistemática e efetiva da venda de cigarros para jovens;
- elevação substancial de preços do produto, com repasse de recursos para a área da saúde;
- fiscalização efetiva do comércio ilegal;
- restrição dos locais para fumar: permissão apenas em ambientes abertos e longe de crianças;
- maior acesso a programas de tratamento.

Mas, sem dúvida, a medida mais eficaz e definitiva será a proibição da produção de cigarros e derivados por intermédio de uma medida oficial originada na OMS e aprovada pela Organização das Nações Unidas (ONU).

O avanço dos cuidados com a saúde, por meio de um processo educativo que inclua a prática regular de exercícios físicos e o incentivo habitual para uma alimentação saudável, entre tantos outros itens para promoção da saúde e prevenção de doenças, constituirá uma base consistente para o controle do tabagismo.

REFERÊNCIAS

1. Haustein KO, Groneberg D. Tobacco or health? Physiological and social damages caused by tobacco smoking. 2nd ed. New York: Springer; 2010.

2. Brasil. Ministério da Saúde. Falando sobre tabagismo. 3. ed. Rio de Janeiro: INCA; 1998.

3. World Bank. Curbing the epidemic: governments and the economics of tobacco control. Washington; 1999.

4. Etges VE. O impacto da cultura do tabaco no ecossistema e na saúde humana. Textual [Internet]. 2002 [capturado em 09 abr. 2012];1(1):14-21. Disponível em: http://www.sinpro-rs.org.br/textual/fumo.pdf.

5. World Health Organization. Tobacco Free Initiative (TFI) [Internet]. Geneva: WHO; 2008 [capturado em 09 abr. 2012]. Disponível em: http://www.who.int/tobacco/mpower/en/.

CAPÍTULO 4

DADOS EPIDEMIOLÓGICOS

LUIZ CARLOS CORRÊA DA SILVA

Quando se analisam os dados epidemiológicos sobre tabagismo, deve-se ter o cuidado de verificar a metodologia utilizada e, em particular, os critérios de seleção da amostra. Sempre interessa saber as características da amostra avaliada, em especial idade, sexo, se foi apenas na zona urbana (raramente se inclui a zona rural), se os respondentes foram escolhidos por sorteio de regiões geográficas (domicílio), por contato telefônico, se participaram voluntariamente, se pertencem a um determinado segmento populacional (o que muitas vezes não representa o conjunto). Ainda, deve-se procurar saber se os dados foram obtidos por resposta de questionário autoadministrado ou pela arguição e preenchimento de dados pelo examinador e se foram obtidos diretamente a partir das respostas amostrais ou por extrapolação para o nível populacional.

No mundo, embora haja tendência de crescimento, ainda há menos mulheres fumantes do que homens. Estima-se que o número de mulheres tabagistas esteja hoje em torno de 250 milhões (1 mulher/5 homens são fumantes), motivo pelo qual das 5 milhões de mortes anuais relacionadas ao fumo cerca de 1 milhão é do sexo feminino (dentro de um total de óbitos de 50 milhões, anualmente, por todas as causas).

Inicialmente, a epidemia do tabagismo mostrava nítida associação com o nível socioeconômico elevado. Entretanto, nas últimas décadas, esse panorama começou a se modificar, e, particularmente nos países desenvolvidos, a maior prevalência de tabagismo passou a ser observada em homens de menor escolaridade e mais baixo nível socioeconômico.

Um terço da população mundial com idade superior a 15 anos fuma, totalizando 1,3 bilhão de fumantes, e, como consequência do tabagismo, morrerão

500 milhões de pessoas, sendo que metade delas são, hoje, ainda crianças ou jovens com menos de 20 anos de idade.

Os dados epidemiológicos são alarmantes

Segundo a Organização Mundial da Saúde (OMS) (Fig. 4.1)[1], no mundo, a cada dia, cerca de 100 mil jovens fumam o primeiro cigarro de sua vida – saliente-se que mais de metade destes se tornarão fumantes diários. O total de fumantes chega a 1,3 bilhão, e, a cada ano, ocorrem 5 milhões de mortes devido a doenças relacionadas ao tabaco – isso equivale a mais de 10 mil mortes por dia, ou seja, a cada 8 segundos, morre um ser humano devido ao fumo. Em algumas regiões, a prevalência do tabagismo entre adultos do sexo masculino chega a 60 a 80%. Caso as atuais tendências de expansão do consumo sejam mantidas, o que se observa nas regiões mais pobres e entre as pessoas de pior condição psicossocial, esses números aumentarão para 10 milhões de mortes anuais em meados do ano de 2030, sendo metade delas de indivíduos em idade produtiva (entre 35 e 69 anos).[2]

DADOS BRASILEIROS

De acordo com o Inquérito Domiciliar sobre Comportamentos de Risco e Morbidade Referida de Doenças e Agravos Não Transmissíveis, realizado em 2002 e 2003 pelo Instituto Nacional do Câncer (INCA),[3] com pessoas de 15 anos ou mais, residentes em 15 capitais brasileiras e no Distrito Federal, a prevalência de tabagismo variou de 12,9 a 25,2% nas cidades estudadas. Os homens apresentaram prevalência mais elevada do que as mulheres em todas as capitais. Em Porto Alegre, encontraram-se as maiores proporções de fumantes, tanto do sexo masculino quanto do feminino, e em Aracaju, as menores. Essa pesquisa também mostrou que a concentração de fumantes é maior entre as pessoas com menor escolaridade.

Em relação à prevalência de experimentação e ao uso de cigarro entre jovens, de acordo com estudo realizado entre escolares de 12 capitais brasileiras, nos anos de 2002 e 2003[4] a prevalência da experimentação nessas cidades variou de 36 a 58% no sexo masculino e de 31 a 55% no sexo feminino, enquanto a prevalência de escolares fumantes atuais variou de 11 a 27% no sexo masculino e 9 a 24% no feminino.

Segundo dados do Instituto Brasileiro de Geografia e Estatística (IBGE),[5] cerca de 19% da população brasileira adulta é fumante, o que corresponde a 24 milhões de pessoas, e o número de ex-fumantes já superou o de fumantes: 26 milhões.

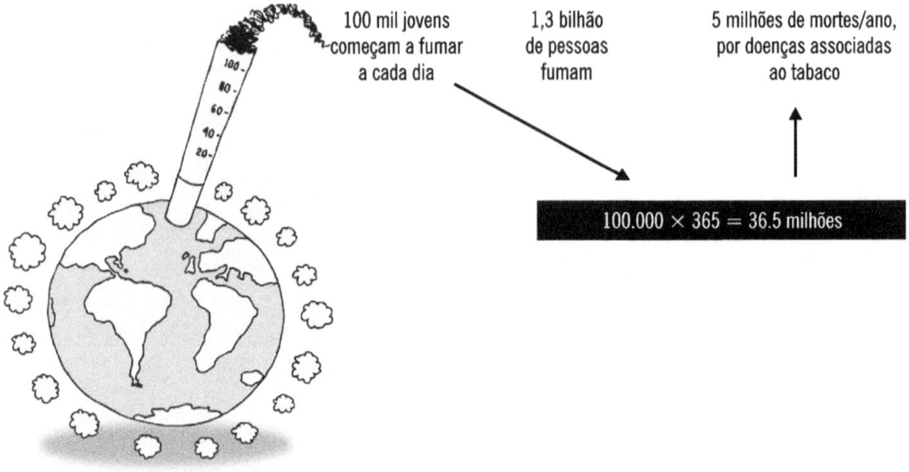

FIGURA 4.1
DADOS MUNDIAIS SOBRE TABAGISMO (OMS, 2008).[3]

Embora haja predomínio do sexo masculino, as mulheres, nas últimas décadas, estão se aproximando dos homens nessa prática.

De acordo com a pesquisa Vigitel,[*6] o índice de fumantes foi de 15,1% (17,9% do sexo masculino e 12,7% do feminino). Esse estudo mostrou que na mulher a frequência de fumantes tendeu a aumentar com a idade até os 54 anos (de 12,4% na faixa dos 18 a 24 anos para 16,4% na faixa dos 45 a 54 anos), havendo um declínio nas faixas subsequentes, chegando a 6,5% acima dos 65 anos de idade. O número de ex-fumantes no País (22%) é maior entre os homens (26%) do que entre as mulheres (18,6%). Entre estas, a frequência das que declararam ter deixado de fumar aumentou com a idade: 11,2% de ex-fumantes na faixa entre 18 e 24 anos e 30% a partir dos 45 anos de idade.

> Segundo o INCA, no nosso país são registradas 200 mil mortes a cada ano por doenças relacionadas ao fumo.[7] Portanto, a cada 5 minutos morre um brasileiro em consequência do tabagismo.

* A pesquisa Vigitel monitora adultos (≥ 18 anos) residentes em domicílios com telefone fixo nas capitais dos 26 Estados brasileiros e no Distrito Federal; portanto, é um estudo que se limita a esse estrato populacional.

A frequência de ex-fumantes foi maior entre mulheres com até oito anos de escolaridade.

De 1990 para 2005, observou-se redução da prevalência do tabagismo entre os adultos, sendo maior no sexo masculino do que no feminino. Entre os adolescentes, houve aumento da prevalência entre 1980 e 1990, com redução posterior. Essa diminuição é de 40% no sexo masculino e de 10% no feminino. No conjunto, a prevalência do tabagismo no Brasil, mesmo com essa queda, ainda é elevada, observando-se que adolescentes do sexo feminino têm apresentado menor redução.[4,8]

Estima-se que nos países desenvolvidos as doenças relacionadas ao tabaco respondam por aproximadamente 30% de todas as mortes entre os 35 e 69 anos, sendo a maior causa de morte prematura no Primeiro Mundo.[2]

OS MAIS VISADOS PELA INDÚSTRIA DO TABACO: JOVENS E MULHERES

Como o início do tabagismo costuma acontecer na adolescência, compreende-se facilmente por que a indústria tabagista tem sempre como foco principal o público jovem e que faça tudo para estimular sua iniciação no tabagismo.

Até o início do século XX, fumar era atividade exclusiva do gênero masculino adulto. Não se admitia que mulheres fumassem, salvo em circunstâncias emblemáticas em que a mulher se dispusesse a desafiar os costumes e as tradições, como no caso das prostitutas e daquelas consideradas muito avançadas para sua época. Também, não se permitia que crianças e adolescentes fumassem, sob pena de severas punições.

Efetivamente, os homens começaram a fumar na Primeira Guerra Mundial, como consequência de seu envolvimento direto no campo de combate, onde o estresse constante e os riscos letais eram extremamente desfavoráveis à moral e ao equilíbrio das tropas – o que levou os comandos militares a se utilizaram do cigarro para "apoiar" os soldados no *front*. As mulheres começaram a fumar a partir da Segunda Guerra Mundial, como consequência do movimento de equiparação e de conquistas feministas. Para impor sua condição de independência e fazer valer sua equidade com o sexo masculino, com todo o estresse daí decorrente, a mulher foi levada por diversas circunstâncias a se expor a essa epidemia, que só lhe trouxe prejuízos e dificuldades de diversas naturezas. A partir daí, passou a ter, com frequência progressiva, as mesmas doenças relacionadas ao tabaco que o homem.

Embora o tabagismo cause os mesmos problemas e doenças nos homens e nas mulheres, estas apresentam algumas suscetibilidades adicionais, como, por exemplo:

- na função reprodutiva, redução da fertilidade;
- risco adicional para doenças cardiovasculares, particularmente pela associação do tabagismo com contraceptivos orais;
- problemas relacionados com a gravidez e o feto: abortamento, parto prematuro, recém-nascido com baixo peso;
- envelhecimento tegumentar precoce – as rugas e os "pés de galinha";
- diversas outras situações, como menopausa precoce, câncer da cérvice uterina e fraturas.

A indústria tem dirigido intensa atuação de mídia focada na mulher, sendo essa decisão embasada nos resultados de pesquisas e observações populacionais que revelaram maior tendência das mulheres ao tabagismo devido a fatores como suscetibilidade às influências midiáticas para modismos e aos apelos do charme associado ao fumar, cenas interessantes que podem ser geradas por fumar, seus múltiplos papéis sociais, situações de dependência e padrão próprio de respostas a circunstâncias de enfrentamento de crises. Além disso, a dependência feminina costuma ser muito reforçada pelo contexto sensorial e social do tabagismo, mais do que pela própria nicotina. Essas constatações, de certa forma, podem até constranger a autoestima das mulheres, mas não têm como ser negadas, haja vista o resultado conseguido pela indústria do tabaco: **as mulheres estão fumando cada vez mais!**

Existem, ainda, diversas razões individuais pelas quais as mulheres, mais do que os homens, se iniciam no tabagismo e demonstram dificuldades para deixá-lo:

- **Estados de humor negativos** – tristeza, ansiedade, solidão, incerteza, insegurança – algumas mulheres buscam no tabagismo o componente sedativo.
- **Depressão** – mulheres frequentemente buscam no tabagismo um alívio para sintomas depressivos e outros transtornos afetivos, podendo ocorrer episódios depressivos ao pararem de fumar. Como a depressão é mais comum no sexo feminino, isso poderia ser um dos principais motivos para a significativa prevalência do tabagismo em mulheres.
- **Estresse** – sobrecarga de trabalho e de compromissos da mulher, discriminação ainda persistente, assédio psicológico e sexual e muitos outros fatores estressantes contribuem para manter sua conduta de fumante.

- **Peso corporal** – expectativas estéticas, particularmente relacionadas ao peso corporal, contribuem para a manutenção do tabagismo. Mulheres jovens esquecem ou negam os danos que sua pele logo sofrerá se persistirem fumando.

Algumas características da mulher fumante que precisam ser consideradas para a abordagem terapêutica:

- O metabolismo da nicotina na mulher costuma ser mais lento.
- Utiliza cigarros para "controlar" o peso.
- É mais propensa a recair após a cessação.
- Existem observações de que a gestação é a etapa da vida em que a mulher mais deixa de fumar, seja espontaneamente ou como resultado de tratamento. Entretanto, como a recaída é muito comum até 12 meses pós-parto, faz-se necessário um acompanhamento com forte vigilância para evitá-la.
- A mulher pode requerer uma abordagem mais específica, que considere suas necessidades e expectativas diferenciadas – a estética e os cuidados pessoais costumam ser muito valorizados, constituindo um verdadeiro "calcanhar de Aquiles" a ser considerado e explorado por ocasião do planejamento para cessação.

Mulheres têm mais dificuldade para cessação do tabagismo

Uma metanálise realizada em 2001[9] mostrou alguns dados interessantes sobre diferenças entre homens e mulheres no que se refere ao tabagismo:

- A terapia de reposição de nicotina (TRN) é menos efetiva nas mulheres, o que explica a menor eficácia dos adesivos de nicotina.
- Mulheres apresentam transtorno depressivo com mais frequência, o que contribui para a recaída. Esse pode ser mais um argumento para o uso de antidepressivos, particularmente de bupropiona.
- Mulheres têm mais temor de ganhar peso após a cessação.
- Mulheres têm mais dificuldade para suportar a síndrome de abstinência, conforme a fase do ciclo menstrual.
- Costumam receber menor apoio para a cessação do que os homens.
- Podem ser mais suscetíveis a sugestões ambientais/sociais para fumar.
- Podem perceber maior sentimento de controle associado ao fumar.

- A mulher tem maior risco para doenças relacionadas ao tabagismo do que o homem.

REFERÊNCIAS

1. World Health Organization. WHO report on the global tobacco epidemic, 2008: the MPOWER package. Geneva: WHO; 2008.

2. World Health Organization. Tobacco country profiles. Proceedings of the 12th World Conference on Tobacco or Health; 2003 Aug 3-9; Helsinki. Helsinki; 2003.

3. Brasil. Instituto Brasileiro de Geografia e Estatística. Inquérito domiciliar sobre comportamentos de risco e morbidade referida de doenças e agravos não transmissíveis: 2002 e 2003 [Internet]. Brasília: IBGE; 2004 [capturado em 20 jan. 2012]. Disponível em: http://www.inca.gov.br/inquerito/docs/completa.pdf.

4. Brasil. Instituto Nacional do Câncer. Vigescola: vigilância de tabagismo em escolares [Internet]. Rio de Janeiro: INCA; 2004 [capturado em 30 mar. 2012]. Disponível em: http://www.inca.gov.br/tabagismo/31maio2004/vigescola.pdf.

5. Brasil. Instituto Brasileiro de Geografia e Estatística. Pesquisa nacional por amostra domiciliar: 2008. Brasília: IBGE; 2009.

6. Brasil. Ministério da Saúde. Vigitel Brasil 2010: vigilância de fatores de risco e proteção para doenças crônicas por inquérito telefônico [Internet]. Brasília: MS; 2011 [capturado em 20 mar. 2012]. Disponível em: http://portal.saude.gov.br/portal/arquivos/pdf/vigitel_180411.pdf.

7. Brasil. Instituto Nacional do Câncer [Internet]. Rio de Janeiro: INCA; c1996-2012 [capturado em 20 mar. 2012]. Disponível em: www.inca.gov.br.

8. Menezes AMB. Epidemiologia do tabagismo no Brasil. In: Viegas CAA. Tabagismo: do diagnóstico à saúde pública. São Paulo: Atheneu; 2007.

9. Perkins KA. Smoking cessation in women: special considerations. CNS Drugs. 2001;15(5):391-411.

QUEM GANHA E QUEM PERDE

LUIZ CARLOS CORRÊA DA SILVA

É NECESSÁRIO ATUALIZAR OS CONCEITOS QUANTO ÀS PERDAS E AOS GANHOS

Os aspectos econômicos do tabagismo sempre são enfocados quando o governo é pressionado a tomar atitudes restritivas, necessárias para as políticas de controle do tabaco e do tabagismo. A indústria do tabaco diz que o movimento financeiro é muito grande e traz muitos benefícios para diversos setores: agricultores, prestadores com ou sem vínculo empregatício, governo (elevados impostos) e comércio (lucros de venda). Mas os sérios prejuízos à saúde – mortes, doenças crônicas, consumo de medicamentos e assistência médica – nessa balança certamente são muito mais importantes, isso sem mencionar os prejuízos não mensuráveis por critérios econômicos, em especial o sofrimento humano. Também, deve ser lembrado que o cigarro é a primeira causa de incêndio no campo e a segunda no ambiente urbano.

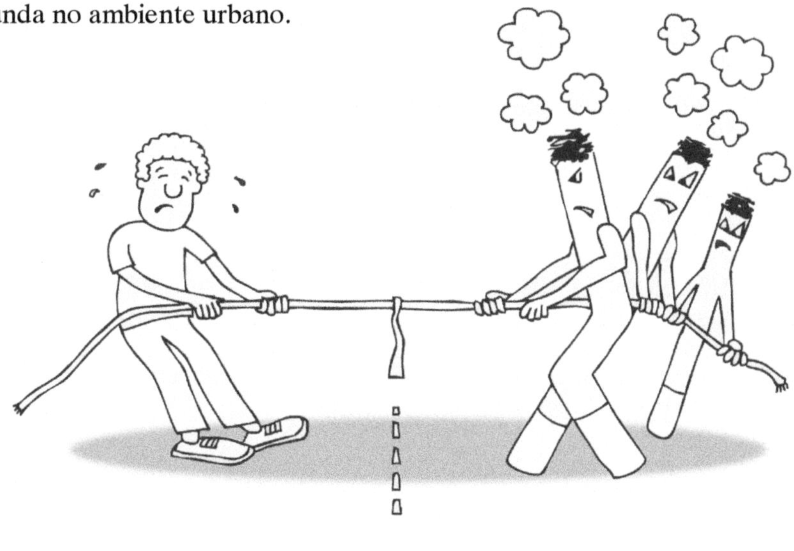

A saúde pública e a vida das pessoas, como um todo, terão enormes benefícios com a erradicação do tabagismo. Por isso, governo, pesquisadores e muitos setores da comunidade não governamental estão envolvendo-se cada vez mais para que se obtenha, a curto e médio prazos, sua redução e, a longo prazo, seu banimento.

QUEM MUITO GANHA – INDÚSTRIA DO TABACO, MEIOS DE COMUNICAÇÃO E LOBISTAS

A indústria tabagista alardeia ter grande importância econômica e social na região onde está instalada e que contribui muito para os cofres do governo. Tergiversa que se os consumidores não dispuserem de seus produtos "qualificados", eles se abastecerão com cigarros contrabandeados, e isso significará consumo de produto de "má qualidade", o que será "pior" para a saúde, e perdas de receita para os cofres públicos. Em pleno século XXI, a indústria do tabaco continua insistindo na importância de seu produto, embora cause muitos danos e sofrimento à vida das pessoas, e afirma que "fuma quem quer", que as pessoas devem exigir seu direito de "escolher", de ter "livre arbítrio", e que o governo não pode restringir seu "direito de continuar fumando onde bem entende". A indústria esquece que pessoas dependentes não têm como decidir sobre isso, pois são levadas ao consumo pela sua dependência à substância, tornando-se escravizadas para a manutenção desse consumo, e que os não fumantes têm direito a não ser submetidos à fumaça do tabaco.

A mídia recebe polpudas verbas para manter a população convencida de que cigarros devem continuar fazendo parte de suas vidas, mesmo causando danos irreparáveis.

Os patrocinados pela indústria do tabaco, políticos e outros continuam recebendo as benesses que os auxiliam a obter os resultados de que precisam, seja apoio para suas campanhas eleitorais ou mesmo para despesas pessoais. Em troca, funcionam como "lobistas" ou "garotos de propaganda".

QUEM POUCO GANHA – AGRICULTORES, COMERCIANTES E TERCEIRIZADOS

Os plantadores de fumo e aqueles que trabalham no setor produtivo alegam que o cultivo de fumo é, de longe, o mais rentável, e que terão muitos prejuízos se tentarem migrar para outros produtos. No entanto, são literalmente escravizados, pois têm de se submeter a condições precárias para sua saúde – pela exposição a agrotóxicos, más condições de vida e por tornarem-se cativos e submetidos às imposições dos compradores do fumo, uma vez que são obrigados a vender sua produção pelos preços estabelecidos pela própria indústria. Os produtores de tabaco, embora aparentemente não se deem conta, ao praticarem a monocultura, ficam inteiramente na mão da indústria do fumo.

Os comerciantes, nessa cadeia, simplesmente repassam o produto final aos consumidores, ganhando uma pequena fatia do bolo que pouco justifica seu papel de entregadores.

QUEM MAIS PERDE QUE GANHA – O GOVERNO

Embora o setor arrecadador do governo afirme que o tabaco contribui com uma indispensável fatia econômica para os cofres públicos, os gastos financeiros e as perdas humanas demonstram que o balanço é indiscutivelmente negativo. Afora os malefícios intangíveis do sofrimento e da incapacidade causados pelas doenças e pelas mortes, ainda deve ser salientada a dor dos familiares com a perda de entes queridos e toda sorte de prejuízos decorrentes das doenças relacionadas ao tabaco.

Por sua vez, os setores governamentais da saúde têm de enfrentar os prejuízos causados pelo tabagismo: doenças e desfechos fatais. O governo como um todo tem de arcar com grande parte dos prejuízos, não apenas para assistência médica, mas também pela perda da força laboral, uso precoce de benefícios e outros itens negativos.

O resultado final para o governo, apenas enfocando em dados financeiros, aponta que a arrecadação dos tributos gerados pelo tabaco e seus derivados não justifica as despesas para a área da saúde e demais encargos decorrentes das consequências do tabagismo.

QUEM SÓ PERDE – TODA A POPULAÇÃO

Os fumantes e suas famílias são duramente punidos, pois aqueles são frequentemente atingidos por doenças graves que evoluem com muito sofrimento e culminam com sua morte. Os não fumantes são prejudicados pelo tabagismo passivo a que são submetidos e por outras dificuldades inerentes ao convívio com fumantes. As empresas, cada vez mais, estão conscientizando-se do prejuízo que lhes é repassado pela perda da produtividade dos colaboradores fumantes, estimada entre 10 e 20%. As famílias mais carentes veem ser consumida até 20% de sua renda, o que significa menos alimentos na mesa e menos educação para seus filhos.

Para o fumante, financeiramente, fazendo as contas apenas com o que gasta para comprar cigarros – excluindo outras despesas provenientes da assistência para doenças relacionadas ao tabaco –, conclui-se que, com a compra de uma carteira de cigarros por dia (a R$ 3,00 cada carteira – esse é um preço básico considerando os produtos mais baratos) durante, por exemplo, 40 anos, seriam gastos R$ 43.800,00. O cálculo é simples: se em 1 ano (365 dias × R$ 3,00 por dia) se gastaria R$ 1.095,00, em 40 anos seriam (40 × R$ 1.095,00) R$ 43.800,00. Se essas quantias fossem aplicadas sucessivamente no mercado financeiro, o total final poderia chegar a mais de R$ 400.000,00. Isso poderia ser uma aposentadoria garantida! E nem foi incluído o que seria poupado se não tivessem de ser adquiridos medicamentos e o quanto poderia aumentar a renda se não houvesse doença e incapacidade.

LEITURAS RECOMENDADAS

Brasil. Instituto Nacional do Câncer [Internet]. Rio de Janeiro: INCA; c1996-2012 [capturado em 20 mar. 2012]. Disponível em: www.inca.gov.br.

Garber AM, Phelps CE. Economic foundations of cost-effectiveness analysis. J Health Econ. 1997;16(1):1-31.

Haustein KO, Groneberg D. Tobacco or health? Physiological and social damages caused by tobacco smoking. 2nd ed. New York: Springer; 2010.

Pinto M, Ugá MAD. Os custos de doenças tabaco-relacionadas para o Sistema Único de Saúde. Cad Saúde Pública. 2010;26(6):1234-45.

World Bank. Curbing the epidemic: governments and the economics of tobacco control. Washington; 1999.

World Health Organization. WHO Framework convention on tobacco control [Internet]. Geneva: WHO; 2003 [capturado em 20 mar. 2012]. Disponível em: http://www.who.int/tobacco/framework/WHO_FCTC_english.pdf.

World Health Organization. WHO report on the global tobacco epidemic, 2008: the MPOWER package. Geneva: WHO; 2008.

CAPÍTULO 6

TABAGISMO: UM PROBLEMA DE TODOS

LUIZ CARLOS CORRÊA DA SILVA

Um dos grandes compromissos da medicina é disponibilizar informações e estimular sua incorporação e utilização na prática diária para promoção da saúde, prevenção ou controle de doenças e recuperação de danos. Já se faz um grande esforço para atingir esses objetivos, mas ainda resta um longo percurso para se obterem melhores resultados. Faz-se necessário um processo educativo mais consistente, contínuo e progressivo, iniciado na família, expandido na escola, promovido e mantido no ambiente social e perpetuado ao longo da vida. Quando um desses setores não tiver desempenho suficiente ou for omisso, os demais deverão intervir de maneira mais intensa, compensatoriamente. O ideal sempre será sua integração, com equilíbrio, vigilância e controle.

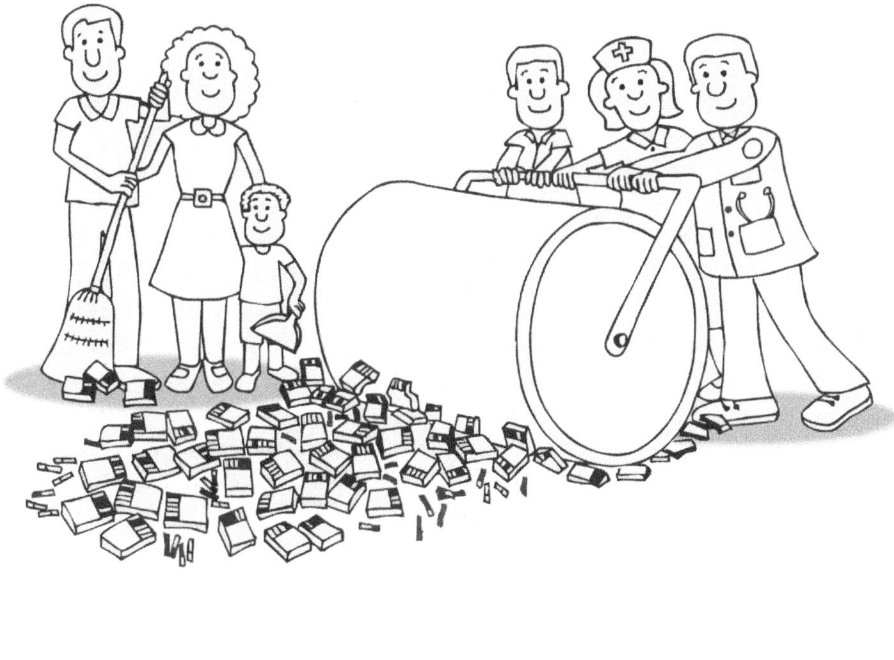

Considera-se de grande importância conhecer e controlar os denominados *fatores de risco* para a saúde, isto é, aqueles que têm relação causal com danos e doenças, devendo-se, por motivos práticos e de maior prevalência, considerar três, que, por suas características, ocupam destacada posição na saúde da população: alimentação, exercício e tabagismo. Seu controle pode prevenir ou, pelo menos, melhorar o impacto de inúmeras situações clínicas.

Segundo a Organização Mundial da Saúde (OMS), o tabagismo é definido como doença de dependência da nicotina, incluída na Classificação Internacional de Doenças e Problemas Relacionados à Saúde (CID-10) sob o título "Transtornos mentais e comportamentais devidos ao uso do fumo" F-17.[1] É um problema coletivo, e não apenas individual dos fumantes, uma vez que todos são atingidos direta ou indiretamente por suas consequências. Constitui-se uma séria ameaça para a saúde da população que, conforme as tendências apontadas pela OMS, aumentará nos países mais pobres e entre pessoas com mais carências psicossociais de qualquer região, a menos que aconteça uma grande mudança de comportamento e atitude coletivas.

Não apenas os médicos e os demais profissionais da saúde, mas todos os profissionais de diversas áreas, os representantes políticos e todos os cidadãos que tenham condições de fazê-lo, devem assumir posições mais fortes e estabelecer estratégias que favoreçam o controle do tabagismo. Devem informar sobre seus malefícios às pessoas de seu convívio e desencorajar seu início entre os não fumantes, particularmente os jovens, e sempre estimular sua cessação. Devem atuar junto às autoridades, governamentais ou não, no sentido de promover ações antitabágicas respaldadas por leis e normas que proíbam seu uso e sua comercialização entre os jovens e que restrinjam sua prática em locais públicos coletivos.

Segundo a Pesquisa Nacional por Amostra Domiciliar (PNAD),[2] no Brasil, 17% da população acima de 15 anos de idade fuma, o que corresponde a cerca de 24 milhões de fumantes, havendo predomínio da Região Sul (19%); 26 milhões de brasileiros são ex-fumantes, o que corresponde a 18% da população com idade acima de 15 anos. Portanto, ocorreu uma queda importante do índice de fumantes nas últimas três décadas. Mesmo Porto Alegre, a capital brasileira onde mais se fuma, teve redução significativa da prevalência do tabagismo em adultos: de 40% na década de 1970, caiu para 25% em 2004,[3] e para 19% em 2008.[2] São registradas, no País, 200 mil mortes anuais devidas a doenças relacionadas ao tabaco.

No mundo, 1,3 bilhão de pessoas fumam, o que corresponde a um terço da população adulta. Anualmente, morrem 5 milhões de pessoas por doenças relacionadas ao tabagismo, e, em 2030, essa cifra poderá chegar a 10 milhões, como consequência do aumento do consumo do tabaco entre os habitantes das regiões em desenvolvimento, particularmente África, Índia e China, e entre pessoas pobres de qualquer região.[4] Um quarto dos fumantes que não consegue parar de fumar morre, em média, 20 anos antes dos não fumantes. Quem fuma 20 cigarros por dia morre 10 anos antes e permanece mais tempo com problemas de saúde do que a média dos não fumantes.

O tabagismo é o principal fator de risco para danos, doenças e mortalidade para o ser humano que pode ser prevenido e controlado.

Os conceitos de cinco décadas atrás devem ser completamente modificados, pois inúmeras informações sobre doenças e danos foram descobertas apenas mais recentemente. Isso significa que as pessoas que começaram a fumar naquela época estavam desinformadas e eram estimuladas a fumar por uma mídia extremamente competente para captar novos fumantes.

Deve ser alertado que o tabagismo por começar na adolescência, fase em que os aconselhamentos e as informações sobre saúde não fazem parte dos interesses do indivíduo, tem um caminho aberto para sua iniciação pelos motivos peculiares a esse período da vida; posteriormente, quando já instalada a dependência à nicotina, a cessação costuma ser muito difícil.

Nos dias atuais, algumas constatações devem nos deixar bastante preocupados com esse problema, que, no seu todo, ainda tende a crescer no mundo:

- **O tabagismo está aumentando na população pobre.**
- **O tabagismo aumenta à medida que a escolaridade diminui.**
- **Em duas décadas, poderá dobrar o número de mortes por doenças relacionadas ao tabaco.**
- **Quem fuma, ainda que eventualmente, se continuar essa prática, desenvolverá dependência à nicotina.**
- **Mais de 80% dos fumantes gostariam de parar de fumar.**
- **Os que param de fumar por conta própria, em sua maioria, recairão nos primeiros 12 meses.**
- **O tabaco impulsiona um grande movimento financeiro.**
- **As iniciativas para controle do tabagismo, até aqui, ainda não tiveram efeito satisfatório.**

Para que o controle do tabagismo atinja melhores resultados, será necessário um esforço combinado de todos: governo, setores envolvidos com a saúde, instituições de diversas naturezas e comunidade em geral. Educação continuada, decisão política e adequação da visão econômica são indispensáveis para o controle do tabagismo.

As intervenções para cessação do tabagismo ainda auxiliam apenas uma minoria de fumantes, muito embora, em comparação com outras intervenções médicas, seus benefícios para a saúde sejam consideráveis. Essas intervenções estão entre as mais custo-efetivas que se conhece. A estimativa do custo por ano de vida prolongado pelo tratamento do tabagismo fica abaixo de US$ 2.000,00. Comparando com outras intervenções, como hemodiálise, medicação anti-hipertensiva, fármacos para baixar o colesterol, estas custam mais de US$ 30.000,00 por ano de vida poupado. Cirurgia para revascularização miocárdica custa cerca de US$ 60.000,00 por ano de vida prolongado.[5]

A OMS instituiu a Convenção-Quadro,[6] primeiro tratado internacional para controle do tabagismo, em que os governos se comprometem a desenvolver políticas efetivas, que vão desde o plantio do tabaco até a comercialização e consumo de cigarros. Para esse objetivo, é fundamental que as ações sejam diversificadas e que se reforcem um processo educativo sistemático e a oferta de programas para tratamento dos fumantes.

ATENÇÃO

- Todos devem ser informados, entender e incorporar o conceito de que fumar não é uma opção e nem um estilo de vida, mas uma doença de dependência da nicotina, multifatorial, em que características do comportamento individual influem em sua instalação e manutenção.
- A dependência psicológica, frequentemente, é o que mais pesa no tabagismo.
- Os conhecimentos sobre os problemas causados pelo tabagismo devem ser repassados para todos pela utilização de recursos de comunicação de massa adaptados aos costumes, aos padrões e ao nível sociocultural.
- A maioria das pessoas, mesmo profissionais da saúde, que não acompanham de perto a evolução dos conhecimentos, está completamente desatualizada sobre o tabagismo, particularmente no que se refere a conceitos e danos.
- Os maiores alvos da indústria tabagista – as crianças, os adolescentes e as mulheres – devem ser preservados e protegidos da maneira mais eficaz possível.

No Brasil, o Instituto Nacional do Câncer (INCA), órgão oficial do Ministério da Saúde para o setor do tabagismo, tem um programa de controle do tabagismo que, mesmo apresentando inúmeras dificuldades operacionais relacionadas ao tamanho do problema em um país como o nosso, serve como modelo.[7]

Com a participação direta do autor deste livro, a Associação Médica do Rio Grande do Sul (AMRIGS) lançou o Fumo Zero, de grande atuação para divulgação de informações e formação de parcerias para controle do tabagismo.[8] A Santa Casa de Misericórdia de Porto Alegre, por intermédio do Pavilhão Pereira Filho, Serviço de Pneumologia e Cirurgia Torácica, deu mais um importante passo ao tornar como política institucional seu Programa de Controle do Tabagismo. E, mais recentemente, a Universidade Federal de Ciências da Saúde de Porto Alegre (UFCSPA) lançou seu Programa de Controle do Tabagismo, destacando-se entre as Universidades do País.

Em todas as iniciativas direcionadas ao controle do tabagismo, três itens são fundamentais, conforme recomendação da OMS: proteção de todos do tabagismo passivo, prevenção para que os jovens não iniciem a fumar e cessação do tabagismo.

É essencial que os profissionais da saúde incorporem e incluam em suas rotinas de trabalho informações sobre:

- efeitos a curto, a médio e a longo prazo do tabagismo no corpo humano;
- benefícios a curto prazo e permanentes da cessação de fumar;
- tratamentos disponíveis para auxiliar os fumantes a superar sua dependência e parar de fumar;
- mitos e verdades sobre fumar e parar de fumar.

Deve ficar bem clara a mensagem de que, para o controle do tabagismo, a responsabilidade é de todos, não apenas do governo, das instituições e dos profissionais da saúde. Os não fumantes devem exigir seu direito de respirar ar puro, os fumantes que quiserem parar de fumar devem ser apoiados e tratados, e os demais, que ainda não se interessaram em parar de fumar, devem ser repetidamente informados e incentivados para a cessação. Esse processo será lento, progressivo, por vezes difícil, mas, pelo impacto de seus resultados, merece o empenho de todos.

REFERÊNCIAS

1. Organização Mundial da Saúde. CID 10: classificação estatística internacional de doenças e problemas relacionados à saúde, décima revisão, versão 2008 [Internet]. São Paulo: OMS; 2008 [capturado em 20 jan. 2012]. Disponível em: http://www.datasus.gov.br/cid10/v2008/webhelp/cid10.htm.

2. Brasil. Instituto Brasileiro de Geografia e Estatística. Pesquisa nacional por amostra domiciliar: 2008. Brasília: IBGE; 2009.

3. Brasil. Ministério da Saúde. Prevalência do tabagismo no Brasil. Brasília: MS; 2004.

4. World Health Organization. WHO report on the global tobacco epidemic, 2008: the MPOWER package. Geneva: WHO; 2008.

5. Garber AM, Phelps CE. Economic foundations of cost-effectiveness analysis. J Health Econ. 1997;16(1):1-31.

6. World Health Organization. WHO Framework convention on tobacco control [Internet]. Geneva: WHO; 2003 [capturado em 20 mar. 2012]. Disponível em: http://www.who.int/tobacco/framework/WHO_FCTC_english.pdf.

7. Brasil. Instituto Nacional do Câncer [Internet]. Rio de Janeiro: INCA; c1996-2012 [capturado em 20 mar. 2012]. Disponível em: www.inca.gov.br.

8. Corrêa da Silva LC. A epidemia do tabagismo. Rev AMRIGS. 2009;53(4):436-7.

CAPÍTULO 7

COMO CONVIVER COM O TABAGISMO

LUIZ CARLOS CORRÊA DA SILVA

Enquanto pessoas continuarem fumando, isto é, ignorando informações e aconselhamentos para promoção da saúde e prevenção das doenças, em uma prática que, salvo exceções, demonstra pouco cuidado com a própria vida, os não fumantes deverão tomar suas próprias precauções e medidas de proteção para evitar danos e prejuízos causados pelo tabagismo. Em primeiro lugar, não devem ser fumantes passivos e nem iniciar-se no tabagismo. Entretanto, isso não é tudo, como será visto a seguir.

NAS RESIDÊNCIAS

QUANDO OS PAIS FUMAM

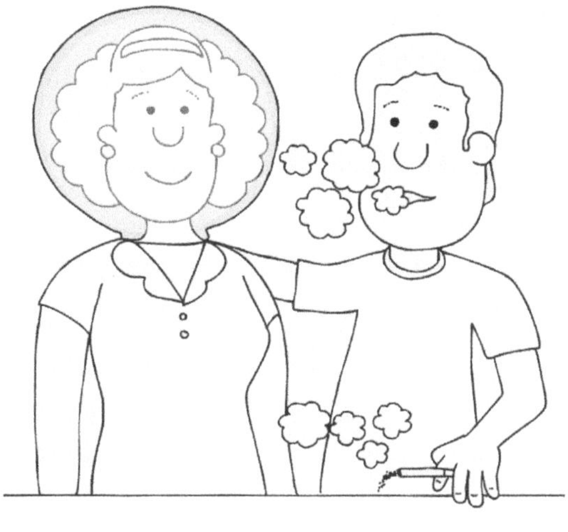

No âmbito familiar, deve ser chamada a atenção para o problema, muitas vezes despercebido, do tabagismo passivo, pois as pessoas ficam longos períodos juntas, em ambientes fechados ou não. Os cuidados devem ser maiores com as crianças.

O que fazer quando os pais fumam? O mínimo que se recomenda é que não fu-

? Tenho familiares que fumam e não consigo convencê-los a parar de fumar. O que fazer?

Diariamente, convivemos com pessoas que fumaram no passado e que agora estão enfermas, sofrendo com falta de ar, dor, tosse, fraqueza e outros sintomas limitantes para sua vida. O tabagismo também reduz o tempo de vida. E, o pior, muitas vezes, quem mais sofre não é o próprio doente, mas aqueles que com ele têm ligações afetivas. Se, por um lado, fumar pode dar prazer, por outro, gera sofrimento. É necessário que os fumantes pensem também no mal que estão causando aos seus entes queridos! O lado afetivo das pessoas deve servir como motivação para a cessação do tabagismo.

mem dentro de suas residências. Mas, o ideal é que não fumem nunca, pois ao ter contato com seus filhos, mesmo que só fumem longe das crianças, passam para elas as substâncias provenientes da fumaça do cigarro – eliminadas pelo ar expirado, veiculadas pelas roupas e pela pele. O esclarecimento e a orientação são indispensáveis. Os pais devem saber dos malefícios para si próprios e para os filhos. Também, devem ser lembrados do exemplo que estão dando, pois filhos de pais fumantes têm maior chance de tornarem-se fumantes.

Se não for possível evitar que o familiar fume, pelo menos que o faça em ambiente externo e bem ventilado. Em ambientes internos não há sistema de ventilação que consiga depurar satisfatoriamente a fumaça de cigarros.

QUANDO FUNCIONÁRIOS FUMAM

Para estes, vale tudo o que se referiu para os familiares e mais a exigência de que não fumem durante a jornada de trabalho. Trabalhadores fumantes perdem de 10 a 20% de produtividade.

QUANDO VISITANTES FUMAM

Não ter cinzeiros dentro da casa. De qualquer forma, os visitantes devem saber antecipadamente que dentro de sua casa não se fuma. Assim, poderão ser evitados constrangimentos e dificuldades de relacionamento.

Se o visitante fumante, indelicadamente, insistir em fumar em sua residência, conduza-o a um local bem ventilado e separado do ambiente fechado da casa.

NOS LOCAIS DE CONVÍVIO (TRABALHO, LAZER E DEMAIS AMBIENTES RESTRITOS, FECHADOS OU NÃO)

Existe legislação que proíbe fumar em ambientes fechados (Lei nº 9.294/96, de julho de 1996; Lei Federal nº 12.543/2011, de 14 de dezembro de 2011).[1,2]

Até que as pessoas parem de fumar, o mais adequado é oferecer-lhes locais separados em ambientes abertos e bem ventilados. Como a maioria da população não fuma, sempre deve ser privilegiada a condição de ser não fumante.

Para separação adequada, não é suficiente a demarcação virtual, sem divisórias completas. Deve ser exigida a separação física adequada entre os ambientes.

DICAS PARA QUEM NÃO FUMA

Se você não fuma, aí vão alguns conselhos que podem ser úteis:

- Jamais fume, pois, iniciando, você pode tornar-se dependente. Não há como prever qual sua probabilidade de tornar-se dependente.
- Se fumar "apenas" em certas ocasiões, como festas, fins de semana, momentos de comemoração, etc., reflita sobre o porquê de estar fazendo isso. É assim que o tabagismo inicia!
- Jovens apreciam mais as pessoas que não fumam, pois têm melhor higiene, cheiram melhor e "são mais equilibradas", já que não precisam disso para curtir a vida.
- O primeiro cigarro é horrível: você se sentirá muito mal e, pensando bem, não entenderá por que foi tão inconsequente para fazê-lo.
- Procure evitar contato com fumantes nos momentos em que estão fumando, pois assim diminuirá o risco de "se contaminar por essa epidemia".
- Pense no quanto economizará, se não fumar, para gastar com coisas mais interessantes.
- Se, assim mesmo, você ainda acha que deve começar a fumar, antes disso, dê-se mais uma chance, visite um hospital de doenças respiratórias para verificar os problemas futuros dos fumantes (alguns deles). Você não vai gostar do que irá ver!
- Lembre-se sempre: fumar só leva a perdas!

LEITURAS COMPLEMENTARES

1. Brasil. Lei nº 9.294, de 15 de julho de 1996, Lei Murad [Internet]. Dispõe sobre as restrições ao uso e à propaganda de produtos fumígeros, bebidas alcoólicas, medicamentos, terapias e defensivos agrícolas, nos termos do § 4° do art. 220 da Constituição Federal. Brasília; 1996 [capturado em 09 abr. 2012]. Disponível em: http://www.soleis.adv.br/fumo.htm#LEI%20N%C2%B0%209.294/15.07.1996%C2%A0-%20%28Lei%20Murad%29.

2. Brasil. Lei nº 12.543, de 14 de dezembro de 2011 [Internet]. Autoriza o Conselho Monetário Nacional, para fins de política monetária e cambial, a estabelecer condições específicas para negociação de contratos derivativos; altera os arts. 2º e 3º da Lei nº 6.385, de 7 de dezembro de 1976, o inciso IV do art. 3º do Decreto-Lei nº 1.783, de 18 de abril de 1980, os arts. 1º, 2º e 3º da Lei nº 8.894, de 21 de junho de 1994, e a Lei nº 10.931, de 2 de agosto de 2004; e dá outras providências. Brasília; 2011 [capturado em 09 abr. 2012]. Disponível em: http://www.normaslegais.com.br/legislacao/lei-12543-2011.htm.

LEITURAS RECOMENDADAS

Brasil. Instituto Nacional do Câncer [Internet]. Rio de Janeiro; c1996-2012 [capturado em 20 mar. 2012]. Disponível em: www.inca.gov.br.

Brasil. Ministério da Saúde. Falando sobre tabagismo. 3. ed. Rio de Janeiro: INCA; 1998.

Corrêa da Silva LC. A epidemia do tabagismo. Rev AMRIGS. 2009;53(4):436-7.

World Bank. Curbing the epidemic: governments and the economics of tobacco control. Washington; 1999.

2. World Health Organization. Tobacco country profiles. Proceedings of the 12th World Conference on Tobacco or Health; 2003 Aug 3-9; Helsinki. Helsinki; 2003.

World Health Organization. WHO Framework convention on tobacco control [Internet]. Geneva: WHO; 2003 [capturado em 20 mar. 2012]. Disponível em: http://www.who.int/tobacco/framework/WHO_FCTC_english.pdf.

World Health Organization. WHO report on the global tobacco epidemic, 2008: the MPOWER package. Geneva: WHO; 2008.

SEÇÃO 2

EXPERIMENTAÇÃO

CAPÍTULO 8

ADOLESCÊNCIA: O PERÍODO CRÍTICO

LUIZ CARLOS CORRÊA DA SILVA

Por que, na infância, uma criança não fuma? Os pais não permitem, não faz parte de suas necessidades e interesses dessa fase da vida e a mídia ainda não decidiu que isso deva acontecer. O modelo de vida de uma criança não inclui o cigarro; pelo contrário, tudo se faz para que ela desenvolva interèsses próprios a esse momento de sua vida, os quais por motivos culturais e educacionais, não incluem fumar. Mas, incrivelmente, algumas crianças de famílias fumantes, em situações ou regiões cujos costumes socioculturais incluem o tabagismo como uma prática habitual, são até incentivadas a fumar, e isso por vezes é mostrado pela mídia para chamar a atenção da população, de maneira fantástica e preocupante.

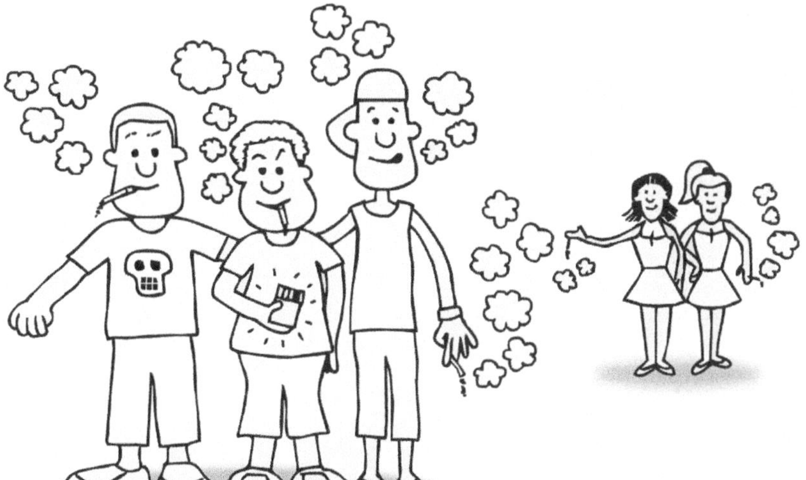

Um adulto não fumante, após os 20 anos de idade, dificilmente começa a fumar, pois já tem identidade própria e não precisa imitar, nem "fazer o que os outros fazem", ou copiar costumes de amigos e do grupo. Já passou da fase das grandes incertezas da adolescência. Cerca de 90% dos adultos fumantes começam a fumar antes dos 20 anos de idade.

O início do ato de fumar "é coisa de adolescente", desse ser em mudanças, que, sob o ponto de vista existencial, ainda não sabe quem é, nem o que vai ser futuramente na vida e na sociedade. Com esse perfil, presta-se a essa experiência. O jovem começa a fumar para mostrar que pode fazê-lo (já que os outros fizeram!), para provar que é homem ou mulher, para vencer desafios que se opõem ao fumar, para ser igual aos outros do grupo, para desafiar as restrições, para afrontar os mais velhos e as regras, etc. São inúmeros os fatores ambientais e comportamentais que podem motivar o jovem a iniciar o tabagismo: pais que fumam, colegas que fumam, indução pela mídia, curiosidade, comportamento de risco, entre outros. Mas, o que mais influencia um jovem para o início do tabagismo, sem dúvida, é a influência do "melhor amigo" e do grupo de convívio. Começar a fumar, frequentemente, faz parte do "ritual de passagem" para inserção do jovem no grupo ao qual pretende pertencer (Quadro 8.1).

Quanto mais precoce o início do tabagismo, maior a gravidade da dependência e das consequências posteriores. Nas últimas décadas, diminuiu a idade do início do tabagismo, e verificou-se que isso facilita a iniciação para uso de outras drogas, como maconha, cocaína e *crack*. Cerca de 75% dos adolescentes fumantes

QUADRO 8.1 FATORES QUE FAVORECEM O INÍCIO DO TABAGISMO (EXPERIMENTAÇÃO)

Influência de amigos
Curiosidade
Imitação
Desafio
Influência de pais fumantes
Fatores imediatos impactantes (p. ex., baixo desempenho escolar)
Fatores comportamentais (rebeldia, desejo de correr risco, depressão e/ou ansiedade)
Genótipo
Desejo de parecer mais velho
Propaganda
Fácil aquisição (baixo preço, fácil acesso, etc.)

serão adultos fumantes. Os padrões de dependência e de uso de cigarros em adolescentes são semelhantes aos dos adultos.

Duas características favorecem muito o início do tabagismo: a aceitação que ainda ocorre em certos grupos populacionais e a ausência de consequências negativas imediatas que possam ser percebidas.

A cessação do tabagismo entre os adolescentes apresenta-se como um grande desafio, pois, nessa etapa da vida, a motivação para parar de fumar costuma ser irrelevante. Favorecem essa baixa motivação: os principais problemas do tabagismo costumam ser percebidos apenas a longo prazo; a preservação da saúde não é prioridade para essa faixa etária; o estresse e demais problemas próprios da adolescência; o temor de não ser aceito em sua turma se parar de fumar; entre outros fatores.

O tratamento farmacológico para cessação do tabagismo para adolescentes é semelhante ao do adulto. O tratamento cognitivo-comportamental deve ser adaptado às necessidades dessa faixa etária.

Como o fumante que fuma eventualmente (fins de semana, festas, reuniões do grupo de amigos, etc.) costuma, mais cedo ou mais tarde, passar a fumar todos os dias, considerando-se que esse padrão é muito frequente entre os adolescentes, constituindo a etapa de instalação da doença tabagismo, deve-se intervir o mais precocemente possível para prevenir a dependência.

? Tenho três filhos quase adolescentes e fico muito preocupado com cigarro e drogas. O que posso fazer?

O tabagismo costuma iniciar na adolescência, fase de mudanças, instabilidade comportamental e busca de identidade. O jovem valoriza os modelos (principalmente seus ídolos), os componentes de seu grupo (em particular os mais velhos) e procura novas experiências (quer ser diferente). A família pode ter papel importante para evitar sua iniciação no uso de cigarros e outras drogas por meio do diálogo aberto, do estabelecimento de limites e da repassagem de exemplo e informações úteis. É muito importante que os pais, quando percebem que seu filho está começando a fumar, avaliem logo a melhor maneira de impedir a continuação dessa prática, pois com o tempo ficará cada vez mais difícil parar de fumar. Para cada situação podem-se usar estratégias diferentes, mas o que todos podem fazer em comum é dizer não ao tabagismo, seguir algumas das recomendações já mencionadas e, sempre que necessário, buscar recurso especializado com profissional da saúde.

Além do que já foi exposto, constituem fatores que ainda precisam ser mais bem esclarecidos e que influenciam na experimentação (1) o tipo de personalidade que busca desafios e (2) características peculiares do desenvolvimento neuropsicológico. Tais fatores têm sido também considerados muito relevantes, mas ainda não possibilitaram o desenvolvimento de uma intervenção preventiva validada.

COMO EVITAR/REDUZIR A EXPERIMENTAÇÃO

Diversas atitudes, regras e fatores podem contribuir para evitar ou, pelo menos, dificultar o início do tabagismo na adolescência:

- Principalmente o exemplo dos pais e o estabelecimento de limites por parte da família.
- Educação escolar com mais rigor, visando a disciplina.
- Maior integração entre a família e a escola.
- O dinheiro da mesada não pode ser usado para comprar cigarros.
- O exemplo é o melhor discurso – pais, professores e demais pessoas influenciadoras não podem fumar, principalmente no mesmo local em que estão as crianças.
- Mudar a cultura vigente – fumar é atitude "careta".
- Avaliar melhor os jovens – seus problemas e suas necessidades.
- A influência genética ainda é um desafio – futuramente, poderá ser mais bem entendida e controlada.
- Tornar a propaganda e os fatores midiáticos uma arma contra o cigarro e não a favor.
- Proibição da venda de cigarros para menores – a lei existe e deve ser cumprida.
- Restringir convívio com amigos fumantes.
- Aumentar os preços dos cigarros.
- Dificultar o acesso dos jovens ao cigarro – não permitir pontos de venda próximos das escolas.

> **ATENÇÃO**
>
> A vulnerabilidade do adolescente é fator fundamental para a iniciação – isso precisa ser considerado primariamente, pois a prevenção da experimentação é a intervenção mais eficaz para o controle do tabagismo. Portanto, tudo deve ser feito para que os jovens não o iniciem.

LEITURAS RECOMENDADAS

Flash eurobarometer 253: survey on tobacco. Brussels: European Commission; 2009.

Malcon MC, Menezes AM, Chatkin M. Prevalence and risk factors for smoking among adolescents. Rev Saude Publica. 2003;37(1):1-7.

World Health Organization. Report on the global tobacco epidemic 2008: the MPOWER package. Geneva: WHO; 2008.

World Health Organization. Tobacco key facts [Internet]. Geneva: WHO; 2009 [capturado em 20 dez. 2011]. Disponível em: http://www.who.int/topics/tobacco/facts/en/index.html.

CAPÍTULO 9

A PUBLICIDADE DO TABACO

ILANA PINSKY | DANIELA PANTANI | ANNA MONTEIRO

A CONVENÇÃO-QUADRO PARA O CONTROLE DO TABACO

A Convenção-Quadro para o Controle do Tabaco (CQCT) foi o primeiro – e principal – tratado internacional a lidar com a temática do tabagismo na tentativa de aumentar os padrões de saúde mundiais. Proposta pela Organização Mundial da Saúde (OMS), em 1999, e posta em vigor em 2005, a CQCT é um marco histórico na saúde pública e significa um compromisso internacional entre os países que a ratificaram a fim de implantar medidas restritivas de controle dos produtos de tabaco e seus derivados. Por meio dela, a epidemia do tabagismo foi reconhecida como um problema global, cujas consequências sociais, econômicas, ambientais e sanitárias devem ser alvo de preocupação da comunidade internacional.

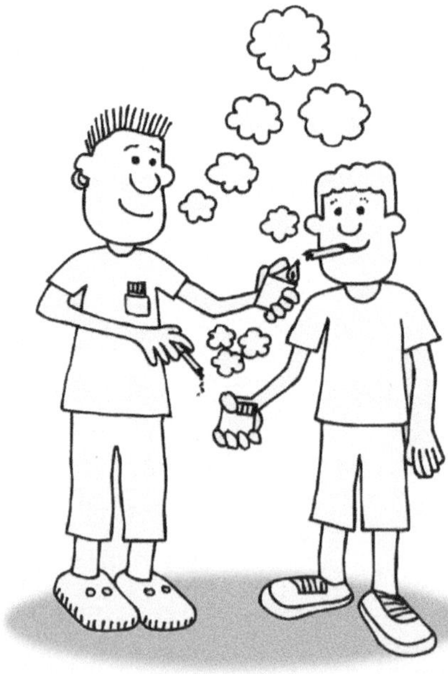

As medidas propostas pela CQCT, resultado da experiência internacional no combate ao tabagismo, englobam ações para a redução da demanda de tabaco (aumento de preços e impostos; proteção contra a exposição à fumaça; regulação do conteúdo dos produtos de tabaco e de sua divulgação; regulação das embalagens e etiquetagem; regulação da publicidade, promoção e patrocínio; promoção da educação, da comunicação e da conscientização pública) e para a redução da oferta de tabaco (venda ilícita; vendas por e para menores de idade; desenvolvimento de atividades econômicas alternativas para trabalhadores, produtores e vendedores individuais).

Entre as medidas que visam reduzir a demanda, o Artigo 13 trata, em especial, do tema da publicidade, promoção e patrocínio, e reconhece que a proibição dessas estratégias reduziriam o consumo. A CQCT propõe aos seus signatários medidas legislativas, executivas e administrativas, dentro do período de cinco anos após a data de assinatura, para promover a eliminação da publicidade, da promoção e do patrocínio do tabaco. Caso a constituição ou os princípios constitucionais de determinados países não permitam o banimento, deverão ser aplicadas medidas restritivas às ações da indústria que encorajem a compra de tabaco pelo público.

Atualmente, o tratado conta com 168 assinaturas e 173 ratificações. O Brasil foi um dos primeiros países a assinar a CQCT, em 2003, mas levou mais de dois anos para ratificá-la, por conta do forte *lobby* da indústria do tabaco e seus aliados no Congressso Nacional avessos à ideia. Finalmente, em 2005, a CQCT foi ratificada pelo Brasil e, em janeiro de 2006, foi promulgada pelo Decreto Presidencial nº 5.658.[1]

POR QUE A PUBLICIDADE DE TABACO DEVE SER PROIBIDA?

Empresas legais que atuam em mercados baseados em princípios neoliberais têm o objetivo primário de auferir o lucro. De forma complementar, as estratégias de *marketing* empregadas por essas empresas, por mais complexas que possam se mostrar, apresentam o propósito final de aumentar as possibilidades de lucro.

Assim, quando se fala na necessidade de regulação de determinados produtos legais e de sua publicidade (tabaco, bebidas alcoólicas, armas, etc.), alguns argumentos precisam ser desmitificados de forma a não criarmos falsas impressões, diversas vezes alegadas pela indústria de tabaco, de que isso provocaria um cerceamento das liberdades individuais e criminalização do produto em si e, por conseguinte, de seus usuários.

Do ponto de vista da saúde pública, o tabaco, assim como as bebidas alcoólicas e alguns alimentos, é um produto potencialmente danoso à população por apresentar uma série de riscos. Desde a década de 1950, os resultados de pesquisas que relacionam o tabagismo à incidência de doenças fatais são irrefutáveis. Em 2011, ano da Conferência de Doenças Não Transmissíveis, promovida pela Organização das Nações Unidas (ONU), um grupo de pesquisadores renomados, em conjunto com a *NCD Alliance* (Aliança para Doenças Não Transmissíveis), publicou em uma das principais revistas científicas de saúde um chamado para que todos os países se atentassem às doenças não transmissíveis (DNTs), como câncer, diabetes, doenças cardíacas crônicas, doenças respiratórias e acidentes vasculares encefálicos (AVEs), pois duas em cada três mortes no mundo são atribuídas a elas. A esmagadora maioria dessas mortes ocorre em países de baixa ou média renda, como o Brasil, e os mais atingidos são indivíduos menores de 60 anos.[2] Em 2007, as DNTs foram consideradas as principais causas de morte entre os brasileiros.[3]

Entre as medidas para controlar a crise (ou epidemia, como já se chamou) das DNTs, a regulação do tabaco é apontada não só como prioritária, mas urgente e imediata, já que o tabagismo constitui a causa única de uma entre seis mortes e contribui para o agravamento das demais doenças. No Brasil, é na cidade de São Paulo onde existe a maior frequência de fumantes[3] e também onde há maior incidência de mortes associadas ao tabagismo.[4]

A epidemia do tabagismo é consequência do consumo de um produto comercializado por empresas que, historicamente, vêm tentando apresentar o tabaco como um setor importante da economia, gerador de riquezas e empregos, especialmente para o setor agrícola. No entanto, os custos sociais gerados pelo consumo do tabaco não compensam os benefícios econômicos trazidos pela sua comercialização. Os níveis de toxicidade do cigarro e sua potencialidade para causar dependência estão diretamente relacionados ao seu conteúdo, a sua emissão e a sua projeção (*design*).[5] O conteúdo diz respeito aos ingredientes, como a nicotina, substância altamente viciante e cuidadosamente dosada pelas empresas de tabaco para garantir a sensação de relaxamento e perspicácia mental, evitando náuseas e intoxicação; e os aditivos, como os sabores de chocolate e baunilha, que tornam o cigarro mais palatável, e mentol, que diminui a sensação de aspereza. A utilização dos aditivos é uma forma de facilitar o desenvolvimento da dependência e contribuir para a percepção de que os cigarros são menos tóxicos e nocivos. Além disso, são reconhecidos por apelarem para o consumo pelos jovens e facilitarem a iniciação.

A emissão, por sua vez, refere-se a todas as substâncias emitidas durante o consumo do tabaco. No caso dos cigarros, a substâncias liberadas estão presentes na fumaça, nomeadamente as partículas e os gases que são inalados tanto pelos fumantes ativos quanto pelos passivos. Hoje, sabe-se que não existem níveis seguros de exposição à fumaça e que a incidência de doenças associadas ao fumo passivo é tão alarmante quanto à do ativo.

Por fim, a projeção (*design*) englobaria todas as características sensoriais (gosto, cheiro, imagem), riscos e benefícios percebidos e outros atributos que possam estimular o consumo e contribuir para o desenvolvimento da dependência do tabaco. Nesse sentido, **a publicidade** apresenta-se como uma forma de apelo e atração do consumidor, pois é uma das maneiras mais comuns usadas pelas empresas para propagar mensagens persuasivas ao público-alvo.[6]

Assim como qualquer empresa de produtos de consumo, as empresas de tabaco utilizam-se de formas sofisticadas para projetar suas marcas. Mais do que isso, evidências apontam a utilização de técnicas diferenciadas para atrair adolescentes e jovens adultos. Não é por menos que o tabagismo também é reconhecido pela OMS como uma doença pediátrica, pois, mundialmente, cerca de 90% dos tabagistas começam a fumar antes dos 18 anos de idade.

Uma análise dos documentos internos da indústria revelou que a *Philip Morris*, por exemplo, desenvolvia pesquisas sobre jovens adultos em diferentes regiões do mundo, como Ásia, Europa e Estados Unidos. Essas pesquisas estavam divididas em três categorias: a) modos de vida (necessidades, valores e crenças dos jovens), b) percepção da marca (em relação aos concorrentes e até que ponto as imagens associadas à marca *Marlboro* correspondiam aos valores daquela geração) e c) efetividade da publicidade e comunicação (lembrança de promoções ou propagandas antigas, pesquisas de aceitabilidade de determinadas publicidades, promoções e patrocínios). A convergência entre essas informações levou a empresa a criar promoções padronizadas globalmente, como pôde ser visto ao longo dos anos por meio do "Mundo de *Marlboro*" e o *cowboy Marlboro*.

Adolescentes, geralmente, identificam-se facilmente com marcas e procuram por aquelas que possam defini-los como seres independentes.[7] Adolescentes entre 11 e 16 anos demonstram um alto nível de percepção, aprovação e intenção de consumo perante propagandas e promoções (*merchandising*) de tabaco. Por isso, quanto maior a exposição desses adolescentes à publicidade maior será a probabilidade de aceitação dos benefícios dos produtos e também maior será a predisposição para o consumo.[8] Jovens adultos, por sua vez, conseguem diferenciar rapidamente marcas de tabaco umas das outras quando expostos somente aos nomes e às embalagens. Além disso, jovens fumantes e não fumantes conseguem definir os atributos da marca e o públicos-alvo com base somente nas embalagens de cigarros. Esses resultados também revelaram que esses indivíduos se baseiam muito nas imagens, como os logotipos, e nas cores para intuírem os atributos das marcas. Ou seja, todos esses atributos da publicidade, que é planejada com muito cuidado e com grande investimento financeiro, contribuem para a maior exposição do jovem ao tabaco.

Uma revisão sistemática de estudos que se propuseram a analisar a influência da publicidade no ponto de venda (PDV) e no consumo de cigarros por crianças e adolescentes[9] demonstrou uma associação positiva significante entre a existência de publicidade no PDV e a suscetibilidade ao fumo, a aceitação do produto e a iniciação. Os estudos, realizados na Inglaterra, na Noruega, nos Estados Unidos e no Canadá – países que já têm legislações bem restritivas sobre o tema –, demonstraram que, de fato, o *merchandising* (material de PDV e promoção de vendas) estimula crianças a começarem a fumar. Mais do que isso, elas estão expostas a essa publicidade ao longo de toda a vida e por todas as vezes que visitam estabelecimentos comerciais,[10] muitas vezes localizados a pequenas distâncias de suas escolas e de suas próprias casas.

Assim, a combinação entre forte publicidade, baixos preços e alta disponibilidade de *merchandising* está relacionada à aceitação e à normalização do tabaco. A publicidade aumenta a probabilidade de iniciação, o preço aumenta a recorrência do ato de fumar e a disponibilidade do *merchandising* aumenta a probabilidade de o jovem tornar-se um fumante regular.[11] Além disso, a própria presença do produto no PDV acompanhado de *displays* (com ou sem os outros materiais promocionais) aumenta a percepção dos adolescentes de que os cigarros são de fácil acesso.[12] A adição de materiais promocionais somente tende a reforçar essa ideia.

A quantidade e a localização dos estabelecimentos comerciais que vendem tabaco e veiculam publicidade também estão associados com a prevalência do fumo em estabelecimentos de ensino. Na Califórnia,[13] EUA, um estudo comprovou que existem mais fumantes em escolas de bairros com alta concentração de PDVs de cigarro (mais de cinco lojas) do que em bairros com nenhum. A presença de publicidade também foi responsável por elevar a prevalência de estudantes fumantes.

Da mesma forma, a publicidade determina a escolha por marcas de cigarro. A presença dominante do *merchandising* dentro e fora dos estabelecimentos aumenta a propensão dos adolescentes de fumar a marca com maior número de publicidade. Além disso, a existência de promoção de vendas também aumenta a propensão de consumo da marca que a promove.[14]

No Brasil, fala-se em aproximadamente 350 mil PDVs que vendem cigarros das diversas marcas presentes no País, entre lojas de conveniência, bares, restaurantes, mercados, padarias, bancas de jornais, etc. Boa parte desses estabelecimentos veicula publicidade de tabaco, especialmente nos PDVs de grande porte, como supermercados e padarias em geral. O local de exposição preferido para os cigarros costuma ser o caixa, próximos de balas, chocolates ou doces,[15] aumentando a visibilidade para crianças e adolescentes.

Uma pesquisa brasileira recente apontou a existência de PDVs de cigarros em um raio de até um quilômetro de escolas de nível fundamental e médio e de faculdades. A frequência com que crianças até 12 anos visitam esses estabelecimentos é de 72%, e para adolescentes entre 12 e 18 anos, de 81%. Em 82% dos casos, os cigarros encontram-se expostos em *displays,* e em 84%, são visíveis para as crianças. Além disso, 66% desses PDVs têm cartazes de propaganda de cigarros facilmente visíveis.[15] No País, a proporção de estudantes do ensino fundamental (entre 13 e 15 anos) que experimentaram cigarros foi, em 2009, de 24,5%, sendo mais elevada em escolas públicas (26,7%) do que em particulares (18,3%).[16]

Para além da influência em crianças, adolescentes e jovens adultos, a publicidade no PDV também dificulta que os fumantes parem de fumar. A alta visibilidade dos produtos, somada às reações físicas e emocionais da dependência, cria uma tentação constante para aqueles que desejam largar a dependência.[17] A propensão de comprar por impulso entre indivíduos que tentam parar de fumar é significativamente maior do que para os fumantes contínuos e ocasionais, e muitos deles procuram evitar os estabelecimentos em que costumavam comprar cigarros para não caírem em tentação.[18]

Em resumo, a publicidade de tabaco no ponto de venda pode ser considerada prejudicial por inúmeras razões:[19]

- Compradores, independentemente da idade ou da condição de fumante ou não fumante, estão expostos às mensagens a favor do fumo.
- A publicidade cria um imaginário para as marcas de cigarro, que acabam sendo consumidas pelos adolescentes e jovens adultos como uma forma de expressar a identidade individual.
- A exposição dos cigarros somada à presença de publicidade normaliza o produto e passa para crianças e adolescentes a percepção de que são produtos de fácil acesso e, portanto, inofensivos.
- Os *displays* estão estrategicamente expostos ao lado de doces e balas, facilitando a visibilidade e aceitação do produto por crianças e adolescentes.
- A frequência com que crianças e adolescentes visitam os PDVs, muitas vezes localizados próximos às suas escolas, aumenta a propensão para a iniciação e para o desenvolvimento da dependência.
- A publicidade e a exposição altamente visível dos cigarros estimula a compra por impulso, inclusive daqueles que estão tentando parar, dos fumantes ocasionais e dos adolescentes curiosos.

No Brasil, 78% dos indivíduos concordam que a exposição das embalagens de cigarros deveria ser proibida; 75% acreditam que os fabricantes deveriam ser proibidos de adicionar sabores e aromas aos cigarros; e 76% afirmam que o preço dos maços de cigarros deveria ser aumentado, incluindo o aumento de impostos para o fabricante. Entre os não fumantes, esses dados beiram os 80%, revelando a alta adesão da população brasileira às restrições impostas às empresas de tabaco.[15]

O ambiente restritivo imposto ao tabaco, com a proibição da publicidade nos grandes veículos de comunicação, certamente contribuiu para diminuir a exposição de crianças, adolescentes e jovens adultos à publicidade desse produto. Até dezembro de 2011, a publicidade de cigarro era permitida no Brasil somente na parte interna de pontos de venda do produto, como padarias, restaurantes, boates, etc. Em 15 de dezembro, o governo federal sancionou uma lei que, entre outras ações, alterou as regulamentações sobre publicidade, tornando-a mais rígida. A partir de então, a publicidade passou a ser proibida, mesmo com cartazes no local de venda, sendo permitida apenas a exposição do produto.

A ESCOLHA É REALMENTE MINHA?

Nas últimas décadas, um significativo conjunto de evidências científicas sobre os danos causados pelo tabagismo tornou a questão unânime: o tabaco mata e incapacita. Confrontada com esse fato, a indústria do tabaco preferiu recorrer a inverdades e outras estratégias para proteger seus lucros em detrimento da saúde de seus consumidores.

No caso dos PDVs, sabe-se que houve uma migração dos investimentos totais em *marketing* (p. ex., televisão, rádios, revistas, etc.) para o *merchandising*, já que esta é, atualmente, a única forma de publicidade ainda permitida no Brasil. Essa oportunidade de manter a proeminência das marcas de cigarro e conquistar novos consumidores também criou a possibilidade de alargar o conceito de PDV, transferindo-o para eventos culturais e esportivos, que são transformados em ambientes coloridos, luminosos, divertidos e, por vezes, temáticos. Tais espaços utilizam as mesmas cores das marcas de cigarros que são promovidas, criando uma identidade visual bastante forte, mas sem caracterizar o patrocínio, legalmente proibido no País.

Vários argumentos são usados para evitar qualquer tipo de regulamentação de produtos por parte do Estado. O jornalista americano David Harsanyi, por exemplo, foi recentemente convidado para eventos promovidos pela Souza Cruz e cunhou o termo "Estado-Babá", que vem sendo utilizado por articulistas, filósofos, publicitários e jornalistas contrários à presença do Estado em diversas áreas. Segundo Harsanyi, haveria um intervencionismo estatal na sociedade que se sobrepõe às liberdades individuais e ao direito de escolha.

Fumar, portanto, seria uma condição de quem é livre e um direito de escolha do fumante. Mas será que podemos realmente chamar de liberdade de escolha consumir um produto que causa dependência, principalmente no nível que o tabaco causa? Pesquisas demonstram que 80% dos fumantes desejam parar de fumar, mas apenas 3% conseguem a cada ano.[20] Além disso, por que confiamos tanto no posicionamento de empresas cujo objetivo único é lucrar com nossas escolhas e duvidamos tanto da interferência do Estado? Será que devemos deixar empresas decidir o que é melhor para a nossa sociedade?

O tabaco não pode ser categorizado como um produto qualquer e, por isso, não deve ser tratado puramente segundo as leis de mercado. Um dos objetivos fundamentais do Estado é promover o bem-estar social. O Artigo 25 da Declaração Universal dos Direitos Humanos afirma que "toda pessoa tem direito a um nível adequado que lhe assegure, assim como à sua família, a saúde".[21] Os artigos 196 e 197 da Constituição brasileira declaram expressamente que a saúde é um direito de todos e um dever do Estado, garantido mediante políticas sociais e econômicas que visem a redução do risco de doenças.

Durante muitos anos, o consumo de cigarro foi transmitido pela mídia, especialmente pelo cinema, como um ritual gestual que é sinônimo de descontração, sensualidade e poder. Mesmo as gerações posteriores acabaram sendo influenciadas por esse imaginário.[22] Na juventude, as pessoas fumam para se sentirem bem e experimentam o cigarro por imitação. O adolescente quer sentir-se "descolado", seguro, e, muitas vezes, começa a fumar para sentir-se incluído. Com o cigarro nas mãos, ele vê a ansiedade diminuir, o ato torna-se cada vez mais recorrente, e a dependência da nicotina começa a se desenvolver.

Dessa forma, se a publicidade estimula o consumo de produtos que comprovadamente causam danos à sociedade, sua regulamentação torna-se legítima dentro do contexto de saúde pública. É importante ressaltar que não se pretende impedir a empresa de vender o produto, assim como as leis antifumo não proíbem o fumante de fumar. A questão discutida aqui é regular os locais onde se pode fumar, de forma que não se prejudique pessoas que decidiram não fumar, e impedir que um produto que causa dependência química seja imbuído de atributos positivos pela publicidade.

CONSIDERAÇÕES FINAIS

Em termos gerais, o Brasil está entre os países cujas políticas de controle do tabaco encontram-se em estágio avançado. Um país com a epidemia do tabagismo controlada também significa a redução dos casos de doenças associadas ao tabaco, menores gastos para o Sistema Único de Saúde (SUS) – que poderá destinar a verba economizada para o tratamento de outras doenças –, melhor qualidade de vida para os fumantes passivos, redução do número de adolescentes fumantes, etc.

Em termos de avanços, foi aprovada, em dezembro de 2011, a Lei nº 12.546, que proíbe a publicidade de cigarros e afins, inclusive em pontos de venda. Sua regulamentação ainda está em fase de discussão no Ministério da Saúde, o que deve acontecer ainda em 2012.[23] Este foi outro grande avanço nas políticas públicas de controle do tabagismo no Brasil.

No entanto, o monitoramento das atividades publicitárias da indústria de tabaco revelou que existe violação das proibições legais na promoção de eventos e festas com as marcas de cigarros; nas propagandas em estádios, em pistas, em palcos; no envio de mensagens eletrônicas com propagandas; na promoção das marcas em bares e em casas noturnas por meio de jogos eletrônicos e na abordagem direta a fumantes e não fumantes. As empresas também se valem frequentemente de publicidade institucional (publicidade que pretende divulgar ou reforçar a imagem da própria empresa).

REFERÊNCIAS

1. Brasil. Decreto nº 5.658, de 02 de janeiro de 2006. Promulga a Convenção-Quadro sobre Controle do Uso do Tabaco, adotada pelos países membros da Organização Mundial de Saúde em 21 de maio de 2003 e assinada pelo Brasil em 16 de junho de 2003 [Internet]. Brasília; 2006 [capturado em 17 abr. 2012]. Disponível em: http://www.planalto.gov.br/ccivil_03/_Ato2004-2006/2006/Decreto/D5658.htm.

2. Beaglehole R, Bonita R, Horton R, Adams C, Alleyne G, Asaria P, et al. Priority actions for the non-communicable disease crisis. Lancet. 2011;377(9775):1438-47.

3. Brasil. Ministério da Saúde. Vigilância de fatores de risco e proteção para doenças crônicas por inquérito telefônico: 2010 [Internet]. Brasília: MS; 2011 [capturado em 22 jun. 2011]. Disponível em: http://portal.saude.gov.br/portal/arquivos/pdf/vigitel_2010_preliminar_web.pdf.

4. Corrêa PC, Barreto SM, Passos VM. Smoking-attributable mortality and years of potential life lost in 16 Brazilian capitals, 2003: a prevalence-based study. BMC Public Health. 2009;9:206.

5. World Health Organization. The scientific basis of tobacco product regulation. Geneva: WHO; 2007.

6. Kotler P. Administração de marketing. São Paulo: Atlas; 1998.

7. Gendall P, Hoek J, Thomson G, Edwards R, Pene G, Gifford H, et al. Young adults' interpretations of tobacco brands: implications for tobacco control. Nicotine Tob Res. 2011;13(10):911-8.

8. Brown A, Moodie C. The influence of tobacco marketing on adolescent smoking intentions via normative beliefs. Health Educ Res. 2009;24(4):721-33.

9. Paynter J, Edwards R. The impact of tobacco promotion at the point of sale: a systematic review. Nicotine Tob Res. 2009;11(1):25-35.

10. Fischer PM, Schwartz MP, Richards JW Jr, Goldstein AO, Rojas TH. Brand logo recognition by children aged 3 to 6 years. Mickey Mouse and Old Joe the Camel. JAMA. 1991;266(22):3145-8.

11. Slater SJ, Chaloupka FJ, Wakefield M, Johnston LD, O'Malley PM. The impact of retail cigarette marketing practices on youth smoking uptake. Arch Pediatr Adolesc Med. 2007;161(5):440-5.

12. Wakefield M, Germain D, Durkin S, Henriksen L. An experimental study of effects on schoolchildren of exposure to point-of-sale cigarette advertising and pack displays. Health Educ Res. 2006;21(3):338-47.

13. Henriksen L, Feighery EC, Schleicher NC, Cowling DW, Kline RS, Fortmann SP. Is adolescent smoking related to the density and proximity of tobacco outlets and retail cigarette advertising near schools? Prev Med. 2008;47(2):210-4.

14. Wakefield MA, Ruel EE, Chaloupka FJ, Slater SJ, Kaufman NJ. Association of point-of-purchase tobacco advertising and promotions with choice of usual brand among teenage smokers. J Health Commun. 2002;7(2): 113-21.

15. Opiniões sobre a propaganda de cigarros [Internet]. São Paulo: Aliança de Controle do Tabagismo; 2011 [capturado em 31 maio 2011]. Disponível em: http://www.actbr.org.br/uploads/conteudo/620_ACT_DATAFOLHA_propaganda.pdf.

16. Brasil. Instituto Brasileiro de Geografia e Estatística. Pesquisa nacional de saúde escolar. Brasília: IBGE; 2009.

17. Hoek J, Gifford H, Pirikahu G, Thomson G, Edwards R. How do tobacco retail displays affect cessation attempts? Findings from a qualitative study. Tob Control. 2010;19(4):334-7.

18. Wakefield M, Germain D, Henriksen L. The effect of retail cigarette pack displays on impulse purchase. Addiction. 2008;103(2):322-8.

19. Canadian Cancer Society. Rationale supporting a total ban on tobacco displays and signage at point of sale: a brief submitted to manitoba health. Ontario; 2002 [capturado em 20 maio 2011]. Disponível em: www.ocat.org/pdf/bans_manitoba.pdf.

20. Sociedade Brasileira de Pneumologia e Tisiologia. Diretrizes em foco: tabagismo, parte I [Internet]. Brasília; 2009 [capturado em 15 jun. 2011]. Disponível em: http://www.scielo.br/pdf/ramb/v56n2/a05v56n2.pdf.

21. Organização das Nações Unidas. Declaração Universal dos Direitos Humanos. Geneva: ONU; 1948.

22. Andreis M, Hallal ALC. Uso de aditivos, exposição de cigarros e prevenção ao tabagismo [Internet]. São Paulo: Aliança de Controle do Tabagismo; 2011 [capturado em 31 maio 2011]. Disponível em: http://www.actbr.org.br/uploads/conteudo/602_Artigo_AnaCuri_Monica.pdf.

23. Brasil. Lei nº 12.543, de 14 de dezembro de 2011 [Internet]. Autoriza o Conselho Monetário Nacional, para fins de política monetária e cambial, a estabelecer condições específicas para negociação de contratos derivativos; altera os arts. 2º e 3º da Lei nº 6.385, de 7 de dezembro de 1976, o inciso IV do art. 3º do Decreto-Lei nº 1.783, de 18 de abril de 1980, os arts. 1º, 2º e 3º da Lei nº 8.894, de 21 de junho de 1994, e a Lei nº 10.931, de 2 de agosto de 2004; e dá outras providências. Brasília; 2011 [capturado em 09 abr. 2012]. Disponível em: http://www.normaslegais.com.br/legislacao/lei-12543-2011.htm.

CAPÍTULO 10

PAPEL DO PEDIATRA NA PREVENÇÃO

GILBERTO BUENO FISCHER

No mundo inteiro, a epidemia de tabagismo tem gerado preocupações nos mais diversos níveis, pois suas consequências em saúde pública são exaustivamente divulgadas. Os órgãos internacionais, como a Organização Mundial da Saúde (OMS), buscam cada vez mais a implementação de normas que possam reduzir os índices de morbidade e mortalidade associados ao tabaco. Um dos aspectos que preocupam é que a experimentação do tabaco é feita por crianças e adolescentes que estão em fase de formação de personalidade, o que pode permitir que as situações de dependência, como o tabagismo, ainda aconteçam, apesar de todos os esforços para o controle. Inúmeros estudos apontam que mais de 80% dos adultos começaram a fumar antes dos 18 anos.[1-3] Por isso, a indústria ligada ao tabaco busca influenciar esse grupo etário para que se torne dependente. As estratégias são as mais diversas: associação de imagem de artistas e ícones culturais com o cigarro em propagandas e exposições na mídia, filmes e espetáculos musicais, patrocínio de eventos esportivos e oferta de amostras de cigarro em locais frequentados por jovens.

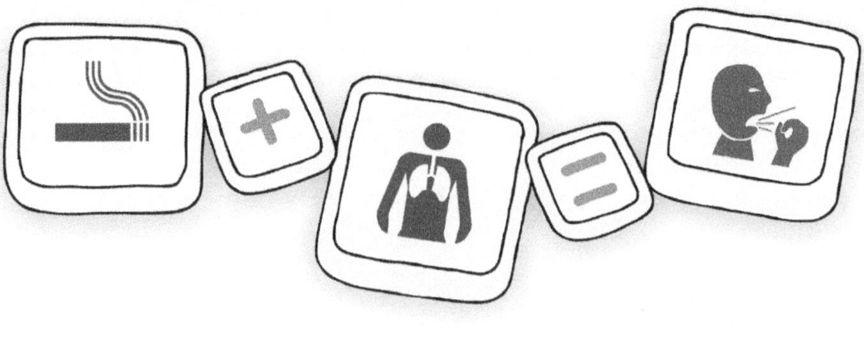

AÇÕES PREVENTIVAS DIRIGIDAS AO ADOLESCENTE

Há muito se conhecem as estratégias de divulgação do tabagismo entre jovens, mas só nos últimos anos é que se tem tentado enfrentar esse problema de forma objetiva. A proibição da veiculação de anúncios na mídia em muitos países foi essencial para a redução da exposição do tabagismo entre jovens. Em países como o Brasil, já não são mais vistos jovens de aspecto saudável e sedutor circulando em casas noturnas e bares, frequentados por outros jovens, distribuindo amostras de cigarro.

Uma estratégia recentemente vitoriosa no Congresso do País foi a proibição do acréscimo dos aditivos que proporcionam odor e sabor agradáveis ao cigarro, disfarçando suas propriedades desagradáveis quanto a esses itens. A indústria bem sabe que a iniciação é fundamental para a evolução e para a adição ao tabaco e, por isso, debateu com muita intensidade a proposta recém aprovada no Brasil e em outros países.

Entretanto, como o adolescente se envolve com o tabaco por diversas razões (imitar colegas e amigos, presença do tabagismo entre os pais e necessidade de autoafirmação, entre outras), sua vulnerabilidade pode determinar continuação e adição. A passagem da experimentação à dependência pode levar alguns meses, mas fatores individuais podem acelerar essa sequência (como explanado em detalhes em outros capítulos deste livro). Disso, decorrem algumas iniciativas que visam atingir especificamente esse grupo etário. Uma delas é a utilização de parceiros desses jovens, ex-fumantes, que podem influenciá-los positivamente apontando para as vantagens de evitar-se o tabagismo.

A proibição de fumar em locais fechados e da venda de cigarros para menores pode adicionar circunstâncias que inibam parcialmente a iniciação ao tabagismo. Em um estudo com adolescentes,[4] a facilidade de obtenção de cigarros foi o segundo fator associado à maior iniciação ao tabagismo nesse grupo. Infelizmente, em nosso meio, tais restrições não são seguidas e, da mesma forma, ocorre com o acesso a bebidas alcoólicas (que com frequência são vinculadas ao tabagismo).

COMO O PEDIATRA PODE INTERVIR PARA A REDUÇÃO DA INICIAÇÃO AO TABAGISMO?

Por muito tempo, a pediatria atuou de maneira limitada na prevenção do tabagismo, e apenas recentemente têm surgido pesquisas dirigidas a esse grupo etário. Nem sempre o pediatra tem a oportunidade de ter o adolescente em seu consultório buscando supervisão de saúde, orientações preventivas ou ações educativas. Embora isso seja desejável, poucas vezes ocorre. Em se considerando o ambiente de saúde pública, a situação é ainda pior, pois consultas de adolescentes são raras e dirigidas para aqueles com algum problema específico de saúde.

Todavia, o pediatra deve buscar essas oportunidades como parte de suas ações preventivas. Ao se constatar, por exemplo, que um dos pais fuma, é obrigação do médico lembrar que o adolescente que cresce nesse ambiente tem muito mais chances de repetir esse comportamento no futuro. Se os pais negligenciam esse aspecto, a chance de ter um filho fumante é elevada. A repetição dessa orientação preventiva deve se manter ao longo do acompanhamento do pediatra, e, se os pais questionarem como podem tratar seu tabagismo, uma orientação mais concreta deve ser dada.

Quando o adolescente busca orientação individual, sem a presença dos pais, a tarefa é facilitada, pois ele já se encontra propenso a não seguir no caminho do tabagismo. O aconselhamento específico com documentação escrita ou a indicação de *sites* para pesquisa podem ajudar nessa orientação.

Sempre que possível, o pediatra deve ser integrante de grupos de técnicos que atuam em ambientes escolares. Nesses locais, as palestras educativas e a divulgação de informações concretas dos riscos do tabagismo podem influir de forma positiva para o adolescente (Quadro 10.1).

As sociedades médicas também deveriam assumir esse papel, com ênfase na educação desse grupo etário. Nas campanhas públicas, o adolescente deveria ter anúncios publicitários dirigidos a ele. Também é importante que a Sociedade de Pediatria se una às suas congêneres para ampliar essa divulgação.

QUADRO 10.1 SUGESTÕES DE AÇÕES PARA PREVENIR O TABAGISMO

AÇÃO PREVENTIVA	AMBIENTE	INSTRUMENTO
Abordagem preventiva do tema (com ênfase em grupos de risco)	Consultório, posto de saúde	Folhetos, indicações de *sites*
Palestras, seminários	Escolas	Exposição de material educativo, feiras de saúde
Aulas, palestras, seminários	Congressos, cursos específicos	Exposição oral, indicação de *sites*, cursos a distância

É imperioso que as informações técnicas sobre tabagismo sejam divulgadas ao pediatra e que façam parte dos eventos científicos.

Enfim, pode-se afirmar que muito se espera do pediatra em termos de participação ativa na redução da iniciação ao tabagismo e que, talvez, esteja em suas mãos um impacto decisivo na prevenção desse problema.

REFERÊNCIAS

1. Brasil. Instituto Nacional do Câncer. Vigescola: vigilância de tabagismo em escolares [Internet]. Rio de Janeiro: INCA; 2004 [capturado em 30 mar. 2012]. Disponível em: http://www.inca.gov.br/tabagismo/31maio2004/vigescola.pdf.

2. Lotufo JPB. Tabagismo: uma doença pediátrica. São Paulo: Sarvier; 2007.

3. Viegas CAA. Tabagismo: do diagnóstico à saúde pública. São Paulo: Atheneu; 2007.

4. Sussman S, Sun P, Dent CW. A meta-analysis of teen cigarette smoking cessation. Health Psychol. 2006;25(5):549-57.

LEITURAS RECOMENDADAS

Campaign for Tobacco-free Kids [Internet]. Washington; c2012 [capturado em 20 mar. 2012]. Disponível em: www.tobaccofreekids.org.

Fischer GB. O papel do pediatra no controle do tabagismo. In: Corrêa da Silva LC, organizador. Pneumologia: princípios e prática. Porto Alegre: Artmed; 2012.

Genuneit J, Weinmayr G, Radon K, Dressel H, Windstetter D, Rzehak P, et al. Smoking and the incidence of asthma during adolescence: results of a large cohort study in Germany. Thorax. 2006;61(7):572-8.

Hum AM, Robinson LA, Jackson AA, Ali KS. Physician communication regarding smoking and adolescent tobacco use. Pediatrics. 2011;127(6):e1368-74.

Pbert L, Flint AJ, Fletcher KE, Young MH, Druker S, DiFranza JR. Effect of a pediatric practice-based smoking prevention and cessation intervention for adolescents: a randomized, controlled trial. Pediatrics. 2008;121(4):e738-47.

DEPENDÊNCIA

SEÇÃO 3

CAPÍTULO 11

ASPECTOS GERAIS DA DEPENDÊNCIA DO TABAGISMO

LUIZ CARLOS CORRÊA DA SILVA

O FUMANTE É UM DEPENDENTE?

A afirmação de que a nicotina causa dependência química é corroborada por fatos bem objetivos: como outras substâncias de dependência, seu uso gera sensações prazerosas, e sua ausência proporciona manifestações desagradáveis – a síndrome de abstinência. No período inicial da cessação, podem ocorrer ansiedade e outras manifestações desconfortáveis que podem ser evitadas ou, pelo menos, reduzidas pela terapia de reposição de nicotina (TRN).

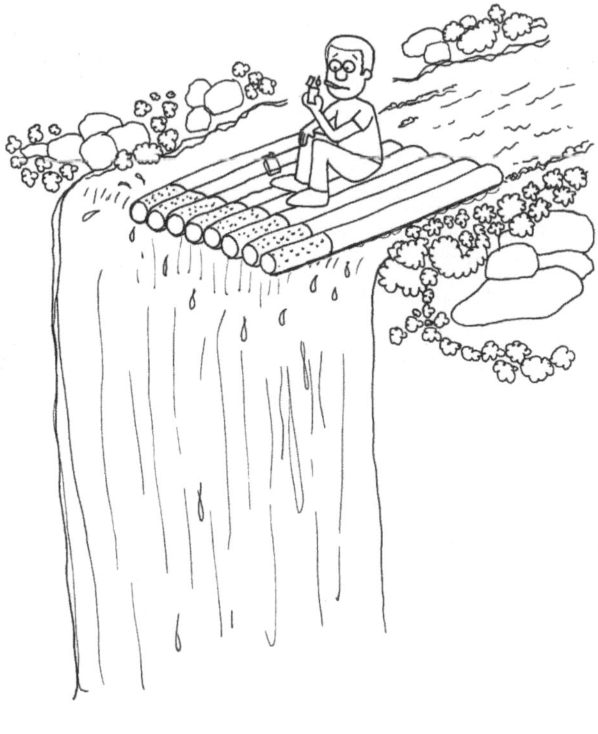

A nicotina é uma substância psicoativa capaz de induzir euforia e sensação de bem-estar, sendo esse efeito dependente do rápido aumento de sua concentração em receptores cerebrais após cada inalação da fumaça de cigarros. Um dos efeitos bioquímicos mais importantes é a liberação de dopamina, que produz estado euforizante, prazeroso, e sensação de gratificação – um dos principais componentes do processo da dependência.

POR QUE OCORRE A DEPENDÊNCIA?

A maioria das pessoas que fuma cigarros o faz para experimentar as sensações prazerosas proporcionadas pelos efeitos da nicotina no sistema nervoso central (SNC), mediadas pela sua ação em receptores mesolímbico-dopaminérgicos. Os fumantes alegam diversos motivos para fumar, como a melhora do desempenho cognitivo e do humor, a diminuição da ansiedade ou da depressão e o controle do peso. Com o tempo, esses efeitos não são mais atingidos com a mesma dose, sendo necessário o aumento da quantidade da nicotina inalada. Assim, passam a fumar um maior número de cigarros, e a aproveitar ao máximo cada um, para obter os mesmos resultados que antes conseguiam com doses menores. Essa dependência da nicotina acontece pela continuidade de fumar, ocorrendo em um período de tempo variável de pessoa para pessoa. A suscetibilidade à dependência é muito individual – alguns (a maioria) tornam-se dependentes com facilidade, e outros (a minoria) simplesmente não ficam dependentes e param de fumar com relativa facilidade. Mas, uma vez instalada a dependência, o indivíduo torna-se um verdadeiro escravo da nicotina e do cigarro. E o pior é que, como geralmente não se dá conta disso, pode pensar que fuma porque quer e que poderá parar quando quiser.

> **? Quanto tempo demora, em média, para uma pessoa ficar dependente?**
>
> Varia muito, conforme características individuais, fatores genéticos, frequência do uso e inóculo, entre outros fatores. O tabagismo costuma começar pelo consumo eventual, por exemplo, em festas ou fins de semana, e vai aumentando de maneira progressiva. Algumas pessoas desenvolvem dependência rapidamente, mas podem ser necessários meses ou até anos de uso diário para o indivíduo tornar-se dependente.[2]

A ação da nicotina nos receptores acetilcolinérgicos do tipo nicotínico (nAChRs), principalmente os receptores $\alpha 2\beta 4$ – mais comuns no cérebro humano na área tegmentar ventral – estimula a produção de dopamina no *nucleus accummbens*, o que confere os efeitos positivos gratificantes percebidos pelos fumantes. Com o tempo, esses receptores ficam menos sensíveis e aumentam em número (*up regulation*), o que exige a oferta de maior quantidade da substância, fazendo o fumante aumentar o número de cigarros. Portanto, ocorre uma adaptação fisiológica à presença da substância no organismo que o torna dependente desta; isto é, o indivíduo perde o controle sobre seu comportamento relacionado ao uso da substância.[1]

Fatores genéticos podem facilitar a instalação do processo da dependência, e *fatores ambientais, psicológicos, comportamentais e socioculturais* também estão associados ao desenvolvimento da dependência.

Pela observação do comportamento dos fumantes, percebe-se que grande proporção de sua dependência se deve às associações e às correlações de sua percepção em relação ao fumar. O fumante cria, ele próprio, um automatismo que o leva a atribuir ao cigarro propriedades que, na realidade, podem não existir intrinsecamente, mas que lhe são emprestadas pelo sentimento dele próprio (fumante). Essa dependência psicológica, muitas vezes, é a mais difícil de vencer, pois pode ser difícil de ser controlada pelo seu portador e pode dificultar muito a atuação do terapeuta. O único caminho consistente e viável para muitos pacientes conseguirem parar de fumar é a terapia cognitivo-comportamental (TCC) com reforço para um direcionamento de "terapia motivacional".

? A única substância responsável pela dependência é a nicotina? Ela também é responsável pela sensação de prazer?

Sim, é a nicotina que provoca ações químicas no fumante que o tornam dependente, sendo também a causa de diversos outros efeitos. Estimula os receptores nicotínicos do cérebro (receptores $\alpha 2\beta 4$), promovendo aumento da dopamina, responsável pelas sensações "positivas" e agradáveis que os fumantes dizem perceber. A nicotina ainda tem efeitos sobre os pequenos vasos sanguíneos, causando sua constrição e a consequente redução do fluxo sanguíneo, ou isquemia.

Existem fatores que levam a fumar e que precisam ser muito bem avaliados e, dentro do possível, controlados durante o programa de tratamento para cessação do tabagismo:

- identidade de fumante;
- crenças sobre benefícios de fumar;
- benefício antecipado, que gera satisfação antecipada;
- memória de humor desagradável e sintomas físicos quando não fuma;
- "fome" de nicotina;
- *gatilhos* que criam verdadeiros hábitos;
- *necessidade* de fumar;
- desejo de fumar que condiciona *impulso* para fumar.

→ **FUMAR**

COMO EVITAR A DEPENDÊNCIA?

Para evitar a dependência, vale todo um reforço ao que foi descrito anteriormente para a experimentação e, principalmente, maior envolvimento da família e de educadores com o processo de acompanhamento e avaliação dos jovens. Um "jovem problemático" tem tendência muito maior tanto à experimentação quanto à manutenção do uso de drogas, como tabaco e álcool. Portanto, deve-se focar nessa questão de maneira objetiva. Tudo que puder ser feito para dificultar o acesso dos jovens ao cigarro deve ser reforçado: não facilitar a mesada, evitar que sejam incentivados a fumar pelo grupo de amigos, verificar e até fiscalizar para que os estabelecimentos das redondezas de sua residência e da escola de seu filho não vendam cigarros para menores.

Geralmente, os jovens começam a fumar como fumantes eventuais, em festas e fins de semana, mas com a continuidade, a maioria passa a ser fumante diário e fica dependente. Cerca de 70% dos adolescentes que experimentam cigarros desenvolverão dependência.[2] É necessário que tanto pais quanto educadores saibam disso e façam todo o esforço possível para impedir essa fatalidade, que roubará saúde e anos de vida desses jovens no futuro.

Só existe uma forma de evitar a dependência: não fumar, nem eventualmente!

COMO SABER SE EXISTE DEPENDÊNCIA E COMO AVALIAR SEU GRAU?

Um dado isolado já permite confirmar a existência da dependência: fumar logo ao acordar. Se isso acontece, demonstra o estado de privação de nicotina ocorrido durante a noite, difícil de suportar após o acordar.

Favorecem o diagnóstico de forte dependência: tentativa(s) de cessação interrompida(s) por recaída, pela impossibilidade de manter abstinência, e desejo persistente de fumar.

Também é caracterizada a dependência da nicotina quando o fumante nunca tentou parar de fumar porque só o ato de pensar em viver sem cigarros causa-lhe péssima sensação, mesmo tendo consciência dos danos causados pelo tabagismo.

O teste de Fagerström (Quadro 11.1) é o mais usado para estabelecer o grau de dependência de um fumante com mais precisão.[3,4] Cada pergunta corresponde apenas a uma resposta.

Na prática, se pode caracterizar a presença de ALTA DEPENDÊNCIA da nicotina quando há a combinação de dois dados:

- fumar 20 ou mais cigarros por dia e
- consumir o primeiro cigarro do dia logo ao acordar, dentro da primeira hora.

ATENÇÃO

Como a dependência não é previsível, todos, em particular os jovens e seus cuidadores (pais, familiares e educadores), devem ser alertados de que, mesmo que inicialmente possam fumar apenas de forma eventual, com o passar do tempo, aumentará o risco de se tornarem dependentes.

QUADRO 11.1 AVALIAÇÃO DO GRAU DE DEPENDÊNCIA DA NICOTINA (TESTE DE FAGERSTRÖM)

1. Quanto tempo após acordar você fuma seu primeiro cigarro?

☐ até 5 minutos *(3 pontos)* ☐ de 6 a 30 minutos *(2 pontos)*

☐ de 31 a 60 minutos *(1 ponto)* ☐ mais de 60 minutos *(0 ponto)*

2. Você acha difícil não fumar em lugares proibidos (igreja, hospital, cinema, etc.)?

☐ sim *(1 ponto)* ☐ não *(0 ponto)*

3. Qual o cigarro que mais o satisfaz?

☐ primeiro da manhã *(1 ponto)* ☐ outros *(0 ponto)*

4. Quantos cigarros aproximadamente você fuma por dia?

☐ até 10 cigarros *(0 pontos)* ☐ de 11 a 20 cigarros *(1 ponto)*

☐ de 21 a 30 cigarros *(2 pontos)* ☐ mais de 30 cigarros *(3 pontos)*

5. Você fuma mais frequentemente pela manhã?

☐ sim *(1 ponto)* ☐ não *(0 ponto)*

6. Você fuma mesmo doente, quando precisa ficar na cama?

☐ sim *(1 ponto)* ☐ não *(0 ponto)*

Após responder todas as questões, somando os pontos, obtém-se o grau de dependência do tabagismo, conforme a escala abaixo:

0-2 pontos: dependência muito baixa; **3-4 pontos:** dependência baixa; **5 pontos:** dependência média; **6-7 pontos:** dependência elevada; **8-10 pontos:** dependência muito elevada.

REFERÊNCIAS

1. Fagerström KO. Uma breve apresentação da neurofarmacologia e fisiologia da dependência à nicotina. In: Gigliotti AP, Presman S. Atualização no tratamento do tabagismo. Rio de Janeiro: ABP Saúde; 2006.

2. Benowitz NL. Pharmacology of nicotine: addiction and therapeutics. Annu Rev Pharmacol Toxicol. 1996;36:597-613.

3. Fagerström KO. Measuring degree of physical dependence to tobacco smoking with reference to individualization of treatment. Addict Behav. 1978;3(3-4):235-41.

4. Fagerström KO, Schneider NG. Measuring nicotine dependence: a review of the Fagerstrom Tolerance Questionnaire. J Behav Med. 1989;12(2):159-82.

CAPÍTULO 12

A DEPENDÊNCIA DOS FUMANTES NA VISÃO DO PSIQUIATRA

CARLOS ALBERTO IGLESIAS SALGADO

O tabagismo, ou a dependência da nicotina, é uma condição clínica descrita no capítulo V da *Classificação Internacional de Doenças e Problemas Relacionados à Saúde* (CID-10). O capítulo V apresenta critérios clínicos para o diagnóstico dos transtornos psiquiátricos.[1] Os transtornos decorrentes do uso da nicotina são agrupados no item F17. Nesse grupo, cabe destacar duas condições mais relevantes para a prática clínica cotidiana que podem estar presentes tanto em ambiente especializado quanto geral:

F17.2 – Síndrome de dependência;
F17.3 – Síndrome de privação ou abstinência.

Para fins de conceitualização, o foco deste capítulo recai sobre a síndrome de dependência da nicotina. Contudo, desde uma perspectiva mais ampla sobre a dependência de uma substância, é importante buscar um artigo de grande valor histórico e de extrema atualidade. A dependência de uma substância é apresentada na CID-10 nos moldes propostos por Edwards e Gross, em 1976, originalmente para o álcool.[2]

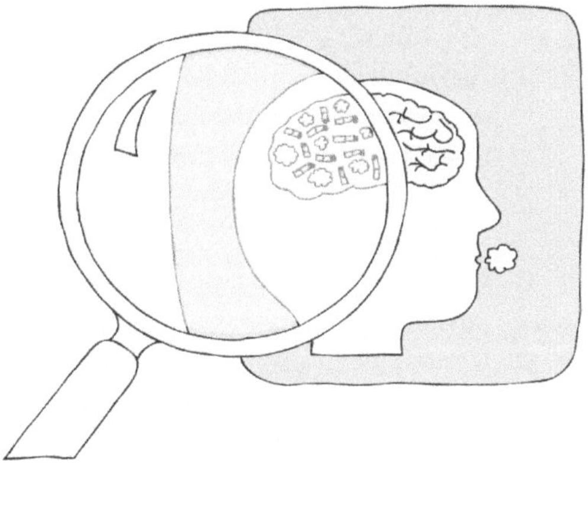

São sete critérios que têm sobrevivido às revisões da CID e tendem a permanecer válidos na CID-11. Eles descrevem um conjunto de sintomas físicos e comportamentais sobre o pano de fundo das relações sociais que é de grande valor clínico e muito representativo do observado no dia a dia. Tais critérios têm sido apresentados como válidos para toda substância, incluindo a nicotina. Aproximações entre a conduta e as bases neuroquímicas das várias dependências químicas tornam tais critérios relevantes também para a nicotina, fazendo pensar que dependentes de cocaína, álcool ou nicotina compartilham mais semelhanças do que diferenças clínicas. Isso permanece clinicamente defensável, mesmo se considerando as diferentes coleções de impactos sociobiológicos de cada substância escolhida.

Os critérios de Edwards e Gross listados a seguir são aqueles que se organizam na CID-10:

1. Estreitamento do repertório: Inicialmente, o usuário bebe com flexibilidade de horários, quantidade e tipo de bebida. Ao longo do tempo, passa a beber com mais frequência, até consumir todos os dias, em quantidades cada vez maiores, de maneira compulsiva e incontrolável.
2. Saliência do comportamento de busca do álcool: O indivíduo passa a priorizar o ato de beber, colocando a bebida acima de qualquer outro valor, como saúde, família e trabalho.
3. Aumento da tolerância ao álcool: Com a evolução da síndrome, há necessidade de doses crescentes de álcool para obter o mesmo efeito obtido anteriormente com doses menores.
4. Sintomas repetidos de abstinência: Quando ocorre diminuição ou interrupção do consumo de álcool, surgem sinais e sintomas de intensidade variável. No início, eles são leves, intermitentes e pouco incapacitantes, mas, nas fases mais severas da dependência, podem ocorrer tremor intenso e alucinações.
5. Alívio ou evitação dos sintomas de abstinência pelo aumento da ingestão da bebida: Este é um sintoma importante e difícil de ser identificado nas fases iniciais da síndrome de dependência do álcool. Evidencia-se na progressão do quadro, com o paciente admitindo que bebe pela manhã para sentir-se melhor.
6. Percepção subjetiva da necessidade de beber: Há uma pressão psicológica para beber e aliviar os sintomas da abstinência.
7. Reinstalação após a abstinência: Mesmo depois de períodos longos de abstinência, se o paciente tiver uma recaída, rapidamente restabelecerá o padrão antigo de dependência.

Basta realmente um pequeno esforço clínico para a adaptação operacional dos critérios da CID-10, baseados na descrição de Edwards e Gross, para documentar a dependência de qualquer substância, incluindo a nicotina.

A propósito, a frequente comorbidade entre várias dependências só reforça a impressão de que ela é uma síndrome de fato robusta, muito embora focada originalmente nos usuários de álcool.

No viés da neuroquímica, tal descrição mostra que o processo de desenvolvimento da dependência química e de seu manejo acaba tendo muito de constante, independentemente da substância de escolha. Mecanismos de gratificação no sistema nervoso central são ativados e desregulados por todas as substâncias, incluindo a nicotina.[3,4] O desafio de tolerar as consequências fisiológicas e psíquicas, decorrentes da decisão de suspender a nicotina, inclui vencer a homeostasia patológica estabelecida. A essa homeostasia distorcida pelo uso crônico, pesquisadores têm dado a denominação de equilíbrio alostático,[5,6] expressando exatamente o fracasso do sistema nervoso central em restabelecer o equilíbrio fisiológico em razão do uso continuado da substância, no caso, o tabaco. Clinicamente, o paciente passa a se sentir menos desconfortável ao longo da reposição da nicotina ao fumar, mas jamais retomando o conforto fisiológico original. Ou seja, em linguagem menos formal, o paciente se sente infimamente melhor ao repor a nicotina pelo fumar. Seu sistema cerebral de reconhecimento de recompensa torna-se disfuncional, especialmente sensível a estímulos que sugerem disponibilidade da substância de eleição, como é o caso da nicotina. Os circuitos cerebrais dopaminérgicos, diretamente relacionados à percepção de prazer, são perturbados pela excitação produzida por atividade glutamatérgica intensa como subproduto da exposição repetida à nicotina. É, portanto, relevante instruir o paciente sobre esse fenômeno, pois é comum que as recaídas ocorram diante da frustração de não obter de imediato o conforto natural prévio ao uso de cigarros. Pelo contrário, é comum que o paciente se sinta mais desconfortável logo que para do que quando usava a nicotina. O eventual retorno a um equilíbrio semelhante ao fisiológico, no tocante ao reconhecimento de gratificação, poderá ocorrer a longo prazo.[7]

A ilustração clínica a seguir mostra uma situação de comorbidade bem interessante para um exercício de entendimento em relação ao ponto de vista do psiquiatra para dependência do tabaco.[8,10]

ILUSTRAÇÃO CLÍNICA

O paciente tem 52 anos, é profissional liberal com atividades em vários pontos de trabalho, solteiro e vive sozinho em seu apartamento. Fuma tabaco e maconha desde os 20 anos, época em que frequentava a universidade. Iniciou o uso de maconha e de tabaco sob a pressão de colegas usuários. Seu uso de ambas as substâncias mantém-se durante as três décadas, apesar de breves períodos de interrupção, muitos deles meramente contingenciais, quer por indisponibilidade da maconha, quer por inconveniência social da exposição de seu uso. Com relação ao tabaco, a situação transcorre com esforços ativos de parada. No tocante ao uso de maconha, recentemente no tratamento corrente, houve uma surpreendente redução do padrão de uso à metade do que vinha sendo mantido. Na verdade, o paciente procurou atendimento psiquiátrico para parar o consumo de nicotina, sem pautar a questão do uso de maconha. Para uma melhor avaliação do quadro, cabe examinar peculiaridades dos hábitos do paciente em relação ao uso de substâncias. Nos turnos de trabalho, faz grande esforço de organização pessoal a fim de manter o cigarro e a maconha. Evita outros ambientes em que não possa fumar, incluindo visitas a casas de amigos ou restaurantes que respeitam restrições ao fumar. Em sua casa, vinha fumando tabaco antes de dormir, já deitado, e logo ao acordar, ainda na cama. Teve vários períodos curtos de parada do tabaco de até quatro semanas, alguns deles com uso de bupropiona e reposição de nicotina. Chegou a fazer tratamentos ambivalentes, pressionado por seu cardiologista. Acreditava muito pouco em sua habilidade para dar conta do desafio de abandonar o cigarro. Há um ano dessa tentativa corrente, tentou mais uma vez com uso de vareniclina por 3 meses. Houve redução para 15 cigarros, mas não parada, retornando ao padrão habitual de 20 cigarros ao dia.

Mantendo-se sempre em ação, aprendeu que não há fracasso, mas sim, um ciclo de tentativas que o aproximam da parada. O resultado de redução espontânea do padrão de uso de maconha trouxe ao paciente elevação de sua autoeficácia e da disposição de encarar, em algum momento, nova tentativa relacionada ao tabaco. Seria lícito pensar que a redução do uso de maconha não tenha sido, em verdade, espontânea, mas uma etapa mais fácil de enfrentar e, mesmo, um manejo do paciente de sua própria ambivalência, reduzindo a argumentação de que já tentara parar com o tabaco sem conseguir nenhum resultado. Para a sua surpresa, consolidou-se a redução pela metade do uso de maconha. Depois, chegou-lhe o momento de enfrentar mais uma vez o propósito de parar o uso de tabaco.

Recentemente, o paciente teve um desconforto digestivo transitório aliviado pela suspensão do fumar, e parou com os cigarros. Ao longo das três primeiras semanas, vinha experimentando náusea leve e irritabilidade.

Sente-se orgulhoso pela parada e ampliou mais sua autoeficácia, acreditando de forma crucial no sucesso. Dessa forma, parou usando apenas reposição de nicotina.

Cabe ressaltar também que ele apresenta transtorno bipolar e transtorno obsessivo-compulsivo do tipo colecionista ou coletador. Teve início recente de uso de carbonato de lítio, temporalmente, portanto, relacionável à facilidade da parada atual. Tem observado elevação e maior estabilidade do humor, com fácil controle da irritabilidade. De forma paralela, desenvolveu uma atitude mais consistente de enfrentamento também do colecionismo.

A ilustração clínica evidencia alguns achados relevantes para o manejo da parada do cigarro. Documenta alguns dos critérios para dependência que são comuns a todas as substâncias e, também, a importância do diagnóstico de comorbidades, do impacto de sua identificação e tratamento adequado.[11] Estreitamento do repertório, relevância do fumar e tolerância que recoloca rapidamente o padrão habitual de consumo, quando da retomada do uso a cada tentativa de parada, estão claramente presentes.

A síndrome de privação, caracterizada por irritabilidade, marca a atual tentativa de parar o tabagismo, apesar da atenuação pelo tratamento da comorbidade com o transtorno bipolar com carbonato de lítio. Ademais, evidencia a riqueza psicopatológica frequente, e não apenas no ambiente do psiquiatra especializado, mas em qualquer contexto clínico, desde que o profissional esteja atento a uma contingência clínica: o dependente químico de nicotina provém de um grupo de especial risco para várias outras condições psiquiátricas que podem interagir para uma piora no prognóstico após parar de fumar.[8] Todavia, a disposição de acompanhar o paciente em seu peculiar percurso até a solução ou a parada do tabaco pode fazer lembrar, para o paciente e seu médico, a complexidade e a riqueza humana, mesmo em meio ao infortúnio da dependência do tabaco.

REFERÊNCIAS

1. World Health Organization. Classificação de transtornos mentais e de comportamento da CID-10: descrições clínicas e diretrizes diagnósticas. Porto Alegre: Artmed; 1993.

2. Edwards G, Gross MM. Alcohol dependence: provisional description of a clinical syndrome. Br Med J. 1976;1(6017):1058-61.

3. Kalivas PW, Volkow ND. The neural basis of addiction: a pathology of motivation and choice. Am J Psychiatry. 2005;162(8):1403-13.

4. Koob GF, Le Moal M. Addiction and the brain antireward system. Annu Rev Psychol. 2008;59:29-53.

5. Koob GF, Le Moal M. Drug addiction, dysregulation of reward, and allostasis. Neuropsychopharmacology. 2001;24(2):97-129.

6. George O, Le Moal M, Koob GF. Allostasis and addiction: role of the dopamine and corticotropin-releasing factor systems. Physiol Behav. 2012;106(1):58-64.

7. Karatsoreos IN, McEwen BS. Psychobiological allostasis: resistance, resilience and vulnerability. Trends Cogn Sci. 2011;15(12):576-84.

8. John U, Meyer C, Rumpf HJ, Hapke U. Smoking, nicotine dependence and psychiatric comorbidity—a population-based study including smoking cessation after three years. Drug Alcohol Depend. 2004;76(3): 287-95.

9. Griesler PC, Hu MC, Schaffran C, Kandel DB. Comorbid psychiatric disorders and nicotine dependence in adolescence. Addiction. 2011;106(5):1010-20.

10. Subramaniam M, Cheok C, Lee IM, Pek E, Verma S, Wong J, et al. Nicotine dependence and psychiatric disorders among young males in Singapore. Nicotine Tob Res. 2009;11(9):1107-13.

11. Heffner JL, Strawn JR, Del Bello MP, Strakowski SM, Anthenelli RM. The co-occurrence of cigarette smoking and bipolar disorder: phenomenology and treatment considerations. Bipolar Disord. 2011;13(5-6): 439-53.

CONSEQUÊNCIAS

SEÇÃO 4

CAPÍTULO 13

AS DOENÇAS E OS DANOS

LUIZ CARLOS CORRÊA DA SILVA

Por diversos motivos, fumantes devem ser considerados doentes crônicos potencialmente portadores de múltiplos problemas, mesmo que ainda não percebam manifestações clínicas:

- dependência à nicotina e suas consequências;
- dependência psicológica; e
- doenças relacionadas ao tabaco que já podem estar em desenvolvimento, embora ainda não se manifestem.

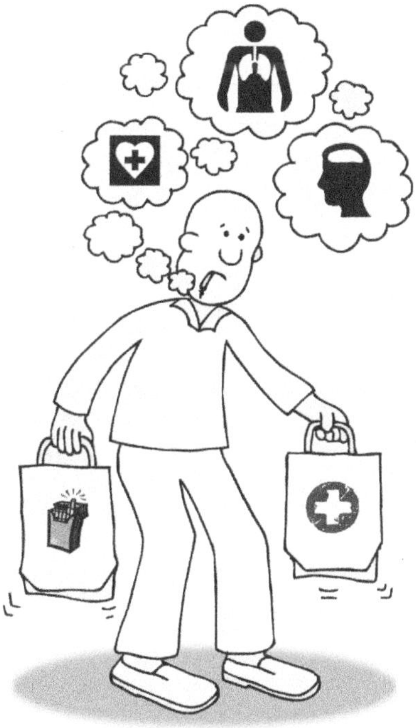

Fumantes viverão 10 anos menos que não fumantes e correrão inúmeros riscos que os estudos epidemiológicos apontam reiteradamente, uma vez que de cada 100 fumantes:

- 20 terão doença pulmonar obstrutiva crônica (DPOC);
- 30 terão câncer de pulmão ou de outro órgão;
- 20 terão problemas cardíacos ou circulatórios graves;

- todos terão problemas na cavidade bucal e na pele; e
- todos estarão sujeitos a inúmeros riscos ao longo da vida.

Fumantes perdem quatro vezes mais rápido a função pulmonar do que não fumantes – perdem 100 mL de volume expiratório forçado no 1º segundo (VEF1)* a cada ano, enquanto não fumantes, devido ao envelhecimento natural, perdem 25 mL (Fig. 13.1). Infecções respiratórias ocorrem mais frequentemente em fumantes, entre elas a tuberculose. Pulmões de fumantes apresentam aspecto escurecido devido à deposição de pigmentos de carvão e de outras impurezas veiculadas na fumaça dos cigarros, conforme se observa na Figura 13.2.

O fumante passa a sofrer um processo inflamatório crônico não apenas no setor respiratório, mas também sistemicamente, que poderá comprometer seus principais setores orgânicos, conforme se observa na Figura 13.3. Assim, se explica por que a camada interna dos vasos sanguíneos apresenta alterações ateroscleróticas e trombóticas com maior frequência e intensidade.

Mais de cinquenta doenças, em sua maioria crônicas e graves, ocorrem com maior frequência em fumantes e, portanto, são relacionadas ao tabagismo, conforme se observa no Quadro 13.1. Entre estas, destacam-se as quatro maiores causas de morte: doenças cardíacas, cerebrovas-

? **Fumo uma carteira de cigarros por dia há 40 anos. Qual a chance de eu ter problemas de saúde?**

O risco de já apresentar ou vir a ter problemas de saúde no futuro é relativamente grande, sobretudo se não parar de fumar:

- 20% de probabilidade de ter DPOC (enfisema pulmonar e bronquite crônica);
- 30 vezes mais chances de ter câncer de pulmão, em comparação com não fumantes;
- 3 vezes mais chances de ter problemas cardíacos;
- perda mais acentuada e mais rápida da função pulmonar, entre outros problemas.

Se parar de fumar, todos esses riscos diminuem consideravelmente. Para melhor analisar seu estado de saúde, procure um médico. Se já apresentar sintomas respiratórios, consulte um especialista – um pneumologista.

* VEF1: É um dado medido pela espirometria (exame da função pulmonar que avalia volumes e fluxos aéreos), correspondendo ao volume de ar eliminado o mais rapidamente possível no primeiro segundo expiratório, a partir da inspiração máxima.

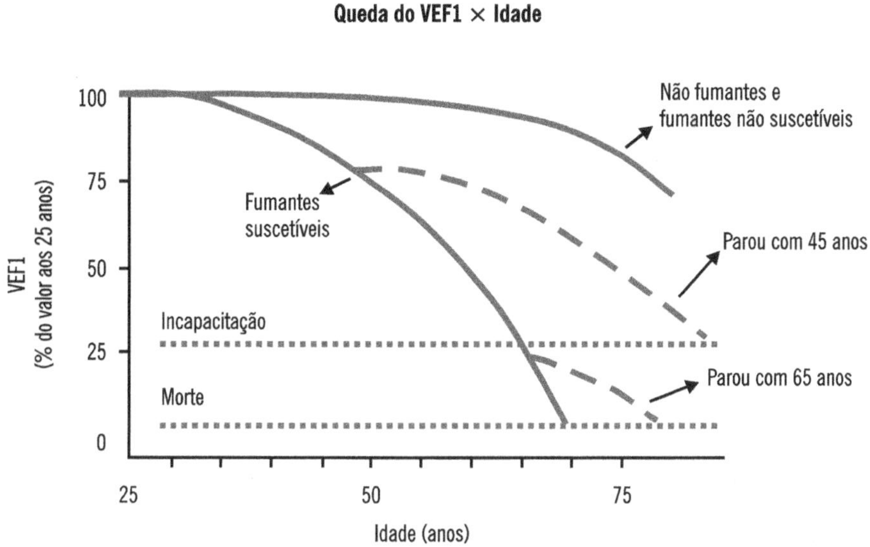

FIGURA 13.1
PERDA FUNCIONAL PULMONAR EM NÃO FUMANTES E EM FUMANTES.

Fonte: Pneumologia: Princípios e Prática, p. 221.

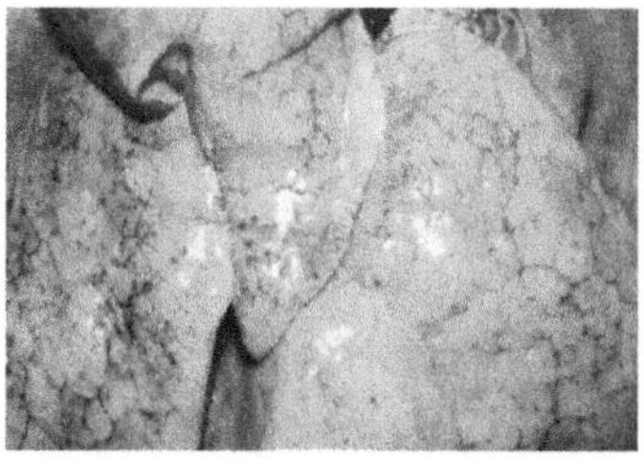

(A) Superfície rosada, com leve pigmentação de antracose (pela poluição atmosférica)

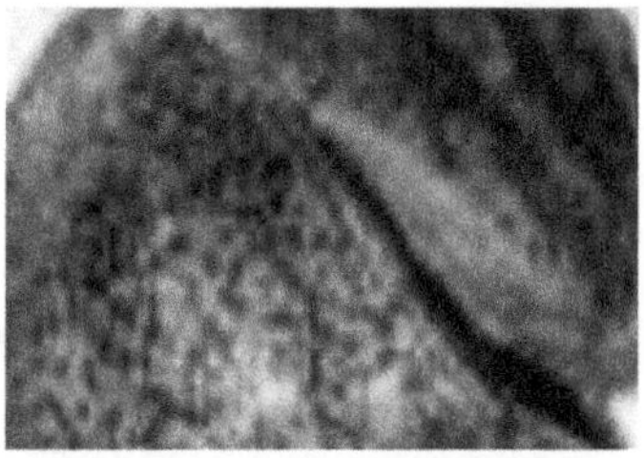

(B) Superfície escurecida com pigmentação de antracose (pela poluição tabágica)

FIGURA 13.2
(A) PULMÃO DE NÃO FUMANTE; (B) PULMÃO DE FUMANTE.

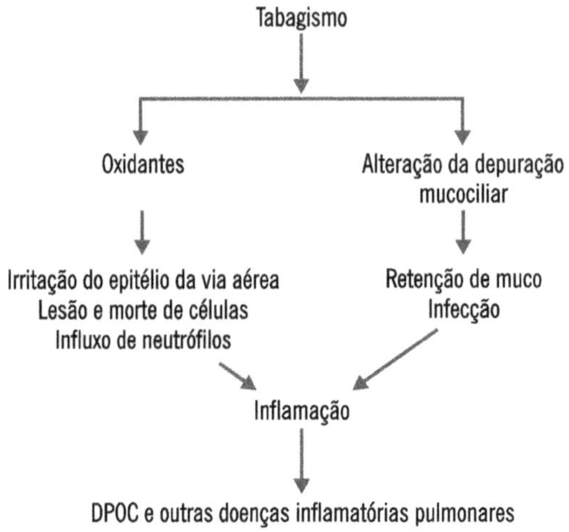

FIGURA 13.3
MECANISMOS DE LESÃO PULMONAR CAUSADA PELO TABAGISMO.

ATENÇÃO

Os fumantes devem ser informados de que sofrem danos contínuos no organismo devido aos efeitos das substâncias químicas inaladas provenientes da combustão do tabaco, mesmo que isso não seja percebido em fases iniciais. Esses danos silenciosos devem-se a efeitos pró-inflamatórios, alterações celulares e outras agressões que, posteriormente, se manifestarão como DPOC, eventos vasculares, cardíacos e cerebrais, câncer, outras doenças e danos.

QUADRO 13.1 DOENÇAS, DANOS E OUTROS PROBLEMAS RELACIONADOS AO TABAGISMO

Câncer
pulmão, laringe, boca, esôfago
pâncreas, bexiga, rim, estômago,
leucemia, cérvice uterina

Doença cardiovascular
morte súbita
infarto agudo do miocárdio
angina instável
acidente vascular encefálico
doença oclusiva vascular periférica
aneurisma de aorta

Doença pulmonar
câncer de pulmão
doença pulmonar obstrutiva crônica
asma
tendência à pneumonia
aumento da morbidade das viroses

Doença gastrintestinal
úlcera péptica
refluxo gastresofágico

Distúrbios reprodutores
redução da fertilidade
prematuridade
baixo peso ao nascer
abortamento
ruptura prematura das membranas
aumento da mortalidade perinatal

Doença bucal
câncer bucal
leucoplasia
gengivite
problemas gengivais
pigmentação dentária

Outros
menopausa precoce
osteoporose
catarata
rugas cutâneas prematuras
agravamento do hipotireoidismo
metabolismo alterado de fármacos

Incêndios e suas consequências

culares, câncer e DPOC. Todas elas, por serem fortemente associadas ao tabagismo, em não fumantes, ocorrem com frequência e intensidade muito menores e de forma mais tardia.

COMO SABER SE JÁ EXISTE DOENÇA?

Por meio de uma avaliação clínica detalhada e com alguns exames laboratoriais, pode-se fazer um rastreamento geral da saúde e revisar com mais atenção setores do organismo que, com maior frequência, costumam ser comprometidos no caso dos fumantes: pulmões, coração e vasos sanguíneos, e tumores, em especial câncer do pulmão.

Exames que podem auxiliar nesse objetivo:

- Exame de imagem do tórax: a radiografia do tórax é o mais simples e econômico, mas, se necessário e disponível, a tomografia computadorizada do tórax é preferida, pois discrimina lesões pequenas não detectadas pela radiografia.
- Exame da função pulmonar: a espirometria simples é o primeiro teste a ser realizado; se necessário e disponível, proceder a medida da difusão de gases (DCO) e dos volumes pulmonares.
- Exame do coração: o eletrocardiograma é o primeiro a ser

? Sou fumante e tenho muita tosse e falta de ar há alguns anos. Será que tenho enfisema?

O enfisema é uma doença que se caracteriza por aumento de volume e degeneração pulmonar. Pode ocorrer e evoluir durante anos sem que existam manifestações. A ocorrência de falta de ar em pessoa fumante sempre leva a pensar-se que haja doença, mas não necessariamente enfisema. Para esclarecer a situação, deve ser feita uma avaliação especializada com médico pneumologista. Alguns exames poderão ser necessários, como radiografia do tórax (a tomografia computadorizada é mais sensível e, se possível, deverá ser realizada) e espirometria (incluindo-se a medida dos volumes pulmonares e da difusão). O enfisema pode ser relacionado a vários fatores, desde defeitos genéticos até tabagismo e infecções respiratórias, particularmente as bronquiolopatias da infância. Em geral, o enfisema associa-se à bronquite crônica, cujas principais manifestações são tosse e catarro crônicos. Uma vez confirmada a presença de enfisema e bronquite crônica – a doença a que se denomina DPOC (doença pulmonar obstrutiva crônica) –, serão indicados recomendações e recursos terapêuticos adequados à situação individual, destacando-se que sempre será fundamental e prioritária a cessação do tabagismo.

feito; a indicação de outros testes dependerá da necessidade do caso.

- Exames bioquímicos de sangue: como rastreamento mínimo, indicam-se principalmente hemograma, glicemia, colesterol (total e HDL), triglicerídeos, creatinina, transaminases, TSH (hormônio tireoestimulante).
- Outros exames: conforme necessário pelos dados clínicos e resultados dos exames citados.

LEITURAS RECOMENDADAS

Bolliger CT, Fagerström KO. The Tobacco epidemic progress in respiratory research. Basel: Karger; 1997.

Doll R, Peto R, Wheatley K, Gray R, Sutherland I. Mortality in relation to smoking: 40 years' observations on male British doctors. BMJ. 1994;309(6959):901-11.

Haustein KO, Groneberg D. Tobacco or health? Physiological and social damages caused by tobacco smoking. 2nd ed. New York: Springer; 2010.

Reichert J, Araújo AJ, Gonçalves CMC, Godoy I, Chatkin JM, Sales MPU, et al. Diretrizes para cessação do tabagismo da SBPT: 2008. J Bras Pneumol. 2008;34(10):845-80.

Viegas CAA. Tabagismo: do diagnóstico à saúde pública. São Paulo: Atheneu; 2007.

World Bank. Curbing the epidemic: governments and the economics of tobacco control. Washington; 1999.

CAPÍTULO 14

IMPACTO DO TABAGISMO NOS PULMÕES

LUCIANO MÜLLER CORRÊA DA SILVA

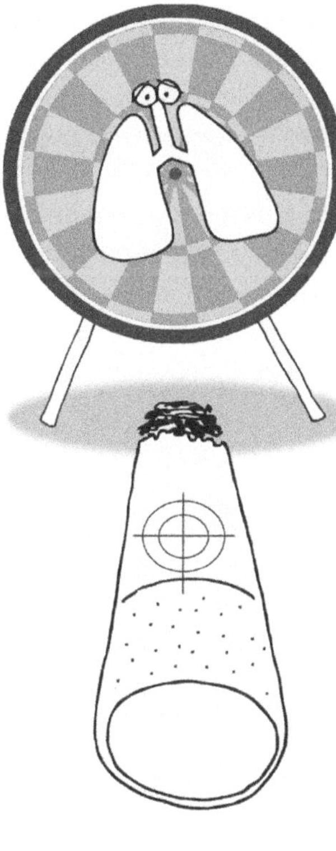

O sistema respiratório é o primeiro alvo direto da ação nociva da exposição ao tabaco em combustão. Já há muito tempo são reconhecidos os danosos efeitos do tabaco no sistema respiratório e em todo o organismo. Uma das primeiras e mais notáveis publicações já feitas sobre os efeitos danosos do cigarro na saúde foi o relato do rei inglês James I:[1] "Você não acharia justificado se envergonhar e repelir essa novidade desgostosamente suja...um costume que é repulsivo para os olhos, odioso ao nariz, prejudicial ao cérebro, perigoso aos pulmões e, pela emanação preta mal cheirosa que daí advém, lembrança mais próxima da horrível fumaça estigiana* do abismo profundo?". Desde então, muito tem sido publicado sobre os efeitos danosos do tabaco no sistema respiratório.[2] A evidência científica já não é nem mais alarmante. Como bem

* Referência ao rio Estige, um dos rios de Hades, o mundo dos mortos, ou inferno na mitologia grega.

escreveu o rei James I, o tabagismo é vexatório, de modo que a única razão para a perpetuação de hábito tão nocivo é a ganância de uns e a condenável tolerância dos governos.

Neste capítulo, serão discutidos alguns dos efeitos provocados pela inalação do tabaco em combustão no sistema respiratório, particularmente a forma mais utilizada, o cigarro industrializado. Serão abordados os efeitos relacionados ao tabagismo ativo e passivo, tanto em adultos como em crianças, exceto o câncer de pulmão (para informações sobre este assunto, recomenda-se a leitura do Cap. 16).

MECANISMOS

A fumaça do cigarro consiste em uma mistura de aerossol e gases com milhares de substâncias tóxicas e carcinogênicas. Muitos desses componentes estão em fase gasosa, e outros em particulada. A nicotina da fumaça do cigarro está ligada à fase particulada, fato que facilita sua grande absorção pelos alvéolos.[2] Componentes do tabaco que podem resultar em dano potencial para os pulmões por meio de uma variedade de mecanismos estão listados no Quadro 14.1. Alguns afetam os mecanismos de defesa do sistema respiratório; outros agem por mecanismos específicos ou inespecíficos. Aproximadamente 60% das partículas inaladas na fumaça do cigarro são depositadas nas vias aéreas e nos alvéolos. Isso é aliado ao fato de o fumante ainda depurar com menor eficácia essas partículas. Já os gases podem ser removidos, quando há sua solubilização na fase líquida

QUADRO 14.1 ALGUNS COMPONENTES DO TABACO COM POTENCIAL DE PROVOCAR DANOS AO SISTEMA RESPIRATÓRIO

COMPONENTE	MECANISMO
Acroleína	Tóxico para os cílios respiratórios; prejuízo das defesas pulmonares
Formaldeído	Tóxico para os cílios respiratórios; irritante à mucosa respiratória
Óxidos de nitrogênio	Dano oxidativo
Cádmio	Dano oxidativo; causa enfisema
Cianeto de hidrogênio	Afeta o metabolismo oxidativo celular

que reveste o epitélio respiratório. Os gases menos solúveis, ou insolúveis, como o monóxido de carbono (CO), atravessam os alvéolos e atingem a circulação sanguínea de forma direta.

CONSEQUÊNCIAS DO TABAGISMO NOS PULMÕES

No Quadro 14.2 estão listadas as principais doenças do sistema respiratório, exceto as neoplasias, com suas relações causais com o cigarro. É demonstrado o efeito tanto em fumantes quanto em não fumantes (tabagismo passivo, ou tabagismo secundário). Há, também, evidências crescentes do chamado "tabagismo terciário", ou "tabagismo residual". Mesmo que o indivíduo não fumante não se exponha à fumaça de um cigarro, sua simples permanência em um ambiente impregnado (móveis, utensílios, pele e cabelo do fumante) poderia resultar em aumento do risco de doenças. Várias substâncias têm sido identificadas em ambientes impregnados: 3-etenilpiridina (3-EP), fenol, cresóis, naftaleno, formaldeído e nitrosaminas tabaco-específicas (incluindo algumas não encontradas na fumaça do cigarro). Mais estudos ainda são necessários para o estabelecimento do real risco para o sistema respiratório dessa forma de exposição, que não pode ser menosprezada.

A principal causa de doença pulmonar obstrutiva crônica (DPOC) é o tabagismo. De forma geral, o tabagismo é responsável por 90% dos casos de DPOC. O cigarro induz os macrófagos a liberar fatores quimiotáticos para neutrófilos e elastases, que levam à destruição tecidual.[2] A DPOC clinicamente significativa desenvolve-se em torno de 15 a 25% dos fumantes, embora esse dado possa estar subestimado. Sintomas de bronquite crônica, sem necessariamente haver redução da função pulmonar, podem estar presentes em praticamente metade dos fumantes. Um fumante apresenta quase dez vezes mais chances de desenvolver DPOC. Idade de início do tabagismo, número de anos-maço (unidade epidemiológica usada para medir a carga tabágica, correspondendo a fumar uma carteira de cigarros por dia durante um ano) e persistência do tabagismo são fatores de risco para mortalidade em DPOC.

Fumantes apresentam um maior declínio anual da função pulmonar, medido pelo volume expiratório forçado no primeiro segundo (VEF1).[3] O declínio médio em não fumantes, após os 30 anos, está em torno de 20 a 30 mL/ano. A taxa de declínio em pacientes com DPOC, particularmente naqueles com componente enfisematoso predominante, pode ser maior do que 60 a 70 mL/ano. A única maneira de alterar de forma mais significativa a taxa de declínio da função pulmonar e a mortalidade em pacientes com DPOC é a cessação do tabagismo.

QUADRO 14.2 RELAÇÕES CAUSAIS DO TABAGISMO COM DOENÇAS DO SISTEMA RESPIRATÓRIO (EXCETO NEOPLASIAS)

Tabagismo ativo

Evidências suficientes de relação causal com tabagismo

- Doenças respiratórias agudas, como pneumonia, em indivíduos sem doença pulmonar obstrutiva crônica (DPOC)
- Prejuízo do crescimento pulmonar na infância e adolescência
- Início precoce de declínio da função pulmonar na fase final da adolescência e início da adulta
- Início precoce de sintomas respiratórios em crianças e adolescentes, como tosse, expectoração, sibilância e dispneia
- Sintomas relacionados a asma em crianças e adolescentes
- Sintomas respiratórios em adultos, como tosse, expectoração, sibilância, dispneia
- Redução do controle da asma (tanto por agravo da doença como pela redução da eficácia dos corticoides inalados)
- Doença pulmonar obstrutiva crônica
- Redução da função pulmonar em crianças filhas de mães que fumaram durante a gestação
- Agravo da atopia e rinite

Evidências sugestivas de relação causal com tabagismo

- Doenças pulmonares intersticiais
- Aumento do risco de reativação de tuberculose
- Asma brônquica
- Aumento da taxa de complicações de infecções respiratórias virais (influenza, resfriado, varicela) e bacterianas em pacientes sem evidência de DPOC
- Aumento do risco para síndrome da morte súbita do recém-nascido

Tabagismo passivo

Evidências suficientes de relação causal com tabagismo dos pais

- Doenças pulmonares em bebês e crianças (p. ex., pneumonia, infecções virais)
- Doenças da orelha média em crianças, incluindo otite média aguda e recorrente e otite crônica serosa
- Tosse, expectoração, sibilância e dispneia em crianças de idade escolar
- Persistência de asma em crianças em idade escolar
- Início de sibilância na primeira infância
- Piora da atopia e rinite alérgica

Evidências suficientes de relação causal com tabagismo durante a gestação

- Efeitos persistentes sobre a função pulmonar ao longo de toda a infância

Evidências suficientes de relação causal com tabagismo após o nascimento

- Baixa função pulmonar durante a infância

O tabagismo passivo pode afetar de forma consistente a maturação e o desenvolvimento pulmonar em crianças. A própria nicotina, por exemplo, pode alterar a estrutura e a mecânica das vias aéreas, conforme demonstrado em estudos experimentais com animais.[4] A exposição pré-natal pode acarretar consequências sobre o crescimento e a função pulmonar até mesmo em adultos jovens, estando essas variáveis relacionadas a um maior risco de asma e baixo peso fetal, ambos influenciados pelo tabagismo gestacional.[5]

Em pacientes com asma, o tabagismo tem sido implicado até como fator causal. Sua eliminação no período da gestação poderia, em uma estimativa, reduzir de 5 a 15% o número de casos de asma em crianças.[6] O tabagismo também tem sido implicado no aumento do risco de recorrência da doença em asmáticos já com ela em remissão.[7] Igualmente, agrava a doença em pacientes com asma em atividade. Há, também, redução do efeito do corticoide inalatório, o que determina menor eficácia do tratamento, tanto em adultos quanto em crianças, nestas em razão do tabagismo passivo.[8,9] Asmáticos fumantes apresentam maior queda na função pulmonar em comparação com asmáticos não fumantes, bem como maior risco de desenvolver DPOC.

Em crianças, há efeitos consideráveis do tabagismo pré-natal no risco de desenvolver asma, o qual se prolonga inclusive até a adolescência e o início da fase adulta. O tabagismo pré-natal aumenta em 85% o risco de desenvolvimento de asma em crianças de até 2 anos. Em crianças de 5 a 18 anos esse risco é menor, mas ainda significativo (23%). Já no tabagismo materno pós-natal, o aumento do risco de asma na população desta última faixa etária é escasso, mas talvez por uma questão do tamanho da amostragem estudada. A exposição domiciliar está associada a um aumento significativo do risco de asma em crianças de 3 a 4 anos (21%) e em crianças de 5 a 18 anos (30%).[10]

Em relação a infecções respiratórias, o tabagismo representa um risco para os que fumam e para os expostos passivamente. Isso porque a fumaça do cigarro contém componentes que agem de forma deletéria sobre o sistema imunológico, por meio do prejuízo da ação dos macrófagos e linfócitos, e do estímulo à produção de mediadores inflamatórios e radicais livres.[11] Em neonatos, um dos fatores de risco para pneumonia é o tabagismo pré-natal e materno.[12] Fumantes apresentam maior risco de desenvolver a doença, tanto pneumonia adquirida na comunidade (pneumonia pneumocócica invasiva) quanto como complicação pós-operatória naqueles que persistem fumando até o pré-operatório.[13,14] A mortalidade por pneumonia também é maior em fumantes.[11] Quase 6% de todas as mortes por pneumonia e influenza poderiam ser atribuídas ao tabagismo. O próprio curso da influenza é mais grave em tabagistas, incluindo o novo subtipo viral, H1N1.[11] Em resfriados comuns, há prolongamento dos sintomas. Em crianças, a exposição ao tabagismo passivo representa maior risco de pneumonia e otite média, principalmente nos primeiros 2 anos de vida.[15] Quanto à tuberculose, apesar da heterogeneidade dos estudos, os dados sugerem aumento do risco de mortalidade em função da doença em fumantes.[11]

A exposição pré-natal ao tabagismo está relacionada a um aumento considerável do risco para síndrome da morte súbita do recém-nascido (cerca de 200% maior).[16,17] Tal evento é extremamente impactante e traumatizante para os pais: enfrentar a morte súbita de uma criança (neonato), a princípio, saudável. Segundo um estudo, um terço das mortes por esse problema poderia ser evitada se o tabagismo pré-natal fosse banido.[17] Um dos mecanismos atribuídos à síndrome é a redução da resposta catecolaminérgica ao estímulo hipóxico.[18]

Algumas doenças pulmonares difusas apresentam forte associação com o tabagismo, como, por exemplo, granulomatose de células de Langerhans (histiocitose X), pneumonia intersticial descamativa, bronquiolite respiratória do fumante com doença intersticial. Já a pneumonia intersticial habitual apresenta também como fator de risco o tabagismo. Não é incomum a coexistência entre DPOC e fibrose pulmonar em fumantes e ex-fumantes, o que fortalece a relação causal entre essas doenças e o tabagismo.

O tabagismo, isoladamente, é o maior e mais importante fator de risco ambiental para doenças respiratórias, tanto em adultos quanto em crianças. Quaisquer justificativas para manter a venda de cigarros são levianas e já ultrapassaram os limites da moralidade. Urgem medidas para seu progressivo controle em direção a seu completo banimento da sociedade.

REFERÊNCIAS

1. King J, Barker R. A counterblaste to tobacco (1566–1625). London: R. Barker; 1604.

2. U.S. Department of Health and Human Services. How tobacco smoke causes disease: the biology and behavioral basis for smoking-attributable disease: a report of the Surgeon General. Atlanta; 2010.

3. Fletcher C, Peto R. The natural history of chronic airflow obstruction. Br Med J. 1977;1(6077):1645-8.

4. Bruin JE, Gerstein HC, Holloway AC. Long-term consequences of fetal and neonatal nicotine exposure: a critical review. Toxicol Sci. 2010;116(2):364-74.

5. Hayatbakhsh MR, Sadasivam S, Mamun AA. Maternal smoking during and after pregnancy and lung function in early adulthood: a prospective study. Thorax. 2009;64(9):810-4.

6. Gilliland FD, Li YF, Peters JM. Effects of maternal smoking during pregnancy and environmental tobacco smoke on asthma and wheezing in children. Am J Respir Crit Care Med. 2001;163(2):429-36.

7. Strachan DP, Butland BK, Anderson HR. Incidence and prognosis of asthma and wheezing illness from early childhood to age 33 in a national British cohort. BMJ. 1996;312(7040):1195-9.

8. Chalmers GW, Macleod KJ, Little SA, Thomson LJ, McSharry CP, Thomson NC. Influence of cigarette smoking on inhaled corticosteroid treatment in mild asthma. Thorax. 2002;57(3):226-30.

9. Cohen RT, Raby BA, Van Steen K, Fuhlbrigge AL, Celedón JC, Rosner BA, et al. In utero smoke exposure and impaired response to inhaled corticosteroids in children with asthma. J Allergy Clin Immunol. 2010;126(3):491-7.

10. Burke H, Leonardi-Bee J, Hashim A, Pine-Abata H, Chen Y, Cook DG, et al. Prenatal and Passive Smoke Exposure and Incidence of Asthma and Wheeze: Systematic Review and Meta-analysis. Pediatrics. 2012;129(4):735-44.

11. Huttunen R, Heikkinen T, Syrjänen J. Smoking and the outcome of infection. J Intern Med. 2011;269(3): 258-69.

12. Chen CH, Wen HJ, Chen PC, Lin SJ, Chiang TL, Hsieh IC, et al. Prenatal and postnatal risk factors for infantile pneumonia in a representative birth cohort. Epidemiol Infect. 2011:1-9.

13. Nuorti JP, Butler JC, Farley MM, Harrison LH, McGeer A, Kolczak MS, et al. Cigarette smoking and invasive pneumococcal disease. Active Bacterial Core Surveillance Team. N Engl J Med. 2000;342(10):681-9.

14. Hawn MT, Houston TK, Campagna EJ, Graham LA, Singh J, Bishop M, et al. The attributable risk of smoking on surgical complications. Ann Surg. 2011;254(6):914-20.

15. Yilmaz G, Caylan ND, Karacan CD. Effects of Active and Passive Smoking on Ear Infections. Curr Infect Dis Rep. 2012 Feb 2. [Epub ahead of print]

16. Anderson HR, Cook DG. Passive smoking and sudden infant death syndrome: a review of the epidemiological evidence. Thorax. 1997;52(11):1003-9.

17. Mitchell EA, Milerad J. Smoking and the sudden infant death syndrome. Rev Environ Health. 2006;21(2): 81-103.

18. Bruin JE, Gerstein HC, Holloway AC. Long-term consequences of fetal and neonatal nicotine exposure: a critical review. Toxicol Sci. 2010;116(2):364-74.

CAPÍTULO 15

IMPACTO DO TABAGISMO NO CORAÇÃO

PAULO ERNESTO LEÃES

A aterosclerose é responsável por causar a doença cardíaca mais prevalente, a cardiopatia isquêmica (CI), por meio do mecanismo obstrutivo vascular das artérias coronárias. Assim, origina-se o infarto agudo do miocárdio, principal causa de mortalidade no mundo.

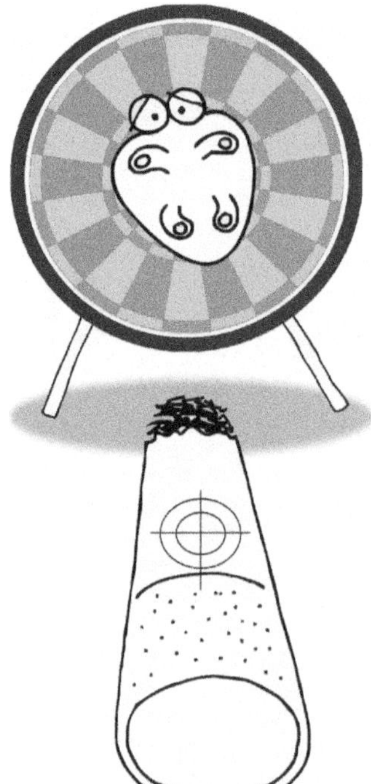

O tabagismo é o principal fator de risco para aterosclerose e cardiopatia isquêmica em homens e mulheres, constatado por estudos epidemiológicos,[1] provocando aumento da incidência de CI de 30% em fumantes passivos e de 80% em fumantes ativos.[2]

A cessação do tabagismo é a principal atitude de prevenção contra aterosclerose e cardiopatia isquêmica, pois promove um benefício maior do que outras ações de prevenção, como o controle do colesterol, da hipertensão arterial, da obesidade e do sedentarismo. Os benefícios da cessação do tabagismo em relação às doenças cardiovasculares são imediatos, com rápida diminuição da pressão arterial e da frequência cardíaca. Após um ano de cessação do tabagismo, o risco de complicações cardiovasculares (infarto do miocárdio e acidente vascular encefálico – AVE) é reduzido pela metade se comparado com aqueles que continuam expostos ao tabaco. Após cinco e quinze anos de cessação, o risco torna-se igual ao de indivíduos que nunca fumaram.[3]

Em pacientes que tiveram um episódio de infarto do miocárdio, a cessação do tabagismo reduz em 43% todas as causas de mortalidade nos primeiros seis meses pós-infarto, em comparação com os indivíduos que permanecem fumando. No estudo Survival and Ventricular Enlargement (SAVE),[4] foi analisado o efeito de um fármaco inibidor da enzima conversora do angiotensinogênio (ECA), o captopril, em relação ao mesmo desfecho (mortalidade). A intervenção farmacológica mostrou uma redução de 19% na mortalidade total, sendo esse benefício inferior ao obtido com a cessação do tabagismo.

A frequência cardíaca, em condições normais, é de aproximadamente 70 batimentos por minuto, 4.200/hora, 100.800/dia, 3.024.000/mês e 36.288.000/ano, em repouso, excluindo as situações de estresse e de atividade física. Considerando a vida média atual do brasileiro, que se aproxima dos 75 anos de idade, os batimentos cardíacos serão da ordem de três trilhões de vezes durante toda a sua vida, ininterruptamente. A atividade do coração, traduzida por seus batimentos, será maior ou menor, dependendo se o coração foi bem ou mal cuidado. A principal causa da cessação dos batimentos do coração, de forma precoce, em época muito produtiva do indivíduo, entre 50 e 60 anos, é a aterosclerose, que, em razão da formação de uma placa rica em lipídeos na parede dos vasos, vai, progressivamente, ocluindo as artérias coronárias, diminuindo sua sobrevida.

O mesmo fenômeno também ocorre nas artérias que irrigam o cérebro e os membros inferiores, promovendo lesões graves nesses territórios, como AVE e doença isquêmica, que pode levar à amputação de membros. A obstrução de uma artéria coronária provoca infarto do miocárdio, principal causa de morte no mundo e responsável, também, por invalidez parcial ou permanente do indivíduo. Se o indivíduo sobreviver a um infarto do miocárdio, a perda parcial do músculo do coração, que é uma bomba pulsátil, provocará uma perda da capacidade do órgão de aumentar o volume de sangue necessário para as necessidades circulatórias. Isso significa que, quando o indivíduo aumentar sua atividade física poderá apresentar sintomas muito desconfortáveis, como dispneia (falta de ar) e cansaço aos esforços.

A cardiopatia isquêmica é uma doença progressiva, e o tabagismo é fator independente na formação de novas lesões coronarianas. Esse achado pode ser evidenciado pelo estudo da progressão das lesões nas artérias coronárias por meio da cinecoronariografia (exame de imagem obtido pela introdução de contraste no interior das artérias coronárias).[5]

A dificuldade para realizar atividade física, a intensidade dos sintomas e a invalidez provocadas pelo infarto do miocárdio são, também, progressivas.

IMPACTO DO TABACO NO DESENVOLVIMENTO DA ATEROSCLEROSE E SUAS COMPLICAÇÕES

A aterosclerose se estabelece nos vasos sanguíneos a partir de uma alteração do endotélio vascular e uma complexa sequência de eventos inflamatórios que culminam com a formação do ateroma, que é uma placa de lipídeos decorrente do depósito de colesterol na parede dos vasos, tendo como consequência a redução de sua luz. Na sequência, ocorre o rompimento, pela ação das metaloproteínas da capa fibrosa, membrana que separa o material altamente trombogênico da placa de ateroma (rica em colesterol) da luz do vaso. Inicia-se, então, pela agregação e adesão das plaquetas, o processo de trombose no interior do vaso, com sua obstrução progressiva.[6]

Com a obstrução parcial da luz do vaso ocorrem as síndromes clínicas de angina instável ou infarto do miocárdio, sem supradesnivelamento de ST no eletrocardiograma. Estas se caracterizam por aumento das enzimas miocárdicas, indício de necrose miocárdica. Se houver obstrução completa da luz do vaso, ocorre elevação do segmento ST no eletrocardiograma, o que significa infarto agudo do miocárdio.

O infarto agudo do miocárdio tem uma característica extremamente nociva, pois 50% dos pacientes morrem na primeira hora e não chegam ao hospital, por dois motivos: negação dos sintomas e retardo na busca de atendimento.[7]

O tabagismo aumenta a aterosclerose da aorta e das artérias periféricas,[8] particularmente dos membros inferiores e cerebrais, provocando doenças da aorta (aneurisma da aorta), dos membros inferiores (claudicação intermitente) e do cérebro (AVE).[9] Os principais componentes responsáveis pelo início e progressão da aterosclerose são a disfunção vasomotora, a inflamação e as modificações dos lipídeos. Esses fatores precedem as manifestações estruturais e clínico-patológicas da aterosclerose.[10]

O tabagismo provoca disfunção vasomotora, que é a manifestação precoce da aterosclerose, impedindo a vasodilatação, pela inibição do fator de vasodilatação dependente do endotélio (EDV), nos leitos macrovasculares, como é o caso das artérias coronárias e braquiais, e nos leitos microvasculares.

O óxido nítrico, um radical livre, é o principal responsável pela função vasodilatadora do endotélio. A inibição de sua biossíntese tem participação no desenvolvimento e na progressão da aterosclerose e nos eventos trombóticos.[11] O processo inflamatório que se segue está associado ao uso do tabaco com aumento dos leucócitos periféricos e marcadores de inflamação como a proteína C-reativa (PCR), tanto em homens quanto em mulheres.

O tabagismo age, também, provocando uma ativação de substâncias pró-aterogênicas. Os monócitos aderem à parede do vaso e migram para seu interior; sabe-se que os monócitos de fumantes têm sua adesividade aumentada.

A alteração dos lipídeos promovida pelo tabagismo caracteriza-se por um aumento sérico do colesterol total, dos triglicerídeos e da lipoproteína de baixa densidade (LDL-C). A diminuição da proteína de alta densidade (HDL) e a resistência à insulina também participam da associação do tabagismo com as doenças cardiovasculares. Esses efeitos são maiores em fumantes do que em indivíduos não fumantes.[12] Um mecanismo importante da aterosclerose é a oxidação do LDL, que está, também, associada ao tabagismo.[12]

O mecanismo final da aterosclerose é a ruptura da capa fibrosa e a trombose intravascular, provocando o infarto do miocárdio. Estudos anatomopatológicos em pacientes que tiveram morte súbita associam o tabagismo à ruptura da capa fibrosa.[13]

Os efeitos pró-trombóticos da exposição à fumaça do cigarro são demonstrados e causam alterações na função das plaquetas e dos fatores pró-trombóticos, antitrombóticos e fibrinolíticos, propiciando a ocorrência de trombose. O estresse oxidativo mediado por radicais livres é o mecanismo emergente como etapa importante no desenvolvimento da aterosclerose.[14]

Disfunção endotelial, efeitos pró-inflamatórios na parede dos vasos sanguíneos, efeitos pró-trombóticos, aumento da reatividade plaquetária, redução da fibrinólise endógena e peroxidação lipídica podem explicar os efeitos do aumento do estresse oxidativo atribuídos ao tabagismo.[15]

Com base nos mecanismos descritos, estudos epidemiológicos estabeleceram mundialmente que a exposição à fumaça do cigarro é uma importante causa de morbidade e mortalidade cardiovascular.[16]

IMPACTO EPIDEMIOLÓGICO DO TABAGISMO NO CORAÇÃO

Há um século, a doença cardiovascular contribuía com menos de 10% das mortes no mundo. Atualmente, ela é a principal causa, sendo responsável por 28% das mortes nos países de baixa e média renda e por até 40% nos países de alta renda.[17]

O aumento da longevidade e o impacto do tabagismo, dietas com alto teor de gorduras e outros fatores combinaram-se para fazer da doença cardiovascular a maior causa de mortalidade no mundo atualmente.

A Organização Mundial da Saúde (OMS) estima que um terço da população mundial adulta seja fumante, com um total de 10 mil mortes por dia (5 milhões por ano) devido ao uso do tabaco, e prevê que em 2030 deverão ocorrer 27 mil mortes por dia (10 milhões por ano).[18] No Brasil, a estimativa é 200 mil mortes anuais decorrentes do tabagismo, constatando-se a mesma mortalidade por doença cardiovascular (32%) que nos países industrializados.

O Rio Grande do Sul apresenta uma das maiores taxas de mortalidade cardiovasculares do Brasil. Não é casual, portanto, que a maior prevalência de uso regular de cigarros ocorra em Porto Alegre (19%), taxa verificada em um inquérito epidemiológico do Ministério da Saúde sobre a prevalência do tabagismo no Brasil, no qual foram entrevistados 23.457 indivíduos, sendo 10.175 do sexo masculino e 13.282 do sexo feminino.

A maior parte das internações pelo Sistema Único de Saúde (SUS) deve-se à cardiopatia isquêmica. Os homens foram responsáveis pela maioria das internações por CI atribuídas ao tabagismo, com uma tendência ascendente de 1999 até 2005. As internações de mulheres aumentaram a partir de 1998.

No mundo, a produção de cigarros é de 5,5 trilhões por ano, o que corresponde, em média, a um consumo de mil cigarros por pessoa ao ano, sendo este maior na Europa (2.060 cigarros/pessoa/ano), um pouco menor na costa do Pacífico (1.897 cigarros/pessoa/ano) e mais baixo ainda no sudeste da Ásia (355 cigarros/pessoa/ano). Nas Américas, a taxa de consumo é de 1.408 cigarros/pessoa/ano.[19]

Um dos maiores estudos de caso-controle, que contou com a inclusão de pacientes do Brasil e do Rio Grande do Sul, avaliou a associação dos fatores de risco para infarto do miocárdio no contexto global.[20] O estudo incluiu 29 mil indivíduos de 52 países, tendo identificado 9 fatores fortemente associados com o aumento do risco de infarto do miocárdio. Esses fatores contribuíram com mais de 90% do risco global de cardiopatia isquêmica e são preveníveis. O tabagismo e a taxa de apolipoproteína B/apolipoproteína A-1 (ApoB/ApoA-1) foram os dois principais fatores identificados. Confirma-se a cessação do tabagismo como a maior ação de prevenção de doenças cardiovasculares e de mortalidade no mundo.

CONCLUSÃO

A ação isolada de maior benefício na prevenção da mortalidade e da morbidade por doença cardiovascular, em âmbito regional ou mundial, é a cessação do tabagismo.

REFERÊNCIAS

1. Centers for Disease Control and Prevention (CDC). Annual smoking-attributable mortality, years of potential life lost, and economic costs—United States, 1995-1999. MMWR Morb Mortal Wkly Rep. 2002;51(14):300-3.

2. Law MR, Morris JK, Wald NJ. Environmental tobacco smoke exposure and ischaemic heart disease: an evaluation of the evidence. BMJ. 199;315(7114):973-80.

3. U.S. Department of Health and Human Services. The health benefits of smoking cessation: a report of the Surgeon General. Bethesda; 1990.

4. Pfeffer MA, Braunwald E, Moyé LA, Basta L, Brown EJ Jr, Cuddy TE, et al. Effect of captopril on mortality and morbidity in patients with left ventricular dysfunction after myocardial infarction. Results of the survival and ventricular enlargement trial. The SAVE Investigators. N Engl J Med. 1992;327(10):669-77.

5. Waters D, Lespérance J, Gladstone P, Boccuzzi SJ, Cook T, Hudgin R, et al. Effects of cigarette smoking on the angiographic evolution of coronary atherosclerosis. A Canadian Coronary Atherosclerosis Intervention Trial (CCAIT) Substudy. CCAIT Study Group. Circulation. 1996;94(4):614-21.

6. Libby P. The vascular biology of atherosclerosis. In: Abraham WT, Acker MA, Ackerman MJ, Ades PA, Antman EM, Anversa P, et al. Braunwald's heart disease: a textbook of cardiovascular medicine. 8th ed. Philadelphia: Elsevier; 2008.

7. Cannon CP, Lee TH. Approach to the patient with chest pain. In: Abraham WT, Acker MA, Ackerman MJ, Ades PA, Antman EM, Anversa P, et al. Braunwald's heart disease: a textbook of cardiovascular medicine. 8th ed. Philadelphia: Elsevier; 2008.

8. Inoue T, Oku K, Kimoto K, Takao M, Nomoto J, Handa K, et al. Relationship of cigarette smoking to the severity of coronary and thoracic aortic atherosclerosis. Cardiology. 1995;86(5):374-9.

9. Diez-Roux AV, Nieto FJ, Comstock GW, Howard G, Szklo M. The relationship of active and passive smoking to carotid atherosclerosis 12-14 years later. Prev Med. 1995;24(1):48-55.

10. Ross R. Atherosclerosis: an inflammatory disease. N Engl J Med. 1999;340(2):115-26.

11. Barua RS, Ambrose JA, Eales-Reynolds LJ, DeVoe MC, Zervas JG, Saha DC. Dysfunctional endothelial nitric oxide biosynthesis in healthy smokers with impaired endothelium-dependent vasodilatation. Circulation. 2001;104(16):1905-10.

12. Pech-Amsellem MA, Myara I, Storogenko M, Demuth K, Proust A, Moatti N. Enhanced modifications of low-density lipoproteins (LDL) by endothelial cells from smokers: a possible mechanism of smoking-related atherosclerosis. Cardiovasc Res. 1996;31(6):975-83.

13. Burke AP, Farb A, Malcom GT, Liang YH, Smialek J, Virmani R. Coronary risk factors and plaque morphology in men with coronary disease who died suddenly. N Engl J Med. 1997;336(18):1276-82.

14. Nedeljkovic ZS, Gokce N, Loscalzo J. Mechanisms of oxidative stress and vascular dysfunction. Postgrad Med J. 2003;79(930):195-199; quiz 198-200.

15. Takajo Y, Ikeda H, Haramaki N, Murohara T, Imaizumi T. Augmented oxidative stress of platelets in chronic smokers. Mechanisms of impaired platelet-derived nitric oxide bioactivity and augmented platelet aggregability. J Am Coll Cardiol. 2001;38(5):1320-7.

16. Ambrose JA, Barua RS. The pathophysiology of cigarette smoking and cardiovascular disease: an update. J Am Coll Cardiol. 2004;43(10):1731-7.

17. Lopes AD, Mathers CD, Ezzati M. Global burden of disease and risk factors. Oxford: Oxford University Press; 2006.

18. World Health Organization. Building blocks for tobacco control: a handbook. Geneva: WHO; 2004.

19. Yusuf S, Hawken S, Ounpuu S, Dans T, Avezum A, Lanas F, et al. Effect of potentially modifiable risk factors associated with myocardial infarction in 52 countries (the INTERHEART study): case-control study. Lancet. 2004;364(9438):937-52.

20. Iglesias R, Jha P, Pinto M, Costa e Silva VL, Godinho J. Controle do tabagismo no Brasil [Internet]. Washington: The World Bank; 2007 [capturado em 12 fev. 2012]. Disponível em: http://portal.saude.gov.br/portal/arquivos/pdf/Controle%20do%20Tabagismo%20no%20Brasil.pdf.

CAPÍTULO 16

IMPACTO DO TABAGISMO NO CÂNCER

ALICE DE MEDEIROS ZELMANOWICZ | JOSÉ S. MOREIRA | LUIZ CARLOS CORRÊA DA SILVA

Segundo as fontes mais antigas, há registro de o tabaco estar relacionado a danos à saúde há muitos séculos. Todavia, as bases científicas dessa associação começaram a ficar mais consistentes somente a partir da metade do século XX. Hoje, considera-se que a exposição ao tabaco é um dos maiores fatores de risco para o adoecimento e mortes nos seres humanos. As primeiras evidências científicas foram descritas por Auerbach[1] com cães, em que os animais, submetidos prolongadamente à inalação de fumaça de cigarros, desenvolviam tumores pulmonares malignos (*prova biológica*), e pelo grandioso estudo de coorte em que 34 mil médicos britânicos foram acompanhados por Doll, Hill e Peto, a partir de 1951, em que ficou claramente demonstrado que fumar se associava a uma frequência aumentada de câncer de pulmão (*prova epidemiológica*).[2-4]

A Agência Internacional de Pesquisa em Câncer (IARC) da Organização Mundial da Saúde (OMS), publica regularmente estudos analisando os possíveis carcinógenos, os cânceres associados e os potenciais mecanismos de ação dessa associação.[5] Em outubro de 2009, após a revisão de mais de 150 artigos, a exposição ao tabaco foi mais

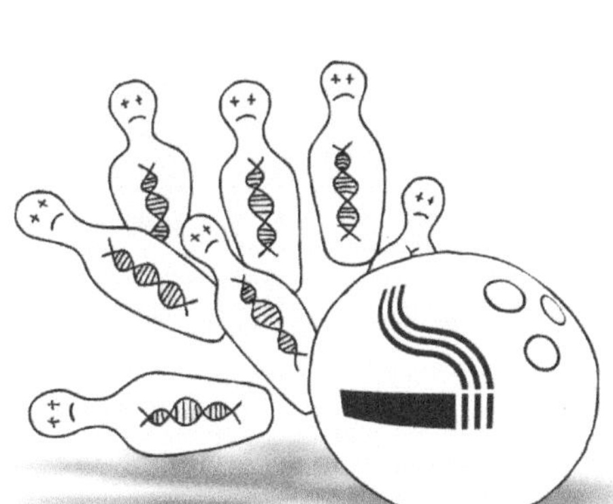

uma vez revisada, e vários tumores foram confirmados como associados a essa exposição, além de evidências que demonstram um risco aumentado para outros tantos. Topografias em que há evidências suficientes quanto à essa associação foram assinaladas: cavidade oral, orofaringe, nasofaringe, hipofaringe, esôfago (adenocarcinoma e carcinoma epidermoide), estômago, colo e reto, hepatocarcinoma, pâncreas, cavidade nasal e seios paranasais, laringe, pulmão, cérvice uterina, carcinoma mucinoso de ovário, bexiga, rim, ureter e leucemia mieloide. O câncer de mama está entre os tumores em que as evidências existem, mas são limitadas. Contudo, o conjunto dos resultados sugere que se deva continuar investigando essa associação.

O fumo passivo e ambiental está associado ao câncer de pulmão e, com evidências mais limitadas, ao câncer de laringe e faringe.

Além disso, segundo a IARC, são suficientes os resultados que consideram o fumo dos pais fator de risco para hepatoblastoma nos filhos, e alguma evidência demonstra fumo e leucemia linfocítica aguda em filhos de fumantes.

O principal tumor maligno relacionado com o tabagismo, sem dúvida, é o câncer de pulmão, tanto pela sua alta frequência quanto pelas suas morbidade e letalidade. Até o início do século XX, pouco mais de três centenas de casos de câncer de pulmão haviam sido notificados mundialmente.[6] Evart Graham, cirurgião norte-americano que realizou pela primeira vez uma pneumonectomia para tratamento de câncer de pulmão, em 1933, foi um dos que mais divulgaram a ideia da relação entre fumar e desenvolver câncer de pulmão.[6]

A temporalidade entre exposição e desenvolvimento de um agravo à saúde é uma característica de uma relação causa-efeito. As curvas de incidência do câncer de pulmão, ao longo do tempo, mostram uma clara associação temporal entre a exposição ao tabagismo e esse tumor: os homens que começaram a fumar a partir da Primeira Guerra Mundial (1915) tiveram, a partir da década de 1930, um progressivo aumento da incidência dessa neoplasia; já as mulheres que começaram a fumar após a Segunda Guerra Mundial (1945), passaram também a ter continuado aumento a partir da década de 1960. Cabe lembrar que o câncer de pulmão surge depois de duas a três décadas do início do tabagismo.

Doll e colaboradores,[2-4] na Inglaterra, e Hammond e Horn,[7] nos Estados Unidos, estudaram coortes prospectivas de indivíduos para avaliar a relação entre o tabagismo e a frequência de câncer de pulmão e o índice de mortalidade, obtendo resultados que associam o cigarro à doença de maneira consistente e qualificada do ponto de vista metodológico. No estudo de Doll e Hill,[3] com uma coorte de 34 mil médicos britânicos, observou-se que fumantes tinham 30 vezes mais chance de ter câncer de pulmão em relação a não fumantes, sendo essa diferença proporcional à carga tabágica (Fig. 16.1). Sem dúvida, o estudo e os resultados de Doll e colaboradores foi o que deu grande consistência à associação entre tabagismo e câncer de pulmão.[2-4]

"Se o tabagismo fosse banido do planeta, em poucos anos a prevalência de todas as neoplasias malignas seria reduzida em mais de um terço, e o número de casos de câncer de pulmão diminuído em até 90%."[8] É o que diz a OMS nos seus registros, com base em cálculos epidemiológicos.

Fumar 20 ou mais cigarros por dia aumenta 30 vezes a chance de ter câncer de pulmão. Se o fumante parar de fumar, após 5 anos, essa chance diminui para cerca de 7 vezes, e, a partir do décimo

A EVIDÊNCIA DA PRÁTICA

Os médicos, particularmente pneumologistas e cirurgiões torácicos, observam, na prática diária, que a maior parte de seus pacientes com câncer de pulmão é ou foi fumante (9 em 10 casos). E, entre aqueles doentes com essa enfermidade que afirmam nunca ter fumado, com frequência, pode-se identificar exposição ao fumo passivo.

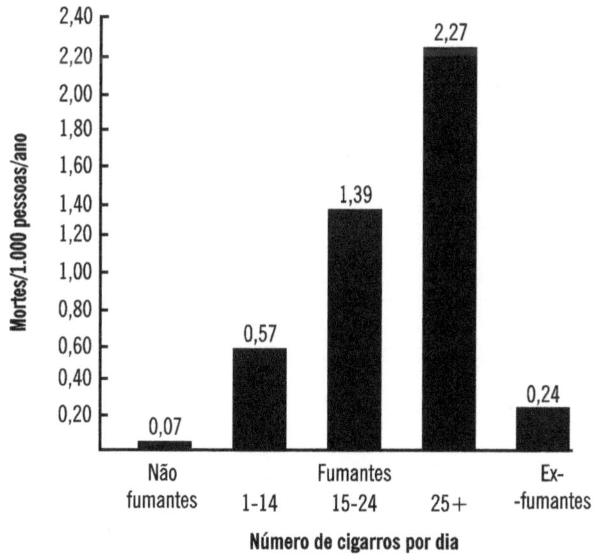

FIGURA 16.1
RELAÇÃO ENTRE A CARGA TABÁGICA E A MORTALIDADE POR CÂNCER DE PULMÃO.

Fonte: Doll e Hill.[3]

ano de abstinência, permanece uma chance de aproximadamente 3 vezes mais em relação a quem nunca fumou. Portanto, sempre vale a pena parar de fumar para reduzir o risco de câncer de pulmão (Fig. 16.2). Contudo, esse risco nunca volta ao risco da população de não fumantes, o que reforça a principal intervenção para prevenir esse câncer, ou seja, não começar a fumar e não se expor ao fumo passivo.

SOBRE A PREVENÇÃO DO CÂNCER DO PULMÃO

Só existe um caminho a seguir: a total eliminação do tabagismo, o que poderá reduzir a incidência do câncer em até 90%.

A partir da década de 1980, verificou-se também a relação entre tabagismo passivo e câncer de pulmão.[6] O trabalho de Hirayama, no Japão, que incluiu mais de 100 mil mulheres, foi um dos primeiros que demonstrou que a fumaça do tabaco pode aumentar em 2 a 3 vezes a incidência de câncer de pulmão.[9] Além deste, um estudo chinês também demonstrou essa associação.[10]

Sabe-se que diversas substâncias produzidas pela pirólise do tabaco são carcinogênicas, sendo de maior poder cancerígeno os hidrocarbonetos policíclicos

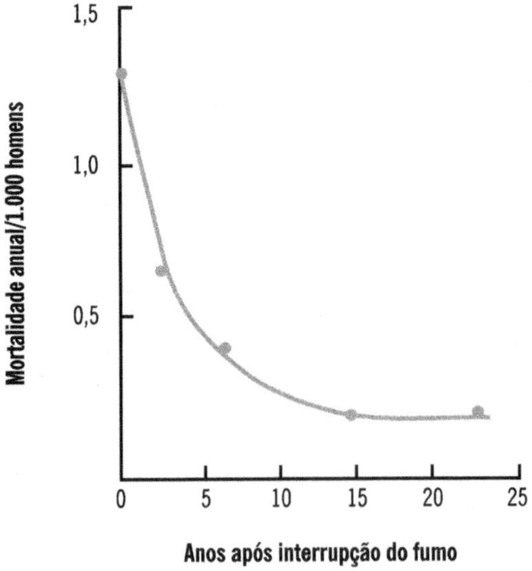

FIGURA 16.2
QUEDA DA MORTALIDADE POR CÂNCER DE PULMÃO APÓS A CESSAÇÃO DO TABAGISMO.

aromáticos (3-4 benzopireno, metilfenantreno e outros) e as nitrosaminas. Essas substâncias têm ação direta no genoma, produzindo, durante sua metabolização, dióis-epóxidos, altamente lesivos para o DNA.[12,13] Com tantos efeitos no metabolismo e na reprodução celular, é de se esperar para os próximos anos, o surgimento de mais informações que relacionem fumar e a maior probabilidade de desenvolvimento de qualquer tipo de neoplasia maligna.

REFERÊNCIAS

1. Auerbach O, Hammond EC, Kirman D, Garfinkel L, Stout AP. The effect of direct cigarette smoke inhalation on the respiratory tree of dogs. Natl Cancer Inst Monogr. 1968;28:65-77.

2. Doll R, Hill AB. A study of the aetiology of carcinoma of the lung. Br Med J. 1952;2(4797):1271-86.

3. Doll R, Hill AB. Mortality in relation to smoking. Ten years' observations of british doctors. Br Med J. 1964;1(5395):1399-410.

4. Doll R, Peto R, Boreham J, Sutherland I. Mortality in relation to smoking: 50 years' observations on male British doctors. BMJ. 2004;328(7455):1519.

5. World Health Organization; International Agency for Research on Cancer. IARC Monographs on the evaluation of carcinogenic risks to humans: a review of human carcinogens [Internet]. Lyon: International Agency for Research on Cancer; 2009 [capturado em 10 mar. 2012]. Disponível em: http://monographs.iarc.fr/ENG/Monographs/vol100E/mono100E-1.pdf.

6. Horn L, Johnson DH. Evarts A. Graham and the first pneumonectomy for lung cancer. J Clin Oncol. 2008;26(19):3268-75.

7. Hamond EC, Horn D. The relationship between human smoking habits and death rates: a follow-up study of 187,766 men. J Am Med Assoc. 1954;155(15):1316-28.

8. World Health Organization. Cancer control: knowledge into action. WHO guide for effective programmes. Geneva: WHO; 2007.

9. Hirayama T. Cancer mortality in nonsmoking women with smoking husbands based on a large-scale cohort study in Japan. Prev Med. 1984;13(6):680-90.

10. Wen W, Shu XO, Gao YT, Yang G, Li Q, Li H, et al. Environmental tobacco smoke and mortality in Chinese women who have never smoked: prospective cohort study. BMJ. 2006;333(7564):376.

11. Ryser HJ. Chemical carcinogenesis. N Engl J Med. 1971;285(13):721-34.

12. Fischer S, Spiegelhalder B, Preussmann R. Influence of smoking parameters on the delivery of tobacco-specific nitrosamines in cigarette smoke: a contribution to relative risk evaluation. Carcinogenesis. 1989;10(6):1059-66.

CAPÍTULO 17

FUMAÇA AMBIENTAL DO TABACO: TABAGISMO PASSIVO

LUIZ CARLOS CORRÊA DA SILVA

CONCEPÇÕES E CONSEQUÊNCIAS

A combustão do tabaco gera gases e partículas que, ao misturarem-se ao ar de ambientes restritos, fechados ou não, contaminam-os de tal forma que somente com um movimento aéreo muito intenso, insuportável para a permanência de pessoas no local, seria possível promover uma limpeza satisfatória desses produtos e tornar esse ar seguro para a saúde.[1] São quase 5 mil substâncias químicas, a maioria das quais de alta toxicidade para o ser humano. Conforme ocorre a combustão do tabaco, a fumaça segue dois trajetos: a *corrente principal* – fumaça que transita dentro do cigarro e entra nas vias aéreas e nos pulmões do fumante, e a *corrente secundária* – fumaça que vai diretamente para o ar ambiente. Esta última contém maior quantidade de substâncias tóxicas do que a corrente principal:[2,3] três

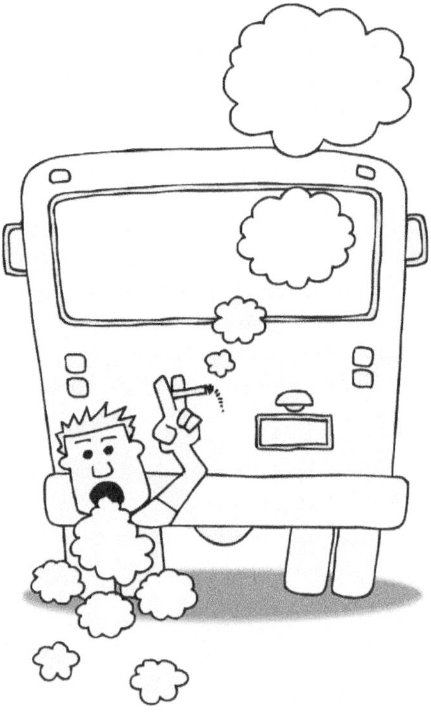

vezes mais monóxido de carbono, duas vezes mais nicotina, cinco vezes mais benzopireno, 52 vezes mais dimetilnitrosamina e 73 vezes mais amônia (Fig. 17.1).

> **Respirar em ambiente restrito, fechado ou não, onde alguém esteja fumando, leva à inalação de substâncias tóxicas, isto é, "obriga a fumar mesmo sem ter a iniciativa de o fazer".**

Uma das principais substâncias da fumaça de cigarros é o monóxido de carbono (CO), gás tóxico que se liga firmemente à hemoglobina e, assim, dificulta o transporte de oxigênio no organismo. O ar atmosférico normal pode conter até nove partículas de CO por milhão (ppm). Como a fumaça de cigarros libera 60 mil ppm, e o escapamento de um automóvel 80 mil, conclui-se que, com relação ao CO, "fumar é equivalente a pôr a boca no cano de descarga de um veículo".

Não há como saber quem, expondo-se à fumaça ambiental do tabaco, futuramente sofrerá danos ou não, pois isso dependerá de diversos fatores, como quanti-

Cigarros poluem o ar ambiente

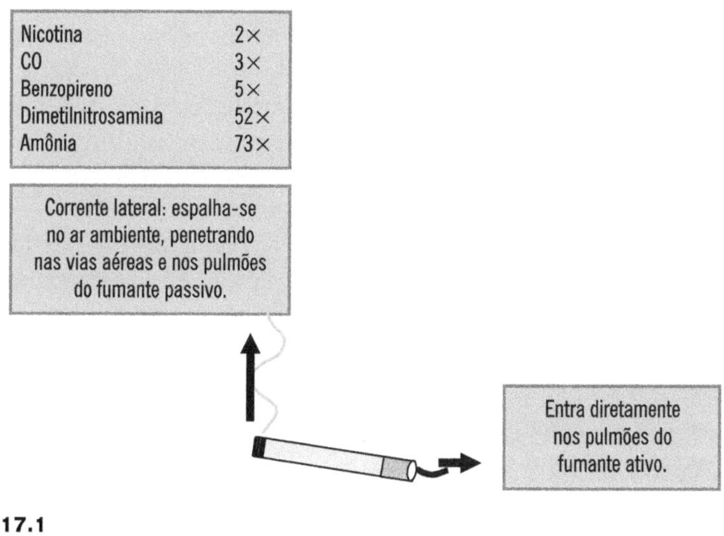

FIGURA 17.1
COMPONENTES DA FUMAÇA AMBIENTAL DO TABACO.

dade do inóculo, tempo de exposição, dimensões do ambiente e, muito particularmente, da suscetibilidade individual.

O **tabagismo passivo**, definido como a exposição involuntária de pessoas não fumantes às substâncias produzidas pela combustão do tabaco em ambientes restritos (fechados ou não), é responsável por *problemas imediatos*, como irritação nos olhos, sintomas nasais, tosse, cefaleia, aumento de problemas alérgicos e cardíacos, e *tardios,* que podem até ser fatais, como câncer de pulmão, enfisema pulmonar e bronquite crônica, doenças cardíacas e dificuldades de aprendizado. O tabagismo passivo é a terceira causa de morte evitável nos países desenvolvidos, ficando atrás apenas do tabagismo ativo e do alcoolismo. A poluição tabágica ambiental causa mais mortes do que as outras formas de poluição do ar e a radiação juntas. Mata mais do que as catástrofes naturais, os acidentes de trânsito, as armas de fogo, a violência, as doenças infecciosas (incluindo a aids) e as drogas ilícitas.[4] Mais de 2.500 brasileiros morrem anualmente como consequência do tabagismo passivo.[5]

? O que é tabagismo passivo?

É a exposição de indivíduos não fumantes à fumaça produzida pelos fumantes em ambientes restritos, fechados ou não. A combustão do fumo espalha para o ar ambiente mais substâncias nocivas do que as que entram nos pulmões do fumante que as está produzindo, podendo essa poluição tabágica ambiental causar os mesmos danos que o tabagismo ativo.

ATENÇÃO

Entre os indivíduos com câncer de pulmão ou doença pulmonar obstrutiva crônica (DPOC), 85 a 90% têm história de tabagismo, e os demais, 10 a 15%, declaram "nunca terem fumado". Será que esses pacientes ditos "não fumantes" não teriam sido, de fato, fumantes passivos, em algum período de sua vida, e isso lhes ter passado despercebido? É notório que, embora o câncer de pulmão do tipo pequenas células só ocorra em fumantes, em alguns casos, o paciente, em um primeiro momento, refere nunca ter fumado, mas, inquirido mais detalhadamente, com frequência, acaba relatando circunstâncias de exposição à fumaça ambiental do tabaco.

Estima-se que, de cada duas crianças, uma se exponha à fumaça ambiental do tabaco, totalizando cerca de 700 milhões de crianças expostas em todo o mundo, principalmente no ambiente domiciliar.[6]

O tabagismo na gestação, especialmente durante o terceiro trimestre, associa-se ao baixo peso ao nascer, e as crianças terão mais risco de apneias do sono obstrutivas, prejuízo da função pulmonar e escores menores de quociente de inteligência (QI). A exposição direta das crianças à fumaça do tabaco pode levar a diversos prejuízos, como redução da função pulmonar, infecções respiratórias e exacerbações de asma, que são proporcionais à dose inalada. Adultos expostos terão risco relativo de câncer de pulmão aumentado em mais de três vezes.[7]

Em locais restritos (fechados ou não) onde exista grande número de fumantes, a quantidade de partículas no ar do ambiente chega a 100 vezes mais do que o nível máximo considerado seguro pelo Ministério da Saúde.

Recomenda-se a todos que evitem a exposição à fumaça ambiental do tabaco, principalmente as crianças (Figura 17.2).

COMO EVITAR O TABAGISMO PASSIVO

Para controle do tabagismo passivo, existem leis, como a Lei Federal nº 9.294/96, cujo texto principal diz: "é proibido fumar em ambientes fechados, públicos ou privados",[8] e, recentemente, a Lei Federal nº 12.543/2011, de 14 de dezembro de 2011, que finalmente alinhou as políticas brasileiras com a Convenção-Quadro, principalmente pelo banimento do "fumódromo".[9] No entanto, ainda não se observa adesão suficiente a essa legislação, e, em certos ambientes socioculturais, tanto fumantes quanto não fumantes ainda não têm comportamento adequado.

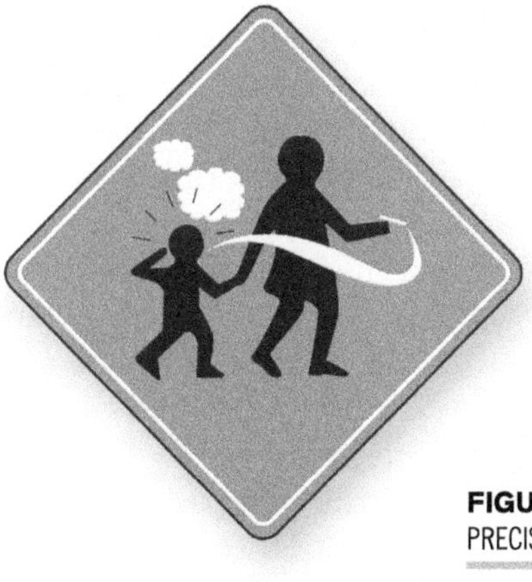

FIGURA 17.2
PRECISAMOS PROTEGER NOSSAS CRIANÇAS DO TABAGISMO PASSIVO.

O tabagismo passivo é mesmo tão prejudicial como dizem?

Depois de ter-se demonstrado que a fumaça ambiental do tabaco contém os mesmos gases e partículas que a fumaça que penetra nos pulmões dos fumantes, e até em maior quantidade, e os diversos problemas que isso pode causar, não existe mais nenhuma dúvida de que o tabagismo passivo é muito prejudicial para a saúde. As consequências dependem não só da quantidade de produtos inalados, como também da suscetibilidade individual. Na gestação, observa-se uma das piores facetas do tabagismo passivo, pois o feto permanece exposto e indefeso à agressão que lhe é imposta pelo tabagismo materno. As consequências são bem conhecidas: abortamento, parto prematuro, baixo peso ao nascer, apneias do sono, prejuízo da função pulmonar e baixo escore no quociente de inteligência. Crianças são particularmente suscetíveis ao tabagismo passivo: redução da função pulmonar, sintomas respiratórios (tosse, catarro, falta de ar), infecções respiratórias e crises de asma. Nos adultos, aumenta o risco relativo de enfisema pulmonar, bronquite crônica, câncer de pulmão e complicações cardiovasculares. Podem ocorrer manifestações de intolerância imediata das vias aéreas, como crises de rinite e asma, e tosse intensa. O melhor é nunca se expor à fumaça ambiental do tabaco.

Sempre se chamou a atenção de que de nada adiantava, em um ambiente fechado, separar áreas de fumantes apenas por demarcação virtual, sem separação física. Para uma proteção eficaz, sempre foi recomendada uma separação real, física, isto é, uma barreira verdadeira para delimitação, geralmente uma parede divisória. Agora, segundo a legislação, esse assunto está resolvido: não é mais permitido fumar em qualquer ambiente fechado e em suas proximidades. Não se deve fumar em domicílios e nem em locais restritos de trabalho ou de lazer.

A atitude recomendada aos não fumantes é sempre preservar o ar ambiente livre da fumaça de tabaco. Em casa, não ter cinzeiros. No trabalho e em locais de convívio social, exigir o cumprimento das leis que proíbem fumar em ambientes fechados. Ao ir a restaurantes e a locais de lazer, escolher os estabelecimentos que seguem a legislação e têm consideração com a saúde, isto é, seus ambientes, fechados ou abertos, serem áreas livres de fumaça de cigarros. E não se omitir: denunciar os estabelecimentos que transgridem as normas estabelecidas.

Referindo-se às crianças, não basta evitar fumar no ambiente fechado, pois filhos de pais fumantes têm mais problemas de saúde do que filhos de pais não fumantes, mesmo não se submetendo diretamente à exposição nos ambientes restritos. Isso ocorre devido à impregnação das roupas e da superfície corporal e aos produtos gasosos que continuam sendo eliminados pelas vias aéreas do fumante, mesmo em momentos em que não esteja fumando.

> **A proteção contra o tabagismo passivo é um direito de todos.**

RESULTADOS DAS POLÍTICAS PÚBLICAS QUE PROÍBEM FUMAR EM AMBIENTES FECHADOS

Uma revisão feita por Lightwood e Glantz demonstrou que houve queda significativa de eventos cardíacos agudos, atribuível à promoção de "ambientes 100% livres da fumaça de tabaco" em diversas regiões.[10]

Muitos relatos indicando redução da prevalência do tabagismo e de danos para a saúde foram emitidos a partir de observações feitas na cidade de Nova York, onde o controle do tabagismo tem sido mais rigoroso desde meados de 2003.[11]

No Brasil, a constatação de que, após a aplicação da lei que proíbe fumar nos ambientes fechados na cidade de São Paulo (2009) os níveis de monóxido de carbono (CO) no ar desses ambientes de lazer caiu significativamente, é uma forma objetiva de medir que o resultado dessa política foi altamente positivo (relato da doutora em cardiologia Jaqueline Issa no *site*).[12]

ATENÇÃO

- O tabagismo passivo deve ser evitado também nos domicílios. Lembrar-se que os familiares devem ser sempre preservados, tanto ou mais do que as demais pessoas do convívio, pois além da afetividade natural, é com eles que se passa grande parte da vida.
- A promoção de ambientes 100% livres da fumaça de tabaco beneficia a todos: os não fumantes são protegidos do tabagismo passivo, os fumantes passam a fumar menos e são incentivados para a cessação, os jovens são influenciados a não iniciarem, e o ambiente fica mais limpo e seguro.

REFERÊNCIAS

1. Seelig MF, Campos CRJ, Carvalho JC. A ventilação e a fumaça ambiental de cigarros: um estudo sobre a quantidade do ar de ambientes fechados sujeitos à FAC. Rev AMRIGS. 2005;49(4):253-6.

2. Remmer H. Passively inhaled tobacco smoke: a challenge to toxicology and preventive medicine. Arch Toxicol. 1987;61(2):89-104.

3. Glantz SA, Parmley WW. Passive smoking and heart disease. Mechanisms and risk. JAMA. 1995;273(13):1047-53.

4. Organización Panamericana de la Salud. La epidemia del tabaquismo: lós gobiernos y lós aspectos econômicos del control del tabaco [Internet]. Washington; 2000 [capturado em 20 dez. 2011]. Disponível em: http://www.paho.org/spanish/dbi/PC577/PC577_prelim.pdf.

5. Figueiredo VC, Costa AJL, Cavalcante T, Noronha C, Colombo V, Almeida L. Mortalidade atribuível ao tabagismo passivo na população urbana no Brasil [Internet]. Rio de Janeiro: INC; 2008 [capturado em 3 jun. 2011]. Disponível em: http://www.inca.gov.br/inca/Arquivos/Tabagismo/estudomorte_tabagismo_passivofinal.ppt.

6. World Health Organization. Tobacco and the rights of the child. Geneva: WHO; 2001.

7. Hirayama T. Cancer mortality in nonsmoking women with smoking husbands based on a large-scale cohort study in Japan. Prev Med. 1984;13(6):680-90.

8. Brasil. Lei nº 9.294, de 15 de julho de 1996, Lei Murad [Internet]. Dispõe sobre as restrições ao uso e à propaganda de produtos fumígeros, bebidas alcoólicas, medicamentos, terapias e defensivos agrícolas, nos termos do § 4° do art. 220 da Constituição Federal. Brasília; 1996 [capturado em 09 abr. 2012]. Disponível em: http://www.soleis.adv.br/fumo.htm#LEI%20N%C2%B0%209.294/15.07.1996%C2%A0-%20%28Lei%20Murad%29.

9. Brasil. Lei nº 12.543, de 14 de dezembro de 2011 [Internet]. Autoriza o Conselho Monetário Nacional, para fins de política monetária e cambial, a estabelecer condições específicas para negociação de contratos derivativos; altera os arts. 2º e 3º da Lei nº 6.385, de 7 de dezembro de 1976, o inciso IV do art. 3º do Decreto-Lei nº 1.783, de 18 de abril de 1980, os arts. 1º, 2º e 3º da Lei nº 8.894, de 21 de junho de 1994, e a Lei nº 10.931, de 2 de agosto de 2004; e dá outras providências. Brasília; 2011 [capturado em 09 abr. 2012]. Disponível em: http://www.normaslegais.com.br/legislacao/lei-12543-2011.htm.

10. Lightwood JM, Glantz SA. Declines in acute myocardial infarction after smoke-free laws and individual risk attributable to secondhand smoke. Circulation. 2009;120(14):1373-9.

11. Centers for Disease Control and Prevention (CDC). Decline in smoking prevalence—New York City, 2002-2006. MMWR Morb Mortal Wkly Rep. 2007;56(24):604-8.

12. Amorim R. Ambiente livre do tabaco beneficia até fumantes [Internet]. Rio de Janeiro: Diário da Saúde; 2009 [capturado em 20 dez. 2011]. Disponível em: http://www.diariodasaude.com.br/news.php?article=ambiente-livre-tabaco-beneficia-ate-fumantes&id=4811.

CAPÍTULO 18

PROTEÇÃO DAS CRIANÇAS DO TABAGISMO PASSIVO: PAPEL DO PEDIATRA

GILBERTO BUENO FISCHER

Por muitos anos, após a identificação do tabagismo como um fator causal de câncer de pulmão e doenças cardiovasculares, o foco de atuação médica foi o fumante. Posteriormente, muitas doenças associadas ao tabagismo ativo foram identificadas em familiares e em pessoas próximas ao fumante. Nas últimas décadas, surgiram milhares de publicações que estabeleceram associação entre diversas doenças da criança e exposição à fumaça do tabaco presente no ambiente.

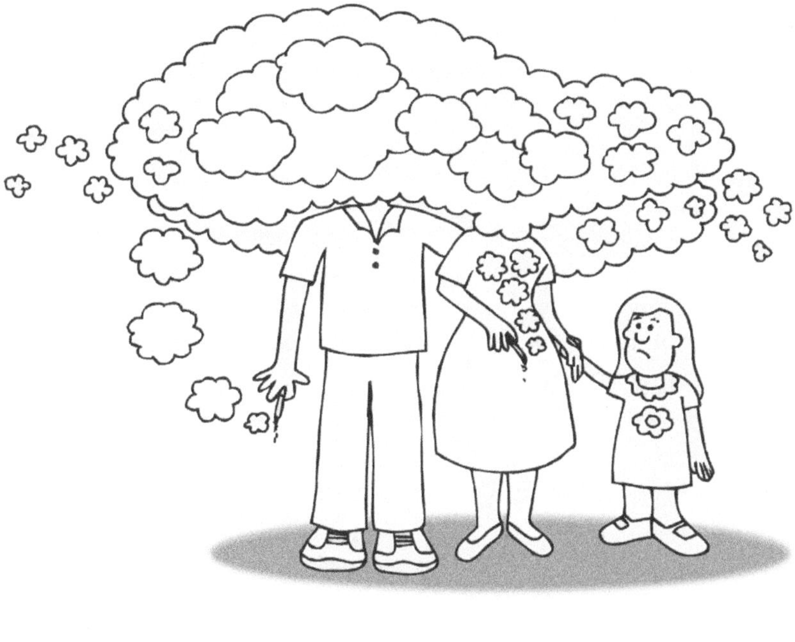

Ainda mais preocupante têm sido os resultados de pesquisas em recém-nascidos de mães tabagistas. O feto em formação, quando exposto ao tabagismo materno ou do ambiente, apresenta consequências graves, como aumento do risco de morte súbita, maior frequência e gravidade de doenças respiratórias, alterações no desenvolvimento, entre outras.

O PEDIATRA E SUA RELAÇÃO COM O TABAGISMO

Considerando-se que nas famílias a presença de uma gestação gera uma expectativa de se ter uma criança saudável – é um sentimento de renovação – o pediatra é consultado antes do nascimento da criança em relação a várias ações preventivas para garantir a saúde do bebê.

Quando a família busca orientações preventivas com o pediatra, este deve questioná-la sobre hábitos que possam produzir danos ao recém-nascido. Nesse momento, o questionamento principal deve ser em relação aos hábitos maternos, com ênfase no uso de drogas, álcool e tabaco. Os outros membros da família também devem ser questionados ou identificados como potenciais "agressores" ao feto e ao futuro bebê. No caso do tabagismo, é importante questionar sobre a intensidade da exposição atual (durante a gestação) e futura. Inúmeras pesquisas demonstram o efeito do tabagismo no feto. Entende-se, inclusive, o tabagismo materno como exposição ativa do feto e não passiva. Além disso, a exposição não ocorre somente no ambiente físico em que a criança se encontra (um adulto fumando no mesmo lugar em que a criança está), mas também por meio de resíduos, que irão permanecer na roupa e no ar exalado pelo fumante.

Para que a constatação dos riscos possa resultar em ações objetivas, o pediatra deve ter o conhecimento suficiente sobre esses riscos. É desejável que em sua formação profissional ele já tenha tido informações suficientes para orientar a família da melhor forma possível.

Além das orientações pré-natais em cada consulta de supervisão de saúde (antiga puericultura), o questionamento de potencial exposição ao tabaco deve ser lembrado. Como parte de seu aconselhamento, o pediatra deve dispor de material escrito, endereço de *sites* educativos e, principalmente, mostrar-se aberto a auxiliar na orientação ao fumante que for identificado. Atitudes simples como perguntar: "Você sabe que cigarro faz mal para a saúde de seu filho?", não acrescentam nada para obter redução dessa exposição. Em consultas em vigência de doenças respiratórias, pode-se aproveitar a circunstância e reforçar orientações anteriores. Muitos pais poderão buscar apoio depois de inúmeras repetições e, principalmente, de atitudes receptivas e objetivas. Dispor de um cartão com endereço e telefone de colegas que tratam o tabagismo pode ajudar, considerando-se o momento no qual o tabagista se encontra (estágio de pré-contemplação ou contemplação). Às vezes, até a lembrança de que um pai jovem e fumante poderá tornar-se um doente, justamente em uma fase da vida em que seu filho precisará dele, a adolescência, pode auxiliar na redução da exposição.

Mesmo em ambientes nos quais a relação do pediatra com a família é rápida (emergência, internação, UTI) pode ser possível desenvolver ações educativas para os pais e familiares, especialmente sobre as doenças relacionadas ao tabaco.

As ações do pediatra podem se estender para um envolvimento mais aprofundado com a questão tabagismo. Alguns buscam formação nessa área e podem dar início ao tratamento da doença, principalmente em locais onde não existem recursos profissionais nessa área. Destaque-se que somente pediatras com formação adequada podem assumir esse tipo de postura.

O PEDIATRA E O ADOLESCENTE: COMO PREVENIR A EXPOSIÇÃO À FUMAÇA DO AMBIENTE?

Seguramente, a maioria dos adolescentes irá experimentar um ou mais cigarros, e, dependendo do meio em que convivem, poderá existir risco elevado de esses jovens se tornarem dependentes de nicotina. A exposição a ambientes com fumaça de cigarros (e outras drogas) é comum entre indivíduos nessa faixa etária. O pediatra atende, muitas vezes, o adolescente e tem uma longa relação com a família e com o próprio adolescente. Se essa relação segue funcionando bem, é comum o próprio jovem buscar atendimento, sem a presença de familiares. Quando isso ocorre, o pediatra deve aproveitar a oportunidade para tocar na questão tabagismo. Quando existe alguma situação relacionável com o controle de doenças (como asma ou rinite alérgica), deve-se ressaltar que o descontrole da doença pode estar relacionado com o fumo ativo ou o passivo. A legislação atual reduz a exposição em ambientes fechados, embora isso ainda não tenha 100% de abrangência, se considerado esse grupo etário.

Não se deve limitar a informação à sala de consulta, e sim usar todos os meios possíveis de informação e intervenção (Tab. 18.1). O pediatra deve ocupar os meios sociais e a internet de modo que a mensagem seja transmitida em meios que o adolescente acesse e com linguagem apropriada para tal.

TABELA 18.1 ESTRATÉGIAS PARA CONTROLE DA EXPOSIÇÃO AO TABACO DE ACORDO COM A FAIXA ETÁRIA E O AMBIENTE EDUCATIVO POTENCIAL

FAIXA ETÁRIA	INTERVENÇÃO	AMBIENTE DE ACONSELHAMENTO
Pré-natal	Exposição de riscos ao feto na consulta pré-natal	Consultório, posto de saúde
Primeiros anos de vida	Exposição de doenças associáveis ao tabaco	Consultório, sala de emergência, posto de saúde, hospital
Escolar	Repetição de informações preventivas	Consultório, posto de saúde, escola
Adolescente	Aconselhamento em consulta. Divulgação de mensagens em meios eletrônicos	Consultório, posto de saúde, meios eletrônicos

LEITURAS RECOMENDADAS

Albernaz EP, Menezes AM, César JA, Victora CG, Barros FC, Halpern R. [Risk factors associated with hospitalization for bronchiolitis in the post-neonatal period]. Rev Saude Publica. 2003;37(4):485-93.

Brasil. Instituto Nacional do Câncer. Vigescola: vigilância de tabagismo em escolares [Internet]. Rio de Janeiro; 2004 [capturado em 30 mar. 2012]. Disponível em: http://www.inca.gov.br/tabagismo/31maio2004/vigescola.pdf.

Campaign for Tobacco-free Kids [Internet]. Washington; c2012 [capturado em 19 mar. 2012]. Disponível em: www.tobaccofreekids.org.

Chatkin J, Chatkin G. Learning about smoking during medical school: are we still missing opportunities? Int J Tuberc Lung Dis. 2009;13(4):429-37.

Collins BN, Levin KP, Bryant-Stephens T. Pediatricians' practices and attitudes about environmental tobacco smoke and parental smoking. J Pediatr. 2007;150(5):547-52.

Fischer GB. O papel do pediatra no controle do tabagismo. In: Correa da Silva LC, Hetzel JL, Felicetti JC, Moreira JS, Camargo JJ, Porto N. Pneumologia: princípios e prática. Porto Alegre: Artmed; 2012.

Li JS, Peat JK, Xuan W, Berry G. Meta-analysis on the association between environmental tobacco smoke (ETS) exposure and the prevalence of lower respiratory tract infection in early childhood. Pediatr Pulmonol. 1999;27(1):5-13.

Lotufo JPB, organizador. Tabagismo: uma doença pediátrica. São Paulo: Sarvier; 2007.

Viegas CAA. Tabagismo: do diagnóstico à saúde pública. São Paulo: Atheneu; 2007.

Vogt MFB. Tabagismo e gestação. In: Viegas CAS. Tabagismo: do diagnóstico à saúde pública. São Paulo: Atheneu; 2007.

PARAR DE FUMAR: INICIATIVA PRÓPRIA, MOTIVAÇÃO E PRESSÕES

CAPÍTULO 19

PARAR DE FUMAR: NECESSÁRIO E POSSÍVEL

LUIZ CARLOS CORRÊA DA SILVA

Embora cerca de 80% dos fumantes declarem que gostariam de parar de fumar,[1] lidam mal com o processo da cessação por não terem incorporado adequadamente o conceito de que o tabagismo é uma doença de dependência da nicotina, que se relaciona com múltiplos fatores, principalmente comportamentais. Quando param de fumar por conta própria, por não se prepararem de maneira adequada, em pouco tempo recaem. Quando acreditam que um medicamento seja a principal solução para o processo da cessação, até podem parar de fumar, mas a abstinência costuma não ser duradoura.

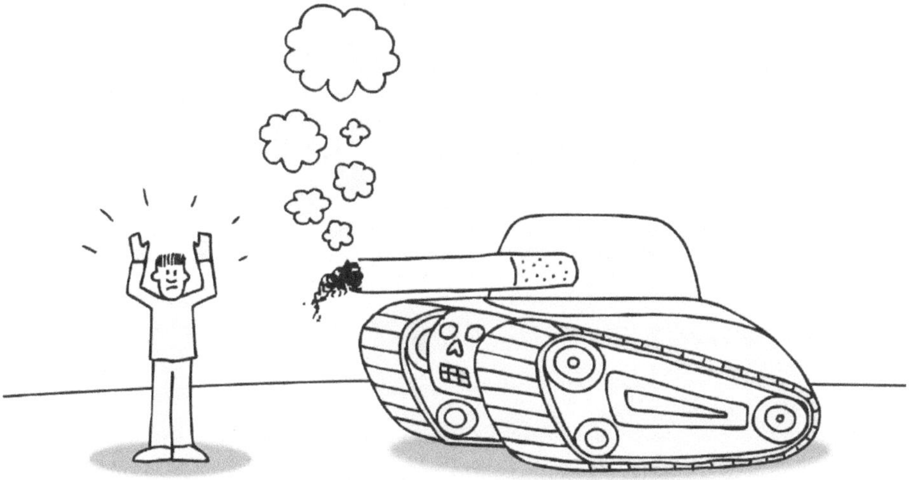

Os motivos mais comuns que levam um fumante a nem tentar parar de fumar ou a desistir de permanecer em abstinência são as falhas conceituais (não sabe ou não admite ter uma doença de dependência), a negação de que o cigarro possa lhe causar danos ("só acontece com os outros"), a crença de que poderá resolver o problema com medidas simplistas, sem promover as mudanças comportamentais necessárias (não incorpora a ideia de que "para mudar um problema comportamental é preciso mudar mesmo"), entre outros.

Poucos fumantes têm a coragem de admitir que têm uma doença de dependência e que precisam de ajuda profissional, e muitos que gostariam de fazer um tratamento têm dificuldades por anteciparem que ficarão constrangidos ou que serão considerados "fracos" por não resolverem sozinhos o problema. Isso possibilita entender por que as mulheres procuram ajuda com maior frequência do que os homens.

Como consequência desse conjunto de condições, muitos que buscam auxílio para cessação do tabagismo querem soluções imediatas e não aceitam ingressar em um programa de tratamento qualificado, que utilize a terapia cognitivo-comportamental como intervenção central.

É necessária uma mudança conceitual coletiva que possibilite entendimento e atitudes que permitam o uso mais adequado dos recursos de intervenção existentes.

POR QUE PODE SER DIFÍCIL PARAR DE FUMAR?

Parar de fumar pode ser muito difícil, dependendo da motivação que o fumante tem para a cessação, do grau da dependência da nicotina,[2,3] de fatores comportamentais diversos, da presença de transtornos psiquiátricos, de fatores genéticos, e outros ainda pouco entendidos ou mesmo desconhecidos. Existem, ainda, diversos fatores facilitadores pró-tabagismo que podem dificultar a cessação:

- cigarros ainda são aceitos por uma grande parcela da sociedade;
- facilidade de obtenção e uso;
- cigarros costumam provocar malefícios a médio e longo prazos (enquanto álcool e outras drogas provocam rapidamente problemas de saúde ou de comportamento);
- grandes interesses econômicos de quem explora o setor;
- seu custo é relativamente baixo para o usuário.

Na prática, o que mais dificulta a cessação do tabagismo é a ***síndrome de abstinência,***[4,5] conjunto de manifestações desagradáveis de intensidade proporcional ao grau de dependência química à nicotina, que ocorre após algumas horas de cessação e que chega ao seu máximo dentro de 3 a 4 dias, geralmente persistindo por algumas semanas, podendo durar até meses (Quadro 19.1). Quando o hábito de fumar é interrompido, os níveis sanguíneos de nicotina diminuem, e os de noradrenalina ficam anormalmente elevados nos neurônios do *locus ceruleus,* sendo isso relacionado aos sintomas da síndrome de abstinência.

O fumante estrutura sua vida em torno da necessidade de nicotina, sentindo-se "mal" quando não a recebe, por meio de cigarros. Isso também ocorre com outras dependências de substâncias, como, por exemplo, o alcoolismo.

A ***fissura***, isto é, o desejo imediato, intenso e incontido para uso da substância de privação, é outro problema que pode perturbar os fumantes durante o perío-

Com os avanços que a medicina teve, particularmente no último século, a maioria dos problemas de saúde já deveria estar resolvida. No entanto, sua solução esbarra geralmente nas dificuldades psicossociais dos indivíduos, na falta de organização dos programas coletivos e no baixo investimento de governos e instituições.

De modo figurado, o tabagismo pode ser comparado à tuberculose, doença que assolou a humanidade durante milênios sem solução efetiva. A partir do final do século XIX, duas descobertas poderiam ter controlado definitivamente a doença: a do bacilo causador (Robert Koch, 1882) e a dos antimicrobianos específicos e eficazes (décadas de 1940 a 1960). Entretanto, isso não aconteceu em virtude das dificuldades de organização dos programas de saúde pública e das carências da própria população, particularmente nos seus segmentos mais pobres.

Algumas lições da tuberculose, se mais bem aprendidas pelos fumantes, poderão beneficiar o tratamento e o controle do tabagismo, pois são doenças com muitas semelhanças:

- no nível coletivo: têm elevada prevalência e mortalidade, pertencendo ao âmbito da saúde pública e dependendo de programas decididos por ações políticas;
- no nível individual: requerem tratamento adequado, regular e prolongado, única maneira de obter sucesso terapêutico.

QUADRO 19.1 MANIFESTAÇÕES DA SÍNDROME DE ABSTINÊNCIA

- Compulsão por fumar
- Ansiedade e/ou depressão
- Irritabilidade
- Tremores
- Incoordenação motora fina
- Aumento do apetite
- Sudorese
- Taquicardia
- Hipotensão arterial
- Insônia ou sonolência
- Sintomas gastrintestinais

do inicial da cessação.[6] Deve-se advertir que essas sensações passam em poucos minutos. Algumas estratégias podem ser estabelecidas para ajudar nesses momentos, como, por exemplo, insistir que a sensação passará logo. O paciente, durante esse período, deve pedir a uma pessoa de sua confiança que o ajude de diversas formas (p. ex., que não ofereça cigarro, que distraia sua atenção e, até, que estabeleça um esquema de proteção restritiva). Em casos excepcionais, a internação hospitalar pode ser indicada.

Outro fator que pode dificultar a cessação do tabagismo refere-se ao ***aumento do apetite e do peso corporal.***[7,8] Fumantes têm menos apetite, principalmente em razão da ação central da nicotina. Também sentem menor prazer na ingestão de alimentos devido à perda do paladar e do olfato. As mulheres, principalmente, têm receio de engordar ao parar de fumar, e isso, muitas vezes, tem sentido, pois em experiências anteriores, quando tentaram parar de fumar, desenvolveram aumento de peso. No período inicial da abstinência, o peso aumenta, em parte, porque a nicotina, que antes acelerava o metabolismo basal, agora

? Por que eu não consigo parar de fumar?

Parar de fumar exige primeiramente *querer*, mas para tomar essa *decisão* de forma consistente é preciso ter um grande *objetivo* – esse binômio é sempre muito importante. Apenas querer não é suficiente. Os fumantes com alto grau de dependência da nicotina têm muita dificuldade para cessar o tabagismo, devido ao mecanismo de dependência a que estão submetidos. Em muitos desses casos, fatores hereditários são responsáveis por essa dependência, o que aumenta ainda mais a dificuldade. Fumantes que desejam parar de fumar devem considerar os seguintes aspectos: ter muita determinação, fazer um plano pessoal, começar tentando por conta própria e, se não conseguir, buscar recurso médico.

não está mais presente. Além disso, a pessoa pode aumentar a ingestão alimentar como consequência da ansiedade secundária à cessação e pelo maior prazer de comer. Esses fatores podem ser controlados por reeducação alimentar, exercícios físicos, medicação psicoativa e reposição de nicotina ou uso de medicamento bloqueador de receptores nicotínicos.

ENTENDER POR QUE SE FUMA PODE AJUDAR NA TOMADA DA DECISÃO

Para alguns, há razões psicológicas fundamentadas nas necessidades que o fumante tem e esta é uma decisão individual. Para outros, é parte de um comportamento que tem grande influência genética. Geralmente, ocorrem os dois componentes da dependência: química e psicológica. A nicotina age na produção e nos efeitos de vários neurotransmissores cerebrais, interferindo em funções importantes, como humor, motivação, memória e raciocínio. O fumante pode convencer-se de que não conseguirá realizar suas atividades de rotina sem fumar cigarros, ou seja, sem o uso da nicotina. Todo o contexto de sua vida volta-se para o uso da substância, gerando, além da dependência química, uma total dependência psicológica relacionada, até mesmo, com os mínimos detalhes de sua vida cotidiana. Cigarros passam a fazer parte de uma rotina que é mantida por um automatismo estruturado. O fumante, pela sua dependência,

? Quais as vantagens de parar de fumar?

Existem inúmeras vantagens da cessação do tabagismo, das quais muitas já foram citadas nesta obra. Citem-se algumas que chamam atenção: melhora da função pulmonar, que ocorre nos primeiros meses, particularmente nos indivíduos com DPOC (enfisema pulmonar e bronquite crônica) – nesses pacientes, observa-se uma desaceleração da perda da função pulmonar; recuperação dos sentidos do olfato e do paladar que estavam prejudicados (entorpecidos); melhora da secura e da perda de elasticidade da pele.

O mais importante é que aqueles que param de fumar aumentam os cuidados pessoais e, consequentemente, há melhora na própria autoestima. Além disso, há o aumento do respeito e da consideração por parte das pessoas de sua relação.

Alguns têm tendência a ganhar peso. Isso se deve a um desequilíbrio químico e emocional, o qual pode ser compensado por aconselhamento alimentar, exercícios físicos e, se necessário, com o uso de medicamentos.

Se a cessação ocorrer em tempo hábil, haverá também prevenção das doenças mais graves causadas pelo fumo ou, pelo menos, menor dano ao organismo.

perde a capacidade de raciocínio e de decisão sobre o uso de cigarros. E isso precisa ser revertido, mesmo que seja com muito sofrimento, pois sempre é possível, desde que se faça o tratamento mais apropriado às necessidades individuais.

A TOMADA DA DECISÃO

O fumante, para o objetivo da cessação, costuma ter muitas dificuldades e indecisões, tornando-se ambivalente, questionando-se se realmente quer ou não quer parar de fumar, e vai postergando o momento de tomar essa decisão e de enfrentar o problema, o que pode tornar essa mudança, antecipadamente, sofrida e difícil. Se a tomada da decisão for muito desejada e as ações para cessação forem firmes, o resultado almejado poderá ser alcançado: cessação sem recaída.

MOTIVOS PARA NÃO FUMAR

Como o tabagismo é um grande risco para o desenvolvimento de doenças, o melhor é evitá-lo. A vida do fumante, quando começa a tossir muito, a ter falta de ar e a necessitar de assistência médica e do uso de medicamentos, em emergências ou mesmo continuamente, não é nada fácil. Quem deseja isso para si? A incapacidade precoce induzida pelas doenças encurta a vida útil profissional, consome recursos financeiros e prejudica a vida dos fumantes e de suas famílias. Além disso, estudos epidemiológicos demonstraram que a qualidade de vida do fumante, mesmo antes de ter qualquer outra doença, é pior do que a do não fumante.

Os fumantes também devem pensar no que custa fumar para sua economia; com o dinheiro poupado por não fumar poderiam comprar coisas úteis para si mesmo e para pessoas próximas e familiares. O que gastavam com cigarros poderia ser usado para educação, aquisição de bens e outros itens necessários para sua vida.

> **? Em quanto tempo o ex-fumante começa a sentir os benefícios de parar de fumar?**
>
> Em alguns dias já haverá uma sensação agradável de estar vencendo o problema. O setor cardiocirculatório também terá vantagens imediatas, particularmente se já existir alguma anormalidade isquêmica. A melhora da sensação de falta de ar e da função pulmonar pode continuar depois de meses e até mesmo anos após a cessação do tabagismo.

COMO AJUDAR A PARAR DE FUMAR?

Todos podem ter motivos para ajudar pessoas a parar de fumar. Qual o médico ou outro profissional da saúde que não deseja ajudar seus pacientes a parar de fumar? Qual o educador que não faria de tudo para convencer seus discípulos a não fumar? Quem não deseja que seus amigos e parentes fumantes parem de fumar?

Pois bem, existem algumas regras bem simples que nos permitem atingir esses objetivos:

Para ajudar os jovens, o exemplo é o melhor discurso. Se você não fumar já será uma boa maneira de ajudar. Da mesma forma, é importante não facilitar o acesso para a aquisição – por exemplo, o dinheiro da mesada nunca poderá ser usado para compra de cigarros. Não permitir que seus filhos e demais jovens sob sua influência fumem, pelo menos enquanto forem menores de idade. Promover a prática de esportes e tudo que propiciar uma vida saudável. Esclarecer sobre os mecanismos de dependência e as possíveis consequências de fumar.

Para ajudar seus pacientes fumantes, por ocasião de uma entrevista ou contato eventual, faça algumas perguntas: Você quer parar de fumar? Como pensa fazê-lo? Quer ajuda? Se o fumante se mostrar receptivo, encaminhe-o para um profissional ou um serviço que se proponha a ajudar e tratar para a cessação do tabagismo. Ou você mesmo poderá ajudar, fazendo desde uma intervenção breve até um tratamento simplificado ou mesmo estruturado e multidisciplinar, desde que tenha experiência ou esteja disposto a se preparar para isso.

Se você não for profissional da saúde, mesmo assim pode ajudar. Converse sobre os problemas do tabagismo e informe que existem formas de parar de fumar com o auxílio de profissionais. Caso se trate de uma pessoa da família ou de suas relações afetivas, insista em como é bom não fumar, ter uma vida saudável. Se o fumante morar em seu domicílio, insista para que não fume dentro de casa, pois assim estará protegendo os outros moradores.

Considerem-se as diversas razões e pressões que se apresentam para que o fumante valorize mais a saúde e a vida e pare de fumar:

- estado atual da saúde;
- incertezas sobre a saúde futura;
- custos de fumar;
- restrições para fumar em locais coletivos;

- pressão da família;
- conselho médico;
- certeza de que, se continuar fumando, estará fazendo a "coisa errada" para sua vida;
- percepção de grandes publicações contrárias ao fumar.

DICAS PARA QUEM QUER E/OU PRECISA PARAR DE FUMAR[9]

- Para parar de fumar, as pessoas precisam mudar seu comportamento e para mudar... é preciso mudar! Isso deve levar a um primeiro questionamento e a uma reflexão: o fumante quer, realmente, mudar sua identidade de "fumante" para "não fumante"?
- Os fumantes estão sendo levados a parar de fumar por diversos motivos, pois está se tornando muito difícil manter o tabagismo – desde a proibição de fumar em ambientes fechados, inclusive no próprio domicílio, até uma verdadeira avalanche de informações sobre danos veiculada pela mídia. Tudo converge para a cessação.
- O senso crítico está cercando os fumantes – com tantas informações, o sentimento de preservação e a afetividade dos entes queridos está falando mais alto. Isso constrange e induz os fumantes a tomar a iniciativa de parar de fumar.

? **Como parar de fumar?**

Para que o paciente seja bem-sucedido, o melhor é que queira parar de fumar e, se necessário, tenha o acompanhamento de um médico e, quando indicado, use medicações.

Na abordagem individual, é fundamental:

- Mostrar os malefícios do fumo, por meio de informações científicas, cursos e debates e, também, salientar como é bom não fumar e ter saúde.
- Se o fumante já apresentar sintomas e/ou anormalidades na espirometria, esse poderá ser um forte argumento para convencê-lo da necessidade de cessar o tabagismo.
- Deixar bem claro que ele, o fumante, é quem deve decidir parar de fumar.
- Embora a maneira de parar de fumar possa ser decidida de acordo com as necessidades individuais, como regra, é preferível aconselhar que a parada seja abrupta, devendo ser marcado o "dia D".
- Avaliar o suporte familiar: se o cônjuge ou outra pessoa do convívio domiciliar for tabagista, deve aderir ao programa ou, pelo menos, não fumar na presença do paciente.
- Com recursos e objetivos definidos, deve ser estabelecido um programa individualizado para parar de fumar.

Não existe um momento ideal, mas é preferível que o fumante se prepare para a cessação quando não estiver vivendo situações muito estressantes. Porém, se o estresse faz parte da vida do fumante, e é uma constante, então, o melhor é não esperar mais!

O MELHOR É MARCAR UMA DATA PRÓXIMA PARA A PARADA (O "DIA D")

Recomenda-se a **parada abrupta**, ou seja, o fumante deixa de fumar de uma só vez, cessando totalmente o uso de cigarros de uma hora para outra. Nesse caso, se seu grau de dependência for elevado, existem recursos para diminuir o desconforto da abstinência, como reposição de nicotina (adesivo e goma de mascar), bloqueador de receptor nicotínico e medicamentos psicoativos.

Outra forma de parar é a **parada gradual**, em que o fumante diminui o número de cigarros durante uma semana até parar definitivamente ou vai adiando a hora do primeiro cigarro do dia. A parada gradual não deve durar mais de 1 a 2 semanas, caso contrário poderá virar uma forma de adiar, e não de parar. O melhor é marcar uma data limite.

TAMBÉM SÃO INDICADORES DE DEPENDÊNCIA DA NICOTINA

- Fumar logo após acordar.
- Fumar mesmo quando enfermo.

Inicialmente, deve ser avaliado o grau de dependência da nicotina, por meio de questionário específico ou de variáveis bem simples:

- Se você fuma poucos cigarros por dia (menos de 10) e pode ficar muitas horas ou até dias sem fumar, sem grandes dificuldades, sua dependência é mínima, e você terá boa chance de parar de fumar por conta própria. Marque um determinado dia e pare de vez.
- Se fuma muito (20 cigarros ou mais por dia) e se quando fica algumas horas sem fumar se sente mal, ansioso, compulsivo, procure um médico especializado em tabagismo. Médicos, principalmente pneumologistas, estão desenvolvendo programas qualificados de tratamento. Deverá ser avaliado o melhor programa para você parar de fumar. Conforme a situação, poderá ser indicado o uso de medicamentos.

- Admitir que o primeiro cigarro do dia é o mais difícil de largar.
- Fumar mais pela manhã do que à tarde.
- Início precoce do tabagismo.
- Abuso prévio ou atual de outras substâncias psicoativas (como álcool e café).
- História psiquiátrica positiva.

O QUE PODERÁ OCORRER NO PERÍODO DA CESSAÇÃO?

Como o fumante ficou dependente da nicotina, da mesma forma que com outras substâncias de dependência, como álcool, cocaína e heroína, os primeiros dias sem cigarros costumam ser os mais difíceis. Algumas pessoas, quando param de fumar podem apresentar irritabilidade, desejo intenso de fumar, ansiedade e outras manifestações orgânicas e emocionais. A isso é chamado "síndrome de abstinência". A maioria desses sintomas tem início algumas horas após parar de fumar e atinge intensidade máxima depois de 24 a 48 horas, diminuindo gradativamente nas semanas seguintes. A terapia de reposição de nicotina e certos medicamentos ajudam a controlar esses sintomas.

Sempre será importante fugir das armadilhas que levam à recaída. Veja algumas dicas:

- Marcar o dia para parar de fumar (o "dia D").
- Evitar contato com fumantes, pelo menos no período inicial da cessação (manter distância).
- Comprar apenas uma carteira de cigarros de cada vez (não comprar mais pacotes inteiros).
- Não fumar dentro do lar (eliminar cinzeiros e o odor de cigarros).
- Beber bastante água e outros líquidos (muitos copos por dia).
- Alimentar-se com uma dieta apropriada (evitar o ganho de peso).
- Comer frutas cítricas.
- Mastigar balas ou chicletes sem açúcar.
- Evitar café e bebidas alcoólicas.
- Escovar os dentes imediatamente após as refeições.
- Ficar atento às situações de estresse (o cigarro não resolverá seus problemas).
- Praticar alguma atividade física do seu agrado (caminhadas, exercícios, esportes).
- Fazer exercícios de relaxamento (respirar fundo e procurar relaxar os músculos).
- Manter sua decisão de parar de fumar.

- Modificar hábitos antigos que o levam a fumar.
- Procurar atividades alternativas para o lazer.
- O uso da reposição de nicotina ou de outro medicamento pode facilitar a parada, diminuindo os sintomas de abstinência – conversar com profissional especializado.

CUIDADOS AO PARAR DE FUMAR

A pessoa que decide parar de fumar pode apresentar alguns sintomas passageiros que podem durar algumas semanas, mas que tendem a desaparecer em pouco tempo. Estes sintomas podem dever-se à interrupção dos efeitos danosos ao organismo das substâncias tóxicas da fumaça de cigarros.

Tosse – com a recuperação funcional dos cílios brônquicos, o ex-fumante pode, agora, expulsar as secreções que ficavam acumuladas nas vias respiratórias. A tosse costuma cessar espontaneamente.

Indisposição gástrica, diarreia ou constipação – precisa se adaptar a dieta conforme necessário. Em poucos dias, o funcionamento do sistema digestório normalizará.

Aumento de peso – ocorre com alguns ex-fumantes e até serve como desculpa para não parar de fumar. A preparação adequada para a cessação do tabagismo deve incluir a prática de exercícios e uma dieta adequada, pobre em gorduras e açúcares e rica em verduras, vegetais e frutas frescas.

Podem surgir sintomas como irritação, mudança de humor, insônia e falta de concentração. É importante observar que essas manifestações não são muito prolongadas, durando apenas algumas semanas. Se persistirem por mais tempo, podem estar relacionadas a outros problemas que nada têm a ver diretamente com o tabagismo. Nesse caso, é melhor procurar ajuda profissional para avaliar o estado geral da saúde.

Se não conseguir parar de fumar desta vez, não desanime! A recaída não deve ser vista como um fracasso. Tente novamente. Se sentir muita dificuldade, procure orientação médica. Avalie bem o que é fundamental para ter sucesso na cessação do tabagismo (Quadro 19.2).

QUADRO 19.2 PASSOS FUNDAMENTAIS PARA A CESSAÇÃO DO TABAGISMO

- Em primeiro lugar, a decisão pessoal de querer largar o cigarro. É prioritário e fundamental ter vontade de parar de fumar.
- Em segundo, buscar orientação e apoio de um médico, de preferência especialista. É importante haver forte e empática relação médico-paciente, de modo que o fumante, ao delegar ao profissional de sua confiança a responsabilidade de orientá-lo, tenha diminuída a ansiedade que costuma ocorrer nessa ocasião.
- Em terceiro, deve ser feita avaliação clínica, do grau de dependência e do nível de ansiedade e de depressão. Assim, os diagnósticos e o perfil do paciente serão estabelecidos, e o esquema de tratamento terá bases mais sólidas. Deve ser marcado o "dia D" para a cessação, de preferência em uma data importante. A cessação pode ser abrupta ou não.

DICAS PARA QUEM QUER PARAR DE FUMAR, MAS NÃO CONSEGUE

- Considere tudo o que foi abordado anteriormente.
- Não tente parar de fumar apenas por conta própria, procure um profissional capacitado e interessado em ajudá-lo.
- É importante não desistir de sua intenção.
- Nunca pense que fracassou só porque recaiu; saiba que as pessoas que param de fumar geralmente não conseguem na primeira tentativa.
- Use a experiência anterior para, desta vez, ter melhor resultado.
- Reflita sobre os motivos que o levaram à recaída.
- Faça um plano organizado e aplique-o com determinação.

Apesar dessas regras, o programa de cessação do tabagismo deve ser, sempre que possível, orientado por equipe médica treinada e ter abordagem individualizada.

DICAS PARA QUEM NÃO QUER PARAR DE FUMAR

Já que você ainda não pensa na sua saúde, pelo menos respeite a saúde dos outros. Não fume em ambientes restritos, fechados ou não, pois se o fizer estará submetendo pessoas ao tabagismo passivo, que também causa danos, doenças e morte. Não submeta as outras pessoas ao seu problema. Respeite-as. Se fizer isso, todos agradecerão.

No entanto, prepare-se para um futuro incerto! Não pense que tudo aquilo que o cigarro pode causar de ruim "só vai acontecer com os outros"! Faça um bom plano de saúde. Informe-se sobre os melhores médicos para sua futura assistência.

Se você tem o mínimo de consideração consigo mesmo, consulte imediatamente um médico especialista, de preferência um pneumologista, para tentar diminuir o prejuízo, sobretudo se já apresentar algum sintoma respiratório, como tosse, catarro ou falta de ar. Se o médico não conseguir ajudá-lo a controlar sua dependência, você pode ser tentado a esquecer temporariamente o assunto até conseguir motivação suficiente para parar de fumar, em momento mais oportuno. Não espere muito!

> O sucesso da abordagem terapêutica para cessar a dependência da nicotina dependerá de três fatores fundamentais:
>
> 1) motivação para parar de fumar;
> 2) terapia cognitivo-comportamental (TCC); e
> 3) manejo dos sintomas da síndrome de abstinência com reposição de nicotina, associada ou não a medicação psicoativa.

Talvez, seja recomendável informar-se se seu plano de saúde tem cobertura para o uso de oxigênio contínuo domiciliar, pois isso poderá fazer parte de seu tratamento futuro. Verifique também como poderá fazer transplante de pulmão, pois você poderá estar nesse caminho.

Se gosta de "terrorismo", visite um hospital de doenças respiratórias – sugiro o Pavilhão Pereira Filho da Santa Casa de Porto Alegre – para ver de perto as consequências do tabagismo: pacientes sofrendo com falta de ar, alguns na UTI respirando por meio de tubos e máquinas.

Considere tudo isso e também as estatísticas e decida se quer continuar arriscando. Se decidir arriscar, para você nada mais pode ser feito com relação ao cigarro. Ou você é muito valente e não se importa de enfrentar grandes problemas, ou é muito irresponsável e quer apostar nessa "verdadeira roleta russa do tabagismo", ou ainda não tem forças para encarar o problema, ou... ou... ou eu, você e ninguém mais o entende mesmo!

> **Lembre-se de que, em momento oportuno, em qualquer época de sua vida, você poderá mudar de ideia e ter apoio profissional para largar o cigarro. Não se omita de fazer a coisa certa. Será por você mesmo!**

REFERÊNCIAS

1. Mas A, Nerín I, Barrueco M, Cordero J, Guillén D, Jiménez-Ruiz C, et al. Smoking habits among sixth-year medical students in Spain. Arch Bronconeumol. 2004;40(9):403-8.

2. Fagerström K. Uma breve apresentação da neurofarmacologia e fisiologia da dependência à nicotina. In: Gigliotti AP, Presman S. Atualização no tratamento do tabagismo. Rio de Janeiro: ABP Saúde; 2006.

3. Benowitz NL. Pharmacology of nicotine: addiction and therapeutics. Annu Rev Pharmacol Toxicol. 1996;36:597-613.

4. Planeta CS, Cruz FC. Bases neurofisiológicas da dependência do tabaco. Rev Psiquiatr Clin. 2005;32(5): 251-8.

5. O'Brien CP. Drug addiction and abuse. In: Hardman JG, Limbird LE, editors. Goodman and Gilman's the pharmacological basis of therapeutics. 10th ed. New York: McGraw-Hill; 2001.

6. Moxham J. Nicotine addiction. BMJ. 2000;320(7232):391-2.

7. Ajesta JA. Tabaco y peso corporal. Prev Tab. 2000;2(3):148-50.

8. Chatkin R, Chatkin JM. Tabagismo e variação ponderal: a fisiopatologia e genética podem explicar esta associação? J Brás Pneumol. 2007;33(6):712-9.

9. Brasil. Ministério da Saúde. Parar de fumar: uma decisão inteligente. Manual do facilitador. Rio de Janeiro: INCA; 1999.

CAPÍTULO 20

ABORDAGEM BREVE E SISTEMÁTICA

LUIZ CARLOS CORRÊA DA SILVA

Considerando que o tabagismo é uma doença crônica de dependência da nicotina e que, para a maioria dos fumantes, serão necessárias diversas tentativas de cessação até que a abstinência se mantenha permanentemente, entende-se que a abordagem breve seja uma medida fundamental a ser utilizada em todas as oportunidades possíveis. A grande prevalência do tabagismo torna indispensável que os profissionais da saúde incluam em sua rotina de trabalho essa modalidade de intervenção. Na abordagem breve, o mais importante é que se consiga estimular que o próprio fumante, com orientação, construa sua decisão, mudança e forma de parar de fumar, pois, dessa maneira, serão obtidos melhores resultados.

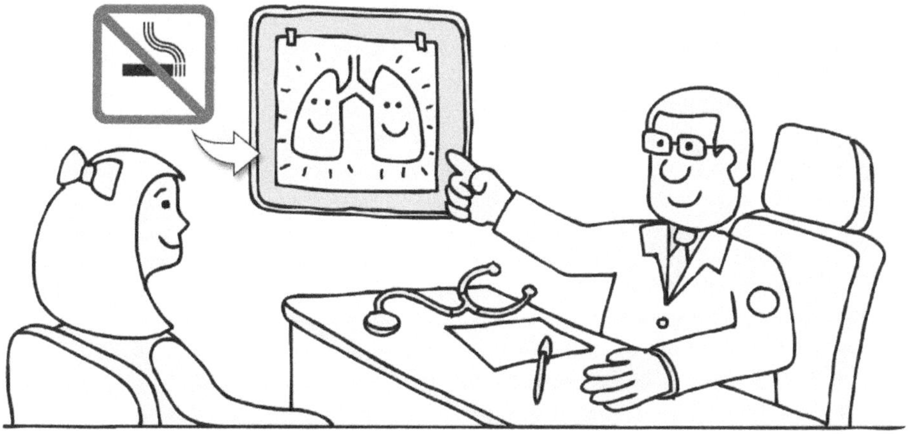

A abordagem breve (PAAPA) deve fazer parte da consulta de rotina, e costuma ter duração de 3 a 5 minutos:

- **P**erguntar a todo paciente se é fumante (se a reposta for positiva, prosseguir)
- **A**conselhar a parar de fumar
- **A**valiar seu grau de dependência e de motivação
- **P**reparar para fumar progressivamente menos
- **A**companhar para não recair

A abordagem breve deve ser praticada por todos os profissionais da saúde. Ela tem a vantagem de atingir grande número de fumantes.

Para haver mais consciência do valor da abordagem breve, deve-se chamar a atenção para o fato de que o tabagismo é a causa evitável mais importante de adoecimento e morte e de que, a cada ano, mais de metade dos fumantes têm contato com um profissional da saúde, frequentemente devido a um problema decorrente do próprio tabagismo. Essa visita clínica constitui-se como uma excelente oportunidade para sensibilização do paciente.

CONDIÇÕES QUE AUMENTAM A EFICÁCIA DA ABORDAGEM BREVE

Ambientes 100% livres de tabaco (consultório, clínica, hospital, posto de saúde, etc.). Se os profissionais da saúde atuarem em ambientes de trabalho 100% livres de tabaco, poderão contar com um clima e uma estrutura mais favoráveis para a abordagem dos fumantes. Deve ser proibido fumar inclusive nos acessos e nas áreas que circundam o prédio da instituição de saúde. Nesses locais, ninguém pode fumar, sejam pacientes, acompanhantes ou visitantes, muito menos os colaboradores (auxiliares, secretárias, médicos e outros funcionários). É extremamente desagradável e desmotivador quando no cenário do estabelecimento

> A intervenção breve inicia no ambiente do estabelecimento de saúde 100% livre de tabaco, continua na sala de espera, onde se podem disponibilizar materiais educativos, e vai continuar durante a entrevista, com a palavra e o apoio do profissional da saúde.

de saúde encontram-se pessoas fumando nas portas, nos acessos, nos corredores, nos pátios e em praças próximas. Para isso, é muito importante que se reforcem as políticas de controle municipais, pois é nas cidades que as pessoas vivem e convivem. Tanto a população quanto seus representantes políticos devem estar engajados no objetivo em prol de *ambientes 100% livres de fumaça de tabaco*.

Reconhecer a *fase comportamental* em que o paciente se encontra, ou seja, se existe ou não desejo de parar de fumar e qual sua intensidade. Para aqueles que se encontram na *fase de pré-contemplação*, deve-se enfatizar a relevância da cessação, os riscos de continuar fumando e os principais obstáculos que poderão ocorrer. É importante salientar as recompensas que serão obtidas. Para os que estão na *fase de contemplação*, sugerir um basta para o tabagismo. A redução do número de cigarros fumados por dia já é um início do processo de mudança – incentivar o pensamento "se eu posso reduzir, quem sabe posso parar completamente". Para os que estão *na fase de preparação*, ou já prontos para a ação, usar o esquema PAAPA (perguntar, aconselhar, avaliar, preparar e acompanhar). Para os que *já pararam de fumar*, a ênfase deve ser para reforço da manutenção e prevenção da *recaída*.

Se o fumante estiver pronto para a cessação, estimular a marcação do "dia D". Deve-se estimular o mais rapidamente possível a marcação da data para a cessação, pois

? Já fiz várias tentativas e não consegui parar de fumar. O que devo fazer?

Alguns passos e recursos são importantes para a cessação do tabagismo. (1) O primeiro é a decisão de querer largar o cigarro. É muito importante querer parar de fumar e ter um objetivo a alcançar que justifique o esforço para a cessação. (2) Orientação e apoio de um especialista em tratamento do tabagismo. (3) Acesso a um programa que utilize a terapia cognitivo-comportamental como base do tratamento. Conforme a situação, podem ser necessárias nicotina de reposição e medicação psicoativa. (4) Marcar o "dia D" para parar de fumar, de preferência em uma ocasião apropriada, em que a pessoa se sinta mais segura e protegida, e em que não se exponha ao convívio de fumantes. Nesse período, ingerir bastante líquido e comer frutas à vontade, praticar exercícios físicos e caminhadas podem ser estratégias importantes.

É fundamental haver uma forte e empática relação médico-paciente, de modo que o fumante, ao delegar ao profissional de sua confiança a responsabilidade de orientá-lo, diminua a ansiedade e outras manifestações que podem surgir ou se intensificar nessa ocasião.

há uma tendência de retardamento ou de ir adiando essa decisão. A escolha da data pode ficar a cargo do paciente ou pode ser sugerida pelo próprio médico, devendo ser um dia, preferencialmente, de grande importância, como, por exemplo, aniversário do paciente ou de alguém que lhe seja muito querido. O importante é que essa data esteja próxima, pois a ocasião precisa acontecer o mais breve possível. Será apresentada, adiante, como é a preparação para esse momento.

Se ainda não estiver pronto, verificar a melhor maneira de ajudá-lo: oferecer material impresso, livros, oferecer palestras e encontros de grupo e, se possível, encaminhar para um programa estruturado.

A abordagem breve deve ser, acima de tudo, uma intervenção motivacional. Com grandes objetivos, pode-se despertar um grande desejo de parar de fumar. Verificar quais os valores pessoais do paciente e o que é de maior impacto para sua existência e, a partir daí, procurar fazê-lo concluir, por sua própria racionalidade, que o tabagismo é um item que precisa ser afastado de sua vida. Estabelecer correlações entre os fatores positivos, os desejos do paciente e a influência negativa do tabagismo para com estes. Por exemplo: se o paciente gosta muito de jogar futebol, insistir no fato de que, se parar de fumar, terá mais fôlego e certamente melhor desempenho na prática esportiva.

Essa abordagem não precisa ser feita na primeira consulta, podendo ser postergada para outra ocasião mais conveniente, e não deve interferir no atendimento do problema que levou o paciente à assistência médica. Pode ser feita apenas uma introdução rápida ao assunto, e realizada a abordagem de maneira mais sistemática em uma entrevista posterior, em momento mais oportuno.

> A abordagem breve pode ser realizada pela mídia, sendo, dessa forma, dirigida, simultaneamente, a um grande número de pessoas. É importante que o veículo de comunicação tenha grande difusão, que o comunicador seja confiável e persuasivo, e que o processo tenha sequência no tempo. A manutenção e o acompanhamento dos fumantes sensibilizados são fundamentais para que haja eficácia dessa intervenção, pois ações isoladas, embora sejam sempre válidas, têm menor resultado.

Quando se detectam grandes dificuldades para cessação, como, por exemplo, forte dependência da nicotina, transtornos comportamentais significativos ou doença psiquiátrica, recomenda-se, além da intervenção breve, encaminhar o paciente para um programa de cessação do tabagismo estruturado, individual ou de grupo, preferencialmente multidisciplinar. Nesses casos, a atuação de um psiquiatra será muito importante.

LEITURAS RECOMENDADAS

Coleman T. ABC of smoking cessation. Use of simple advice and behavioral support. BMJ. 2004;328(7436):397-9.

Lancaster T, Stead L. Physician advice for smoking cessation. Cochrane Database Syst Rev. 2004;(4):CD000165.

Prochaska JO, DiClemente CC. Stages and processes of self-change of smoking: toward an integrative model of change. J Consult Clin Psychol. 1983;51(3):390-5.

Viegas CAA. Tratamento do tabagismo: abordagem breve do fumante. In: Tabagismo: do diagnóstico à saúde pública. São Paulo: Atheneu; 2007.

West R, Shiffman S. Fast facts: smoking cessation. 2nd ed. Oxford: Health; 2007.

CAPÍTULO 21

OPORTUNIDADES PARA CESSAÇÃO: HOSPITALIZAÇÃO E GESTAÇÃO

GIULIANO SCORNAVACCA | LUIZ CARLOS CORRÊA DA SILVA

Segundo a Organização Mundial da Saúde (OMS), o tabaco é uma das principais causas evitáveis de morte em todo o mundo. Estima-se que, durante o século XX, 100 milhões de pessoas morreram devido ao seu consumo, sendo o tabagismo responsável por 12% da mortalidade adulta mundial.[1] A cada ano, aproximadamente 5 milhões de pessoas morrem por doenças relacionadas ao tabaco, e a previsão é de que, persistindo o atual modelo de consumo, em 2030 serão 10 milhões de mortes ao ano, 70% desses desfechos ocorrendo nos países em desenvolvimento.[1]

Nesse cenário, o médico, ao deparar-se com situações de vulnerabilidade ou risco imediato ou, até mesmo durante uma simples consulta rotineira, não pode omitir-se de realizar uma abordagem clara e objetiva, tendo em vista aproveitar a oportunidade que se apresenta para orientar seu paciente para a cessação do tabagismo.

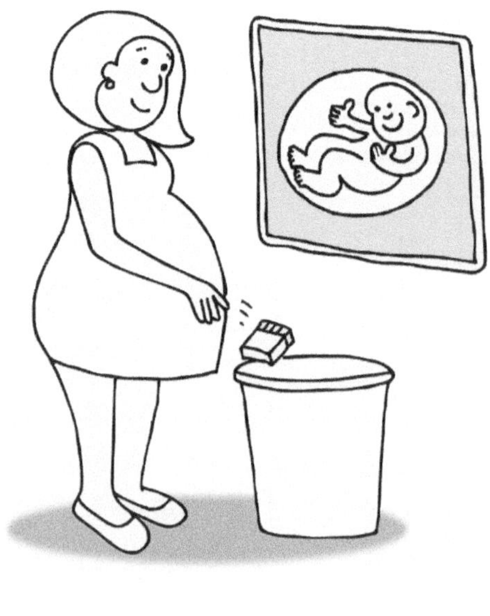

Muitas oportunidades constituem-se como momentos propícios para a cessação do tabagismo, e, por esse motivo, acredita-se que todos os médicos devem sempre ficar atentos a tais situações.

Os cirurgiões plásticos, por exemplo, na fase de preparação para a cirurgia, costumam solicitar, e até exigem como condição indispensável, que seu paciente tenha um período mínimo de abstinência tabágica, geralmente em torno de seis meses.

Após episódio de infarto agudo do miocárdio, há necessidade de interrupção imediata do tabagismo, visto que, se o paciente continuar fumando, aumentará em mais de 50% a chance de reinfartar nos primeiros 2 anos.[2] E o cardiologista, atento a isso, tudo faz para que seu paciente pare de fumar.

Pacientes com pneumopatias crônicas, como doença pulmonar obstrutiva crônica (DPOC), asma, bronquiolite respiratória (BR), entre outras, devem parar de fumar, haja vista que terão agravamento mais rápido e mais complicações se não o fizerem. No caso da BR, a única maneira de obter a remissão da doença é parando de fumar.[2]

Filhos de pais fumantes apresentam aumento significativo de sintomas respiratórios quando comparados a filhos de pais não fumantes. Essas crianças estão quatro vezes mais sujeitas a internações hospitalares do que filhos de não fumantes. Portanto, as consultas dos filhos de pais fumantes constituem uma janela de oportunidades para oferecer aconselhamento antitabágico e fazer a abordagem necessária para resolver esse problema.[2] Nessas situações, o médico poderá aproveitar-se do envolvimento familiar, que é muito comum nesses casos, como forma de auxiliar na orientação motivacional para deixar de fumar.

Por suas características próprias e distintas, a ocorrência de uma hospitalização e o período da gestação constituem situações peculiares, que devem ser trabalhadas para cessação do tabagismo e merecem abordagem especial.

HOSPITALIZAÇÃO COMO OPORTUNIDADE PARA CESSAÇÃO

Há muitas razões para tratar pacientes fumantes hospitalizados. A simples interrupção do tabagismo traz benefícios a curto prazo, como, por exemplo, menor taxa de complicações cardiopulmonares durante o período de hospitalização.

Recomenda-se que na rotina de atendimento hospitalar o tabagismo seja tratado como doença e que seu registro seja realizado em prontuário juntamente com a CID F-17.

O paciente e seus familiares, na admissão, deverão ser informados da proibição de fumar durante a hospitalização, mesmo nas áreas externas do hospital. Durante as internações, os pacientes são forçados a se abster de tabaco devido, em parte, à proibição de fumar dentro da área hospitalar. Contudo, não costumam receber orientações adequadas e nem uma abordagem que os preparem, para isso, independentemente da fase de motivação em que se encontrem.

Para a abordagem do paciente, sugere-se a realização de um aconselhamento breve, conforme mostra a Figura 21.1.

Esse tipo de entrevista deve durar entre 5 e 10 minutos; ou seja, uma abordagem rápida com objetivo de poder escolher, sem perda de tempo, a estratégia mais adequada a aplicar no caso individual, na sequência dessa intervenção.[2,3]

O esquema a seguir representa um algoritmo simples e eficaz de abordagem, que rapidamente mostra como agir perante os vários estágios em que o paciente se encontrar.

5 As[3,4]

1. **Abordar hábitos**
2. **Aconselhar a parar**
3. **Avaliar a motivação**
4. **Ajudar na tentativa**
5. **Acompanhar a evolução**

5 Rs[3,4]

1. **Relevância dos benefícios de fumar**
2. **Riscos de continuar fumando**
3. **Recompensas por parar de fumar**
4. **Resistências em parar de fumar**
5. **Repetição de tentativas de cessação**

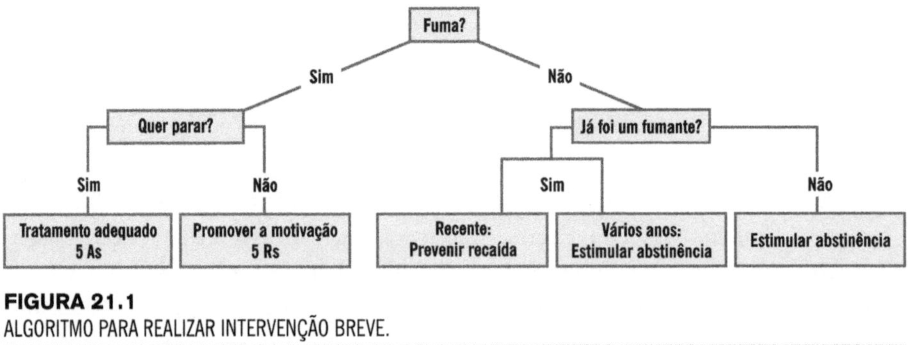

FIGURA 21.1
ALGORITMO PARA REALIZAR INTERVENÇÃO BREVE.

As recomendações básicas para a abordagem do tabagismo em pacientes hospitalizados são adaptadas a partir das diretrizes para pacientes ambulatoriais, sendo as mais importantes:[2-4]

- Caracterizar o padrão de tabagismo.[2]
- Identificar o estágio de motivação para deixar de fumar.[2]
- Prover aconselhamento individualizado sobre a cessação do tabagismo.[2]
- Prover assistência para não fumar durante a internação.[3]
- Identificar e tratar a síndrome de abstinência.[2]
- Oferecer atenção especial para o uso de medicamentos em cardiopatas, gestantes, idosos e outros grupos especiais, devido aos efeitos adversos e às interações medicamentosas.[2,4,5]
- Prover assistência após a alta, no mínimo por telefone, por pelo menos quatro semanas.[2-5]
- Encaminhar os pacientes com um nível de dependência maior para serviços especializados em tratamento do tabagismo, em especial aqueles que fumaram durante a internação.[3,5]

Se necessário for, para o controle da doença, o médico deve lançar mão de terapia medicamentosa específica durante o período de internação. A terapia de reposição de nicotina (TRN) tem sido a mais utilizada, uma vez que controla melhor os sintomas de abstinência. Entretanto, outros medicamentos poderão ser usados de acordo com as características individuais de cada paciente.[2-5]

Qualquer que seja a intervenção para cessação do tabagismo durante a hospitalização, só terá eficácia se for utilizado, em conjunto, um programa terapêutico e se houver novos contatos para acompanhamento do paciente após a alta hospitalar.[2,4]

As políticas de cada hospital para o controle do tabagismo deverão ser claras, a fim de reforçar o trabalho que os profissionais da saúde desenvolvem com os pacientes fumantes.

Sugere-se uma adequada sinalização em toda a área hospitalar, particularmente nos acessos, com advertências sobre a proibição de fumar no hospital, mesmo nos ambientes abertos de convívio e lazer. O treinamento de pessoas voluntárias – como, por exemplo, os Vigilantes da Saúde – para a abordagem dos fumantes pode ser de grande valia para o controle rotineiro da área hospitalar.

As ações recomendadas incluem, primariamente, acolhimento e estímulo motivacional para cessação e, secundariamente, fiscalização.

O processo educativo da comunidade interna deve ser focado na promoção da saúde e na prevenção das doenças, além de ser continuado.

Sugere-se que programas para o tratamento dos fumantes sejam criados e oferecidos para todos os segmentos: funcionários e seus familiares, pacientes (SUS, privados e conveniados) e seus acompanhantes.

A GESTAÇÃO DEVE CONSTITUIR-SE EM UMA GRANDE MOTIVAÇÃO PARA CESSAÇÃO

O tabagismo durante a gestação tem implicações que vão além dos prejuízos à saúde materna.[6-8] Segundo a OMS, no mundo, há cerca de 250 milhões de mulheres fumantes, com preocupantes estimativas que apontam para a duplicação desse número até 2020.[1]

O tabagismo durante a gestação associa-se não só a acontecimentos perinatais nefastos, mas também a importantes repercussões pós-natais.[6-8] Situações como aborto, parto prematuro, baixo peso ao nascer, microcefalia ou, até mesmo, a morte súbita do recém-nascido têm estreita relação com o tabagismo em gestantes.[2,6-8] Tal fato constitui-se, também, em fator de risco para a diminuição da função pulmonar nos primeiros anos de vida da criança e tem relação com a obesidade infantil. Têm sido igualmente descritos seus efeitos no desenvolvimento neurocognitivo devido ao efeito deletério do monóxido de carbono no feto.[2,6-8]

Sendo a gestação uma época de profundas alterações físicas e psicológicas na vida da mulher, pode e deve ser também uma oportunidade para alterar seu estilo de vida. Nesse contexto, os profissionais da saúde, em sua ação preventiva, têm um papel de extrema importância.

Embora os maiores benefícios para o desenvolvimento fetal ocorram se a cessação do tabagismo se fizer ainda no início da gestação, a interrupção do cigarro em qualquer momento desse período deve ser recomendada.[2,8]

A manutenção da abstinência no decorrer da gestação e no pós-parto tem papel fundamental na prevenção de doenças materno-infantis relacionadas ao tabaco.[2,6-8]

Os programas para cessação do tabagismo direcionados a gestantes têm resultados muito superiores àqueles destinados à população em geral, devido à motivação extraordinária da mãe: a preocupação com a saúde do filho constitui-se um grande objetivo e um forte compromisso pessoal para parar de fumar.[8]

Em uma primeira instância, as gestantes devem ser orientadas a parar de fumar sem medicação. Entretanto, se isso não for possível, poderá ser utilizada a terapia de reposição de nicotina.[2,8] O uso da TRN durante a gestação depende da avaliação de cada caso, devendo-se sempre considerar os riscos do fármaco em relação aos possíveis benefícios obtidos com a cessação. Deve-se preferir as formas de liberação rápida, como a goma de nicotina,[8] e alertar fortemente para a suspensão da TRN se a gestante voltar a fumar. Segundo diretrizes internacionais, há benefícios para a mãe e para o feto se a TRN levar à cessação do tabagismo.[2,8]

ATENÇÃO

- Considera-se de fundamental importância o aconselhamento breve para cessação e o treinamento de habilidades para prevenir a recaída como parte da rotina pré-natal.[2,8]
- O médico deve fornecer informações de forma clara e objetiva, repetidamente, sobre os riscos para o feto e para a gestante.
- De qualquer maneira, as intervenções devem ser oferecidas em todo o curso da gestação em razão dos benefícios que podem advir da abstinência.[6-8]

De acordo com evidências atuais, a bupropiona e a vareniclina não são recomendadas para o tratamento do tabagismo na gestante em virtude da ausência de perfil de segurança nesses grupos.[2,8]

Mesmo que a gestante já tenha parado de fumar por conta própria, deve sempre ser oferecido o apoio de um programa estruturado, pois além de ajudar imediatamente na manutenção da abstinência, servirá como grande reforço para evitar uma eventual recaída pós-parto. Posteriormente, deve ser acompanhada durante o período que se fizer necessário.

Embora haja maiores benefícios para o desenvolvimento fetal e para a saúde da criança se a futura mãe parar de fumar antes do início da gestação, a cessação traz vantagens e é recomendada em qualquer momento desse período.[2,8,9]

REFERÊNCIAS

1. World Health Organization. Tobacco country profiles. Proceedings of the 12th World Conference on Tobacco or Health; 2003 Aug 3-9; Helsinki. Helsinki; 2003.

2. Reichert J, Araújo AJ, Gonçalves CM, Godoy I, Chatkin JM, Sales MP, et al. Smoking cessation guidelines—2008. J Bras Pneumol. 2008;34(10):845-80. Erratum in: J Bras Pneumol. 2008;34(12):1090.

3. Fiore MC, Jaen C, Baker T, Bailey WC, Benowitz NL, Curry SJ, et al. Clinical practice guideline: treating tobacco use and dependence 2008 update. Rockville: US Department of Health and Human Services; 2008.

4. Preventing tobacco use among young people: a report of the surgeon general. Atlanta: U.S. Department of Health and Human Services; 1994.

5. West R, McNeill A, Raw M. Smoking cessation guidelines for health professionals: an update. Health Education Authority. Thorax. 2000;55(12):987-99.

6. Spencer N, Logan S. Social influences on birth weight. J Epidemiol Community Health. 2002;56(5):326-7.

7. Toschke AM, Montgomery SM, Pfeiffer U, von Kries R. Early intrauterine exposure to tobacco-inhaled products and obesity. Am J Epidemiol. 2003;158(11):1068-74.

8. Leopércio W, Gigliotti A. Tabagismo e suas peculiaridades durante a gestação: uma revisão crítica. J Bras Pneumol. 2004;30(2):176-85.

9. Lumley J, Oliver SS, Chamberlain C, Oakley L. Interventions for promoting smoking cessation during pregnancy. Cochrane Database Syst Rev. 2004;(4):CD001055. Update in: Cochrane Database Syst Rev. 2009;(3):CD001055.

CAPÍTULO 22

ENTREVISTA MOTIVACIONAL: CONCEITOS E PAPEL NO TRATAMENTO DO TABAGISMO

LUCIANO MÜLLER CORRÊA DA SILVA

DEFINIÇÃO DE ENTREVISTA MOTIVACIONAL

A entrevista motivacional (EM) é um tipo de abordagem para modificação comportamental que teve sua origem em observações experimentais de pacientes em tratamento para dependência de álcool. Posteriormente, foi testada em uma ampla gama de intervenções comportamentais. Tem sido efetiva tanto na redução de comportamentos indesejáveis (etilismo, compulsão por jogo, comportamento de risco para HIV) quanto na promoção daqueles considerados saudáveis (exercício, dieta adequada, adesão à medicação).

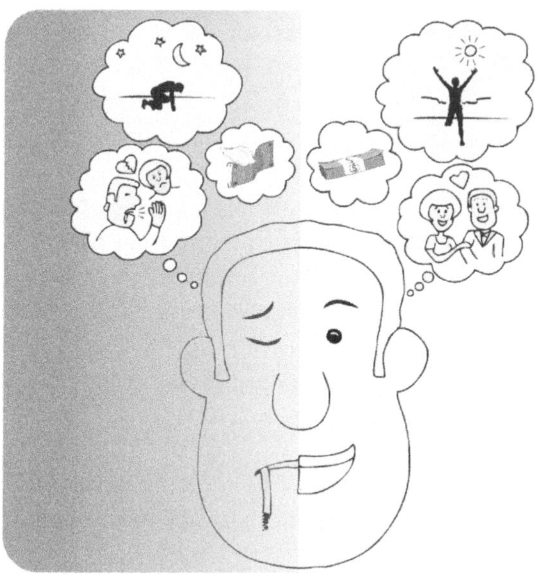

Um dos grandes pioneiros desse método foi o norte-americano William Miller, que observou que uma posição não confrontadora e empática por parte do entrevistador promovia resultados terapêuticos melhores (representando de 25 a 50% da variância nos desfechos comportamentais).[1] Em 1989, Miller associou-se a Stephen Rollnick, resultando na publicação da obra que lançou as bases da EM.[2,3]

A modificação comportamental seria desencadeada pelo desenvolvimento, no paciente, de uma linguagem de mudança (*change talk*) e redução da resistência, por meio de uma audição empática e direcionada pelo entrevistador, mas sem a percepção desse direcionamento por parte do paciente.[2,3] Um segundo fator importante na eficácia da EM é a relação paciente-terapeuta, mais especificamente, a habilidade terapêutica da compreensão empática. Rogers[4] postulou que a empatia acurada, a congruência e uma preocupação positiva são condições fundamentais que criam uma atmosfera de segurança e aceitação, na qual os pacientes ficam livres para a exploração e mudança comportamental.

A EM geralmente é dividida por etapas. Uma delas, a mais importante, ocorre de forma não diretiva e empática, e o terapeuta auxilia o paciente a encontrar suas próprias motivações para uma mudança comportamental, por meio da criação de um estado de ambivalência que estimule-o a pensar sobre seu problema. Salienta-se que o importante não é descobrir por que o paciente está desmotivado, mas quais suas reais motivações para considerar uma perspectiva de mudança. Uma vez que o estado de ambivalência tenha sido resolvido, é importante que haja o desenvolvimento de comprometimento com os objetivos específicos do tratamento. Uma consideração importante é que o nível ou a força crescente do grau de comprometimento verbalizado pelo paciente é que determina uma maior chance de alteração comportamental. Nesse aspecto, é importante que o terapeuta distinga entre um real ou fictício comprometimento, observando a congruência do discurso do paciente, bem como seu gestual.

Uma definição de EM que pode ser considerada é: um método predominantemente diretivo, centrado no paciente, para desenvolver e/ou aumentar a motivação intrínseca para uma mudança comportamental por meio da exploração e resolução da ambivalência (estado de ter sentimentos opostos mesclados ou ideias contraditórias sobre algo ou alguém). Não é o ensinamento de novas habilidades, alteração da cognição ou exploração do passado. Está focalizada nos interesses e nas preocupações presentes do paciente. É muito mais do que um conjunto de técnicas para aconselhamento. É uma forma de ser e de lidar com as pessoas.

A EM não é direcionada de forma consciente. O entrevistador estimula e reforça, seletivamente, uma linguagem automotivacional, sempre tentando reduzir a resistência do paciente sem confrontação. É um método de comunicação, e não um "conjunto" de técnicas, centrado no desenvolvimento da motivação intrínseca do paciente sempre levando em conta seus valores e preocupações. De forma geral, a EM melhora a efetividade de outros tratamentos, não havendo incompatibilidade com qualquer outro tipo de terapia ou intervenção. No Quadro 22.1, são enumeradas as três características principais da EM .

EFICÁCIA DA ENTREVISTA MOTIVACIONAL NO PROCESSO DE CESSAÇÃO DO TABAGISMO

Vários estudos têm sido publicados utilizando a EM para a cessação do tabagismo. No entanto, o real impacto desse modelo de intervenção ainda tem sido motivo de discussão. Na análise dos vários estudos já publicados,[5-7] as seguintes considerações podem ser feitas:

- Os grupos de tratamento e de controle são bastante heterogêneos entre os estudos.

QUADRO 22.1 CARACTERÍSTICAS GERAIS DA ENTREVISTA MOTIVACIONAL

CARACTERÍSTICAS GERAIS OPOSTO
Colaboração: aconselhamento que envolve o paciente e o entrevistador como parceiros, onde são considerados os conhecimentos e perspectivas do primeiro. O entrevistador promove uma atmosfera facilitadora e não coerciva.
Confrontação: envolve a desconsideração das perspectivas distorcidas do paciente chamando-se a atenção para que aceite a "realidade" que esse não quer ver ou admitir.
Evocação: presume-se que os recursos e a motivação para mudar estão no paciente. A motivação intrínseca é estimulada pela abordagem das percepções, objetivos e valores do paciente.
Educação: presume-se que falte ao paciente conhecimento, introspecção e/ou habilidades necessárias para que a mudança ocorra. O terapeuta procura abordar esses "déficits" fornecendo o "necessário" esclarecimento.
Autonomia: o entrevistador reforça o direito e a capacidade de decisão, além de facilitar o consentimento do paciente.
Autoridade: o terapeuta diz ao cliente o que ele deve e não deve fazer.

- Parecem existir diferentes impactos do modelo de EM entre diferentes grupos. Entre adolescentes, a eficácia da EM parece ser maior.
- Muitos estudos não especificam o tipo de treinamento sobre EM fornecido aos terapeutas ou aconselhadores.
- Muitos estudos pareceram não utilizar um sistema de avaliação padronizado e codificado para analisar a validade da EM utilizada.
- Ainda há carência de estudos com uma população com nível de dependência elevado, bem como em uma população mais doente.

Apesar da necessidade de estudos metodologicamente mais bem conduzidos, a EM é um tipo de abordagem instigante e altamente apelativa. Permite explorar de forma colaborativa aspectos que nunca poderiam ser esmiuçados em uma entrevista tradicional. Além disso, parece ser um método muito convidativo para a abordagem de pacientes em estágio de pré-contemplação, pois são o tipo de paciente cuja resistência é muito maior para alguma mudança. Mesmo para pacientes que estejam preparados e decididos para uma ação, sempre existe algum grau de ambivalência, e fornecer "fórmulas prontas" para parar de fumar pode reduzir a possibilidade de resultados. A mensagem a colocar é que a EM pode e deve ser incorporada a outros tipos de terapia na cessação do tabagismo. Manter seu espírito durante todo o processo de mudança comportamental reforça a relação terapeuta-paciente, criando um ambiente altamente colaborativo.

PRINCÍPIOS GERAIS DA ENTREVISTA MOTIVACIONAL

EXPRESSÃO DE EMPATIA – Por meio de uma habilidosa audição reflexiva, o terapeuta procura entender os sentimentos e as perspectivas do paciente sem julgamentos, críticas ou acusações. Procura entender o problema como se estivesse na situação do paciente. Nessa abordagem, cria-se um ambiente de respeito e entendimento mútuo, que é fundamental para o estabelecimento de uma aliança terapêutica. Muitas vezes, somente por meio dessa abordagem, é possível que o paciente já demonstre alguma ambivalência, algo fundamental no processo de mudança.

DESENVOLVIMENTO DE DISCREPÂNCIA – Criar e amplificar, dentro da perspectiva do paciente, uma discrepância entre o comportamento presente e seus valores ou objetivos de vida. O objetivo não é o paciente criar a sensação do esforço necessário para atingir um comportamento desejado, mas perceber o grau de importância que essa mudança pode ter em sua vida.

SABER LIDAR COM A RESISTÊNCIA – O pior que pode acontecer sob o ponto de vista de uma mudança comportamental é o terapeuta defendê-la, enquanto o paciente argumenta contra ela. Isso, além de reduzir a chance de formação de uma ambivalência, pode arrastar ainda mais o paciente em uma direção oposta. O terapeuta deve, na verdade, usar a resistência como um meio de explorar algo que ainda não percebeu e também como um sinal de que ele deve ter uma atitude diferente de abordagem, sem argumentações diretas, tornando o paciente a principal fonte das perguntas e respostas. É importante salientar que a resistência é, muitas vezes, não um "defeito" do paciente, mas um produto da interação entre um terapeuta e um paciente que interagem de forma dissonante, na defesa de duas visões individuais de um problema. Outras causas de uma comunicação dissonante são estratégia do terapeuta e nível de prontidão do paciente para mudança, tentar estabelecer uma estratégia de ação ante um problema em um paciente ainda em ambivalência, relação baseada mais em um modelo de hierarquia terapeuta-paciente do que em uma relação de cooperação. É interessante observar que, quanto maior for o aumento da resistência em uma única sessão de tratamento, menor será a chance de mudança comportamental em médio e longo prazos.[8]

APOIAR A AUTOEFICÁCIA – Autoeficácia refere-se à crença de um indivíduo em sua habilidade de realizar e ser bem-sucedido em uma tarefa específica. É um fator muito importante na mudança comportamental. A própria autoeficácia do terapeuta em auxiliar um paciente também interfere na chance de sucesso.

Em relação à resistência, seu oposto, no modelo da EM, seria a chamada "linguagem da mudança" (*change talk*). O objetivo da EM seria o de promover essa linguagem enquanto minimiza o máximo possível a resistência. Em relação à resistência, existem quatro categorias:

- **Arguição**: contestar a acurácia, competência ou autoridade daquilo que o terapeuta diz, expressar hostilidade direta com o terapeuta.
- **Interrupção**: o paciente interrompe a conversa do terapeuta de forma defensiva.
- **Negação**: discordância em reconhecer problemas, cooperar, aceitar a responsabilidade sobre o problema ou pedir conselhos. Fazem parte desse mecanismo culpar outras pessoas, discordar de forma não construtiva, autocomiseração, minimizar o problema, achar que o problema não traz riscos, negativismo ou pessimismo, relutância.

- **Ignorância**: por meio de desatenção à fala do terapeuta, respostas sem relação com as perguntas do entrevistador, ausência de respostas, respostas evasivas.

Deve ser salientado que a resistência, assim como a motivação e a autoeficácia, é específica para um determinado tipo de mudança. Um paciente pode, por exemplo, estar bastante motivado para cessar o uso de cocaína, mas estar despreocupado sobre o uso de álcool ou maconha. Os discursos da mudança ou da resistência somente podem ser entendidos em relação a uma forma particular de mudança. A EM envolve reconhecer e responder de forma particular a uma dessas duas formas de linguagem do paciente.

É importante que o entrevistador se policie na forma de responder ao discurso do paciente. Deve-se evitar:

- Persuadir o paciente para uma mudança, assumindo somente o lado positivo da ambivalência.
- Expressar ao paciente a sensação de que o terapeuta tem as respostas.
- Estimular emoções negativas sobre o *status quo.*
- Rotular o comportamento do paciente.
- Tentar apressar a consulta. Existe o seguinte paradoxo: "se você age como se tivesse somente alguns minutos, demorará todo o dia para conseguir algo relativamente rápido. Se você age como se tivesse o dia todo, a mesma tarefa poderá demorar apenas alguns minutos". Deve-se ter cuidado para não precipitar etapas.
- Assumir uma posição paternalista, deixando que os valores e julgamentos do terapeuta sobrepujem os do paciente.

IMPORTÂNCIA E CONFIANÇA

No processo da EM, é importante avaliar a importância que o paciente atribui para uma possível mudança comportamental e sua confiança em atingi-la. Existem dois tipos de abordagens: o uso de uma escala padronizada e uma avaliação subjetiva com base na entrevista com o paciente. No uso de uma escala padronizada ("regra da régua"), pode ser utilizado o seguinte método:

"Quão importante é para você parar de fumar? Em uma escala de 0 a 10, na qual 0 não é nada importante e 10 extremamente importante, onde você acha que está?"

0 1 2 3 4 5 6 7 8 9 10

Nada importante — Extremamente importante

"O quão confiante você diria que está para parar de fumar? Em uma escala de 0 a 10, na qual 0 é nada confiante e 10 extremamente confiante, onde você acha que está?"

0 1 2 3 4 5 6 7 8 9 10

Nada confiante — Extremamente confiante

Teoricamente, existiriam quatro grupos: baixa importância/baixa confiança (A); baixa importância/alta confiança (B); alta importância/baixa confiança (C); alta importância/alta confiança (D). No entanto, a realidade é mais complexa. É importante salientar que a avaliação da importância (desejo) e da confiança (autopercepção da capacidade) não substitui a avaliação da real preparação do paciente para uma mudança. Essas duas variáveis com frequência interagem entre si. Dificilmente uma pessoa que dê pouca importância para uma mudança apresenta alta confiança (B). Nesse grupo, por exemplo, pode ser encontrado um tipo de paciente que apresenta um mecanismo de defesa ("vou continuar fumando mais um pouco, pois paro quando quiser..."). Da mesma forma, um paciente que dá valor à mudança e diz estar confiante não necessariamente está preparado para mudar. Uma situação de baixa confiança pode gerar no paciente mecanismos que dificultam a valorização da importância da mudança. Um mesmo paciente pode transitar entre esses diferentes grupos em momentos distintos. Entre fumantes, não é incomum a seguinte situação:

> Na primeira vez, foi muito mais fácil e importante parar de fumar, pois havia feito uma promessa para meu filho [grupo D]. Mas, por diversos problemas, comecei a fumar novamente ainda mais do que antes. Hoje, sinto muito mais dificuldade em largar o cigarro e não vejo tanta vantagem em abandoná-lo em relação a vários anos atrás. O estrago já está feito... [grupo A].

Na primeira fase da EM, é importante trabalhar tanto a confiança quanto a importância no processo de estímulo à mudança.

O QUE DEVE SER EVITADO NO INÍCIO DA ENTREVISTA

PERGUNTAS-RESPOSTAS RÁPIDAS – É muito fácil cair na armadilha de perguntar algo muito específico no início da entrevista e receber do paciente respostas rápidas. Isso surge tanto da ansiedade do entrevistador em sentir que está mantendo o controle da conversa quanto do paciente, que tende a se colocar em uma situação cômoda e previsível, com respostas curtas e simples. O ideal é fazer perguntas abertas, mas de forma estruturada.

ASSUMIR UMA POSIÇÃO – É a armadilha mais comum e a mais importante a ser evitada. Exemplo: "vejo que você tem um sério problema com o cigarro e desde já acho importante que seja tentada a reposição de nicotina". O paciente pode argumentar: "o cigarro até pode fazer mal, mas acho que para mim não é tão ruim...". Essa resposta é natural e previsível. As pessoas, frequentemente, iniciam uma consulta em estado de ambivalência. Elas querem e não querem mudar. Estão em conflito. Se o entrevistador assume um lado desse conflito, naturalmente o paciente dará a voz para o outro lado. O entrevistador deve evitar colocar-se no "lado bom" da argumentação.

RÓTULO – Os problemas podem ser amplamente explorados sem a necessidade de um rótulo. Caso o paciente venha a solicitar esse tipo de abordagem pelo entrevistador, é necessário que este faça o paciente refletir e mudar essa perspectiva. Mesmo que o paciente necessite e exija um rótulo, o entrevistador pode dizer: "sei que para você é importante admitir que seja um viciado ou adicto, mas acho que também é importante discutirmos o impacto que o cigarro tem em sua vida e o que você quer fazer a respeito".

FOCO PREMATURO – É importante a discussão sobre aquilo que o paciente pensa que é importante, e não o entrevistador. Se há alguma dissonância entre as preocupações do paciente e do entrevistador, então escutar e explorar aquilo que o paciente traz em uma primeira conversa é, primeiramente, o mais importante.

BUSCAR UM CULPADO – É importante expressar ao paciente que o processo de aconselhamento não envolve a busca de algum culpado. O que realmente importa é explorar aquilo que o incomoda e saber o que ele quer fazer sobre isso.

A PRIMEIRA ENTREVISTA

A primeira entrevista pode ter um importante impacto sobre a disposição do paciente em iniciar uma mudança, com efeitos até mesmo a longo prazo. As pessoas trazem diferentes expectativas e aflições em uma primeira entrevista. É sempre interessante que a primeira abordagem seja, de alguma forma, estruturada da seguinte maneira: (1) tornar claro o tempo disponível, (2) explicar o papel e os objetivos do entrevistador, (3) descrever o papel do paciente, (4) mencionar detalhes que possam ser abordados, (5) iniciar com uma pergunta aberta. Exemplo:

> Nós temos uma hora juntos. Nesse tempo, vamos tentar um entendimento sobre o que o traz aqui. Provavelmente, eu passarei a maior parte do tempo ouvindo, de forma que possa entender suas visões e preocupações. Você também deve ter expectativas sobre o que pode ou não acontecer na entrevista, e eu quero muito ouvir o que você tem a dizer. No final da entrevista, talvez eu possa perguntar algo mais específico que nos ajude a entender sobre sua situação. Vamos começar. O que se passa?

Além disso, é importante que o entrevistador não ofereça uma agenda já pré-estabelecida ao paciente. Obviamente, desviar do assunto que levou o paciente a procurar auxílio não é o objetivo, mas é importante permitir a ele a oportunidade de abrir a discussão. Exemplo: "Como você sabe, há várias coisas que podemos discutir hoje, como o hábito de fumar, seu estado atual de saúde, suas medicações. Mas, o que o preocupa mais nesse momento? Sobre o que deseja conversar hoje?".

OS CINCO MÉTODOS INICIAIS DA ENTREVISTA MOTIVACIONAL

Quando se fala em métodos iniciais, significa dizer que eles são importantes desde o contato inicial com o paciente.

FAZER PERGUNTAS ABERTAS – Na EM, é o paciente que fala a maior parte do tempo. É importante evitar perguntas fechadas para não obter respostas curtas que nunca criam a ambivalência necessária para o desencadear de uma mudança.

AUDIÇÃO REFLEXIVA – É um dos fatores mais importantes na EM. Na verdade, significa como o entrevistador responde ao que o paciente diz. Devem ser evitadas as chamadas "barreiras" que dificultam o processo de comunicação com o paciente:

(1) ordenar, comandar, direcionar; (2) alertar, precaver, ameaçar; (3) aconselhar, fazer sugestões, fornecer soluções; (4) persuadir com lógica, arguição ou informação; (5) dizer às pessoas o que fazer, moralizar; (6) discordar, julgar, criticar, culpar; (7) concordar, aprovar, expressar merecimento; (8) envergonhar, ridicularizar, rotular; (9) interpretar, analisar; (10) confortar, simpatizar, consolar; (11) questionar ou interrogar; (12) dispersar, distrair, humorizar ou mudar totalmente o tópico do assunto. Veja exemplo a seguir (o #número ao final de cada sentença representa uma "barreira"):

> Paciente (P): Eu não sei se o melhor, nesse momento, é continuar ou parar de fumar. Entrevistador (E): Você deve fazer aquilo que você pensa que é o melhor (#5). (P): Mas esse é o problema! Eu não sei o que é o melhor! (E): Sim, no fundo de sua alma você sabe (#6). (P): Bem, eu me sinto encurralado nessa minha situação de fumar. (E): Por que não tenta a reposição de nicotina? É seguro e pode ajudar muito (#3). (P): Até tentei o chiclete, mas não tem o mesmo efeito que um cigarro. (E): Bom, dessa forma você estará trocando uma forma de nicotina por outra bem mais nociva, que reduzirá sua expectativa de vida (#2).

Nessa entrevista, não há qualquer exploração de ambivalência. O paciente, simplesmente, está sendo persuadido a tomar uma resolução de forma prematura. Não que a utilização dessas barreiras seja sempre nociva; elas podem muito bem ser utilizadas em momentos específicos. Entretanto, a essência da audição reflexiva é tentar entender o que o paciente diz. As pessoas, muitas vezes, nem sempre falam em linguagem clara aquilo que realmente querem dizer. O ouvinte deve ouvir atentamente as palavras do paciente e tentar decodificá-las. O ouvinte reflexivo tenta entender o real significado das palavras para, a seguir, fornecer um pronunciamento, e não uma pergunta. Mas por que não uma pergunta? Porque uma pergunta gera, frequentemente, resistência no paciente, uma resposta que foge do significado real daquilo que é dito, enquanto um pronunciamento gera uma dúvida que o obriga a detalhar cada vez mais aquilo que está dizendo. Perceba as diferenças na sonoridade: "Você está se sentindo mal sobre isso?"/ "Você se sente mal sobre isso". A diferença está na inflexão. O tom de voz aumenta no final de uma pergunta, mas reduz gentilmente ao final de um pronunciamento. É importante salientar que a audição reflexiva não envolve a simples repetição daquilo que o paciente afirma na sentença anterior, mas um pronunciamento em que se tenta estabelecer o significado do que o paciente afirma. Exemplo: (P): Acho que, algumas vezes, tenho fumado demais. (E): Você tem fumado bastante? (P): Não acho que realmente seja tanto. Posso fumar muito ou pouco e não me sinto diferente. (E): Mais do que a maioria das pessoas? (P): Sim, fumo mais do que a maior parte das pessoas com que convivo. (E): Isso preocupa você? (P): Bem, de alguma forma sim. Essa tosse não me abandona e tenho que escarrar sempre em situações impróprias. (E): Coisas que acontecem enquanto você fuma? (P): Sim, noto que muitas vezes pioro nos dias em que fumo mais. (E): A tosse continua e incomoda você? (P): Mesmo quando não fumo, incomoda muito e isso me deixa preocupado. (E): E você se preocupa se isso tem a ver com o fato de estar fumando? (P): Eu não consigo pensar em outra coisa. (E): E você sempre tossiu dessa forma? (P): Não, somente nos últimos anos... estou ficando velho... (E): Parece que a tosse sempre aparece quando se passa dos 50 anos. (P): Não, essa tosse tem tudo a ver com o cigarro! E o cheiro e o fato de estar saindo do trabalho toda hora me incomodam! (E): Logo, parece que você está prejudicando sua saúde, seu bem-estar e seu trabalho por estar fumando. (P): Parece que sim, mas não sou um cara ruim. Nunca fui um viciado. (E): Você não é uma má pessoa. Apenas está preocupado com o hábito de fumar. (P): Eu não sei se preocupado, mas acho que devo pensar melhor sobre isso. (E) E pensar se você deve fazer algo sobre isso, é para isso que você veio hoje. (P): Acho que sim. (E): Você não tem certeza? (P): Eu não tenho certeza sobre o que eu realmente quero fazer sobre isso. (E): Se eu compreendi até agora, você acha que tem fumado demais e que isso possa estar prejudicando sua saúde, seu bem-estar e seu trabalho, mas você não está certo se realmente quer mudar essa situação. (P): Não faz muito sentido, não é? (E): Posso ver como você se sente confuso sobre essa questão.

Nesse diálogo, o entrevistador não coloca, praticamente, qualquer barreira no processo. O diálogo flui de forma que se cria uma ambivalência cada vez maior. Quando se lida com emoções, é importante saber minimizar o sentimento para não criar resistência e prejuízo no processo. Veja as diferenças:

- Maximizar – (P): Eu não gosto dos comentários da minha mãe sobre meu cigarro! (E): Você está realmente zangado com sua mãe. (P): Não exatamente. Afinal, ela é a minha mãe!
- Minimizar – (P): Eu não gosto dos comentários da minha mãe sobre meu cigarro! (E): Você está um pouco chateado com sua mãe. (P): Sim, irrita-me como ela está sempre me corrigindo e me criticando!.

Na maximização, o paciente assume uma atitude de defesa e dificilmente irá revelar o que realmente se passa na relação com sua mãe quanto ao hábito de fumar. A audição reflexiva não é, dessa forma, um processo passivo. Ela é direcionada. O terapeuta decide sobre o que refletir, ignorar, enfatizar ou não enfatizar, que palavras utilizar para capturar um significado. Pode reforçar algo que o paciente diz ou mudar levemente o significado para compreender a situação de forma mais clara. Além disso, é muito útil para o paciente, que ouve pelo menos duas vezes suas próprias sentenças, estimulando o processo de reflexão e criando, progressivamente, uma linguagem de mudança. O processo de audição reflexiva é fundamental no início da EM.

AFIRMAÇÃO – Afirmar e apoiar o paciente durante o processo de aconselhamento é outra forma de construir um entendimento e reforçar a livre exploração. Isso pode ser feito na forma de cumprimentos ou frases que demonstrem elogios e compreensão. A própria audição reflexiva pode ser afirmadora, mas afirmações diretas também têm seu papel no aconselhamento. Alguns exemplos: "Obrigado por vir no horário hoje"; "Fico feliz que você dê um grande passo hoje vindo aqui"; "Você, com certeza, é uma pessoa muito forte para ter lidado com tantas dificuldades todo esse tempo"; "Essa é uma boa sugestão". Deve-se notar que frases que podem representar apoio ou afirmação em uma situação ou cultura podem ter significado até pejorativo em outra. Exemplo: "Obrigado por vir no horário hoje" dito a um paciente com traço obsessivo e que quase sempre chega no horário. Para ele, essa afirmação pode até criar um conflito. Ele poderá responder: "Mas eu sempre cheguei no horário 99% das vezes!". Não existem fórmulas. O importante é notar e apoiar os esforços e as conquistas do paciente de forma apropriada.

RESUMO – O quarto método que é utilizado desde o início da EM é o método do resumo. Enunciados de resumo podem ser utilizados para relacionar e reforçar aquilo que foi discutido. Quando se está estimulando uma linguagem de mudança, é aconselhável resumir periodicamente. Exemplo: "Essa tosse e falta de ar fazem você se sentir frágil e vulnerável. O que preocupa você é, principalmente, ter uma aposentadoria precoce e tornar-se dependente dos seus filhos. Você acha que esses seriam os dois grandes motivos que o fazem parar de fumar. E o que mais?". O resumo de reforço mostra que o entrevistador escutou atentamente o paciente, prepara-o para futuras elaborações, além de permitir ao indivíduo ouvir de forma estruturada sua própria linguagem de mudança.

ESTÍMULO À LINGUAGEM DE MUDANÇA – Todos os quatro métodos anteriores são fundamentais para o transcorrer da EM. No entanto, se forem unicamente empregados, será difícil a resolução da ambivalência. É importante o crescente estímulo de uma linguagem de mudança. A linguagem de mudança do paciente engloba quatro categorias: reconhecimento das desvantagens do *status quo* ("eu acho que o problema é maior do que eu pensava"), reconhecimento das vantagens da mudança ("meus filhos irão adorar se eu largar o cigarro"), expressão de otimismo sobre a mudança ("depois que eu ponho algo na cabeça eu não descanso até conseguir"), expressão da intenção em mudar ("acho que já é hora de eu largar definitivamente esse cigarro"). Mas, como estimular essa linguagem de mudança?

MÉTODOS PARA ESTIMULAR A LINGUAGEM DE MUDANÇA

FAZER PERGUNTAS EVOCATÓRIAS – Consiste em fazer perguntas abertas para explorar as preocupações e percepções do paciente. Não é aconselhável perguntar se ele tem preocupações ("Você acha que fumar é um problema?"). Parte-se do princípio de que o paciente esteja ambivalente e já apresente tais questões. Alguns exemplos podem ser vistos no Quadro 22.2. Contudo, apenas perguntar tais questões não é o suficiente para evocar uma mudança. Existem processos específicos para ampliar e reforçar uma linguagem de mudança.

USANDO O MEDIDOR DE IMPORTÂNCIA – É útil utilizar perguntas que medem o grau de importância para as questões envolvidas. Exemplo: "Por que você está em ____, e não em 0?" "O que você faria para ir de _____ para _____ (um número maior)?". Evita-se perguntar "Por que você está em _____, e não em 10?". Esse tipo de questão pode criar uma resistência ainda maior a um processo de mudança.

ANÁLISE DOS PRÓS E CONTRAS – É muito útil que o paciente discuta sobre o lado positivo e o negativo de uma mudança comportamental. É útil que ele diga ou liste, primeiramente, o que ele gosta sobre o padrão comportamental atual. Isso o prepara melhor para discutir o lado negativo, tornando mais confortável a discussão de ambos os lados de sua ambivalência. O simples questionamento de um aspecto do comportamento naturalmente estimula o reconhecimento daquele oposto. Isso, colocado em uma balança decisional, permite a criação pictórica dessa balança.

ELABORAÇÃO – Uma vez que alguma razão para a mudança tenha sido encontrada, é muito comum que o terapeuta acabe por buscar outras sem explorar adequadamente a primeira. É sempre necessário que o paciente seja questionado a explorar de forma mais detalhada e profunda algum motivo de mudança. Existem várias formas de fazer isso: solicitar esclarecimento ("de que forma?" "quanto?" "onde?"); solicitar um exemplo específico; solicitar uma descrição sobre a última vez que ocorreu; perguntar "o que mais?" dentro do assunto debatido.

QUADRO 22.2 EXEMPLO DE PERGUNTAS ABERTAS PARA EVOCAR UMA LINGUAGEM DE MUDANÇA

DESVANTAGENS DO *STATUS QUO*
"O que preocupa você na situação atual?" "O que faz você pensar que precise fazer algo em relação ao seu hábito de fumar?" "Que dificuldades, ou problemas você tem em relação ao hábito de fumar?"
VANTAGENS DA MUDANÇA
"Como você gostaria que as coisas fossem diferentes?" "Qual seria o lado bom em parar de fumar?" "Como você gostaria que as coisas fossem?"
OTIMISMO SOBRE A MUDANÇA
"O que você acha que facilitaria você, caso decidisse parar de fumar?" "O quão confiante você está em parar de fumar?" "O que poderia ajudar você a parar de fumar?"
INTENÇÃO EM MUDAR
"Até agora, o que você pensa sobre seu hábito de fumar?" "O que ajudaria você a pensar em parar de fumar?" "Não em pense em como parar agora. O que você gostaria que acontecesse nesse momento para ajudar você a combater o cigarro?"

EXPLORAR OS EXTREMOS – Quando existe pouco desejo para uma mudança comportamental no momento, outra forma de estimular uma linguagem de mudança é solicitar ao paciente que descreva os extremos de suas preocupações (ou as dos outros), a fim de imaginar o extremo das consequências que poderiam resultar. Exemplos: "O que mais preocupa você sobre o hábito de fumar em um futuro próximo? E a longo prazo?"; "Suponha que você continue fumando 20 cigarros por dia sempre. Quais são as piores coisas que você imagina que poderiam acontecer com você?" Da mesma forma, também as consequências positivas devem ser exploradas: "Quais são as melhores coisas que poderiam acontecer caso parasse de fumar?"; "Se você conseguisse parar de fumar, como as coisas seriam diferentes?".

ANÁLISE RETROSPECTIVA – É útil, algumas vezes, solicitar ao paciente que se lembre do tempo antes do surgimento do problema, comparado-o com a situação atual.

Exemplos: "Você se lembra do tempo em que as coisas iam bem com você? O que mudou?"; "Como eram as coisas antes de você ter ficado doente? Como você se sentia logo antes de começar a fumar?".

ANÁLISE PROSPECTIVA – Auxiliar o paciente a vislumbrar um futuro diferente pode ser, também, de grande auxílio. Exemplos: "Se você decidisse parar de fumar, que esperança você tem de que o futuro seja diferente?"; "Posso ver como você se sente frustrado pelas várias tentativas em parar de fumar, mas me diga como você acha que as coisas poderiam ser diferentes?". Da mesma forma, é interessante questionar sobre como a situação estaria caso nenhuma mudança seja feita: "Suponha que você não pare de fumar, que continue como está. Como você acha que sua vida será daqui a uns 5 anos?"; "Considerando suas dificuldades físicas de hoje, o que você acha que pode acontecer em 5 anos caso não pare fumar?".

EXPLORAR OBJETIVOS E VALORES – Uma parte importante do estímulo à mudança é questionar o paciente sobre quais as coisas mais importantes em sua vida. Afinal, ninguém está realmente "desmotivado"! Além disso, os objetivos e valores do paciente, com frequência, são muito diferentes dos do terapeuta. Explorá-los fornece importantes pontos de referência que podem ser utilizados para confrontar o *status quo*. O objetivo principal é fazer o paciente descobrir quais aspectos de seu problema comportamental entram em conflito com seus valores e objetivos de vida.

COMO RESPONDER À RESISTÊNCIA

Dentro da EM, o conceito de resistência à mudança é diferente do de outras abordagens terapêuticas. Ele representa muito mais uma dissonância entre os conceitos do terapeuta e do paciente do que propriamente uma "característica", ou "problema de caráter". De certa forma, é um sinal de que o paciente não está em um processo de colaboração mútua. Com frequência, é necessário retroceder, entender a razão do comportamento de resistência e da dissonância para, dessa forma, abordá-la corretamente. Já é conhecido que o nível de resistência aumenta ou diminui conforme o estilo de aconselhamento do terapeuta e que o nível de resistência tem relação direta com a probabilidade de mudança até mesmo em longo prazo. O processo de resistência deve ser encarado como uma oportunidade, e não como um obstáculo! Existem duas categorias de métodos para responder à resistência: respostas reflexivas (reflexão simples, reflexão amplificada, reflexão em dupla face) e respostas facilitadoras (mudança do foco, resignificação, concordância com desvio, ênfase na escolha pessoal e na autonomia, assumir o papel do paciente).

RESPOSTAS REFLEXIVAS

REFLEXÃO SIMPLES – Responder à resistência sem resistência. A simples aceitação e o reconhecimento de discordância, sentimentos ou percepções permitem uma exploração mais aprofundada em vez de uma progressiva resistência, evitando que o entrevistador assuma uma posição específica. Algumas vezes, uma pequena modificação na valoração pode ser conseguida pela reflexão. Exemplo 1: (P): Quem é você para me dar conselhos sobre o cigarro? O que você sabe sobre fumar na prática? (E): É difícil imaginar como eu poderia sequer entender ou parece que você está realmente zangado comigo. Exemplo 2: (P): Eu realmente não necessito de um tratamento para parar de fumar. Eu posso lidar sozinho com isso. (E): Você acha que um tratamento não funcionaria para você.

REFLEXÃO AMPLIFICADA – Um tipo de abordagem útil é responder de volta ao que o paciente falou de forma amplificada e exagerada. Entretanto, isso deve ser feito empaticamente, porque qualquer tom sarcástico ou posição extrema pode estimular uma resposta hostil ou aumentar ainda mais a resistência. Exemplo: (P): Minha esposa é sempre exagerada. Não acho que fumar até uns dez cigarros por dia seja tão ruim. (E): Parece que ela não tem nenhum motivo para se preocupar. (P): Fumar ou não fumar... de qualquer jeito a morte um dia baterá na nossa porta. (E): Parece que uma pessoa jamais poderia se sentir e viver melhor se não fumasse.

REFLEXÃO EM DUPLA FACE – Outra abordagem de resposta reflexiva é abordar ambos os lados da ambivalência. Se o paciente manifesta somente o lado resistente em sua argumentação, uma reflexão em dupla face reconhece o que o paciente disse e adiciona a ela o outro lado de sua ambivalência. Isso pressupõe até mesmo o uso de informações que o paciente já oferecera, necessariamente na mesma sessão. É altamente recomendável usar a conjunção "e" em vez de "mas", a fim de manter um equilíbrio na argumentação. Exemplo 1: (P): Eu não fumo mais do que a maioria dos meus amigos. O que há de errado em dar umas "pegadas" todo dia? (E): Eu vejo o quão confusa é essa situação para você. Você me disse que está preocupado com o cigarro por causa de sua tosse e sua pouca resistência física e também você acha que não parece fumar muito mais do que os outros. É difícil para você separar uma coisa da outra! Exemplo 2: (P): Certo, parece que eu tenho alguns problemas com meu cigarro, mas não quer dizer que seja viciado, pois não fumo um atrás do outro! (E): Você me disse que o cigarro está causando problemas para você e seus filhos e que também é importante que as pessoas não pensem em você como se fosse um tipo de viciado.

OUTRAS RESPOSTAS NÃO REFLEXIVAS

MUDANÇA DE FOCO – Desviar a atenção do paciente sobre o que parece ser um obstáculo no caminho de seu progresso. É como se fosse passar em torno de uma barreira em vez de tentar subir nela. A forma geral dessa abordagem é primeiro desarmar uma situação inicial para depois dirigir a atenção para um assunto mais fácil de gerenciar. Exemplo: (P) Você, provavelmente, vai me dar uma série de conselhos sobre como parar de fumar e, depois, prescrever um monte de medicações caras ou com efeitos colaterais. (E): Calma, mais devagar. Nós acabamos de nos sentar para falar sobre o assunto e você já está preocupado com o final do jogo! Certamente, não estou pronto sequer para chegar a uma conclusão ou lhe propor algum tratamento agora. Primeiramente, o que você quer fazer?

RESSIGNIFICAÇÃO – Essa abordagem leva em consideração a validade das observações cruas do paciente, mas oferece um novo significado ou interpretação para elas. A informação do paciente é reestruturada de uma nova forma que seja mais útil para apoiar uma mudança. Exemplo: (P): Tentei parar de fumar pelo menos umas três vezes e sempre falhei. Acho que sou um fraco e, provavelmente, nunca pare. (E): O que me impressiona é que você já tentou pelo menos essas três vezes. Mostra que você tem uma força de vontade bem grande. Lembra-se de quando conversamos sobre como as pessoas mudam? Toda vez que alguém tenta mudar, ela se aproxima cada vez mais do sucesso. De fato, as pessoas que param de fumar com sucesso já tentaram, em média, pelo menos umas quatro vezes. Logo, não desista ou se desespere! Você está no caminho certo!

CONCORDÂNCIA COM DESVIO – É o oferecimento de uma concordância inicial, mas com um leve desvio ou mudança de direção. Isso permite manter uma certa consonância com o paciente, enquanto permite ao terapeuta continuar influenciando a direção para uma mudança. É, basicamente, uma reflexão seguida por uma ressignificação. Exemplo: (P): Você, provavelmente, vai me dar uma série de conselhos sobre como parar de fumar e, depois, prescrever remédios. Esse tipo de tratamento me desencoraja muito! (E): Se eu fosse falar um monte de coisas que você tivesse que fazer agora, certamente, isso o deixaria imobilizado! É estranho, não? Quando você sente que algo deva ser feito, isso, na verdade, impede você de fazer aquilo que gostaria!

ÊNFASE NA ESCOLHA PESSOAL E NA AUTONOMIA – Quando as pessoas percebem que sua liberdade de escolha está sendo ameaçada, elas tendem a reagir pela reafirmação de sua liberdade (p. ex., "ninguém pode me dizer o que eu devo fazer"). É uma reação comum de alguém que sente que sua autonomia está sendo ameaçada. O melhor remédio para isso é realmente dizer a verdade: no final, é o paciente que determina o que deve, ou não fazer. Exemplo: (P): E se eu dissesse a você que adoro fumar e não quero parar? (E): Você é uma pessoa livre e tem a sua escolha. Eu não poderia decidir por você, mesmo que quisesse. Diga-me, então, qual o motivo de você ter vindo aqui?

ASSUMIR O PAPEL DO PACIENTE – Essa é uma forma de reflexão amplificada. Parte do princípio de que o paciente possa iniciar um processo de mudança uma vez que seja levado a discutir o problema como se não quisesse mudá-lo ou até mesmo aumentá-lo. Não é uma abordagem que funciona para todas os pacientes e nem para qualquer situação. Um exemplo é o paciente assumir o lugar do entrevistador, procurando convencê-lo a parar de fumar, por exemplo. De forma apropriada, essa "troca de papéis" cria um ambiente para ampla discussão sobre aspectos não conscientizados pelo paciente em relação ao problema.

AUMENTANDO A CONFIANÇA

Conforme discussão anterior, o grau de importância sobre uma necessidade de mudança é apenas um primeiro passo em todo o processo de alteração comportamental. Um paciente pode muito desejar uma mudança, mas sentir que isso possa estar além de suas capacidades. Confiança é um termo utilizado para descrever o grau no qual o paciente se sente apto para efetuar uma mudança desejada. Nunca o paciente estará completamente confiante ou completamente sem confiança para uma mudança. Dentro do próprio estado de confiança, também existe uma situação de ambivalência que pode ser explorada pela EM. Quando se fala em aumentar a confiança, refere-se à melhora da autoeficácia do paciente. Problemas relacionados a transtornos psiquiátricos que alteram o estado de confiança, como depressão ou baixa autoestima, devem ser abordados em outras instâncias.

Ao construir-se um melhor estado de confiança, algumas armadilhas devem ser evitadas:

PRESCRIÇÃO PRECOCE – Em um paciente com baixa confiança, as mesmas abordagens da EM devem ser tomadas. Ao assumir uma posição prescritiva com um paciente com baixa confiança, corre-se o risco de interferir no grau de importância conseguido com a abordagem motivacional.

SUBESTIMAR O PREPARO DO PACIENTE – Outra armadilha em potencial é não levar a sério o aspecto da confiança do paciente. "Tenho certeza de que você pode" é uma expressão que não auxilia na abordagem de um paciente com baixa autoeficácia. É outra forma assumir um lado da argumentação.

"MELANCOLIA A DOIS" – Outra forma de prejudicar a confiança é assumir ou compartilhar a percepção de desesperança ou de desamparo do paciente. Pelo menos uma pessoa necessita ser otimista e focalizar-se no problema. É evidente que existem situações que realmente não podem ser mudadas com rapidez. No entanto, os pacientes sempre precisam perceber e compartilhar da esperança do terapeuta até adquirirem a própria.

ESTIMULANDO E FORTALECENDO A CONFIANÇA – Perguntas evocatórias – "O que você acha que deveria fazer para conseguir essa mudança?"; "Qual seria seu primeiro passo?"; "Que obstáculos você prevê e como você lidaria com eles?"; "O que dá a você alguma confiança de que você pode conseguir isso?"

- Uso do medidor de confiança – é aplicado da mesma forma que o mostrado em "Importância e confiança".
- Revisão dos sucessos do passado – procurar exemplos que tenham sido bem-sucedidos, mesmo que parcialmente. "Conte-me o que havia funcionado na época"; "O que mais?"; "Como você se preparou para parar de fumar?"; "Que dificuldades você encontrou?" Deve-se perguntar ao paciente o que ele atribui para seu sucesso, ou fracasso, explorando suas habilidades e virtudes.
- Procurar virtudes pessoais e fontes de apoio – "Que pontos fortes você teria que o auxiliariam a conseguir essa mudança?" Quando o paciente identificar algum traço pessoal (p. ex., criativo, maduro, "duro na queda", sincero, organizado, etc.), elaborar de forma detalhada como esse traço poderia colaborar na mudança. Explorar as fontes de suporte social e familiar que poderiam auxiliá-lo (quem, como e quando poderiam ajudá-lo).
- *Brainstorming* – listar todas as ideias possíveis de forma livre e criativa, não importando o quão factíveis sejam. Após essa listagem, perguntar o

porquê e como as ideias mais promissoras, na visão do paciente, poderiam auxiliar. Durante essa listagem, o terapeuta pode sugerir alguma ideia, desde que seja o paciente quem enumere a maioria delas.
- Mudança hipotética – consiste em explorar uma situação mais ideal, de forma que o paciente não perca a confiança quando houver uma primeira tentativa frustrada. "Claramente, você se sente muito desencorajado, até mesmo desmoralizado. Então, use sua imaginação: se você tentasse novamente, qual poderia ser a melhor forma?

É importante que a audição reflexiva seja sempre a abordagem central nessa fase de aumento da confiança do paciente para a mudança. Devem-se utilizar listagem e discussão de temas, experiências, ideias e percepções que impliquem melhora dessa confiança. É importante explorar ao máximo problemas e desafios potenciais que possam ser encontrados: "O que você faria se...?"; "Como você reagiria se...?"; "O que você pensa que poderia acontecer se...?". Mesmo nessa fase de tentar um aumento da confiança, sempre existirá algum tipo de resistência a ser abordado. Não é demais ressaltar que, em caso de problemas complexos, como abuso de múltiplas drogas associado a problemas sociais graves, somente uma abordagem multifatorial poderá colaborar para o aumento da confiança. Contudo, manter o espírito da abordagem motivacional acrescenta bons resultados.

QUANDO E COMO RECONHECER QUE O PACIENTE ESTÁ PRONTO PARA A MUDANÇA?

Certamente, não existe uma fórmula para descobrir quando o paciente está totalmente pronto para uma mudança. Alguns sinais, entretanto, que indicam prontidão para a mudança, podem ser enumerados: resistência reduzida, diminuição da discussão sobre o problema (o paciente preocupa-se mais com soluções do que em admitir o problema), resolução (o paciente parece estar mais resoluto, calmo e tranquilo quando aborda o problema e as questões relacionadas à mudança), linguagem da mudança (com questões já enumeradas em seção anterior), perguntas sobre mudança, visão futura (o paciente discursa sobre como a vida será após uma mudança de forma positiva), experimentação (o paciente já inicia, experimentalmente, com possíveis ações de mudança).

Obviamente, também existem alguns riscos nessa fase: subestimação da ambivalência (levar em conta que algum grau de ambivalência está sempre presente), prescrição excessiva ("agora que você está pronto para mudar, aqui está seu tratamento"; o processo de negociação e de discussão de estratégias deve ser sempre mantido), direcionamento insuficiente (falta de um plano negociado que seja objetivo e claro).

A transição para a fase de planejamento e ação inicia, geralmente, com uma recapitulação de tudo o que foi discutido na primeira fase de EM por meio de um resumo. Nesse resumo é útil constar: um apanhado das percepções do paciente sobre o problema, conforme explorado na linguagem de mudança; uma breve explanação sobre a ambivalência do paciente; uma revisão sobre o que é relevante para aspectos que ressaltem a importância da mudança; revisão daquilo que o paciente elaborou para querer, pretender ou planejar uma mudança; uma avaliação da situação do paciente pelo terapeuta, particularmente para os pontos de convergência com as preocupações do paciente.

No processo de fornecer informações ou aconselhamento, é sempre importante, de forma sutil, buscar a permissão do paciente. Uma forma de saber se é adequado ou não propor algum tipo de abordagem é perguntar: "Estimulei o conhecimento e ideias próprias do paciente sobre esse tema?"; "É algo que considero importante para a segurança do paciente, ou provavelmente aumentará o grau de motivação para a mudança?". Sempre, ao propor alguma intervenção, deve-se considerar a opinião do paciente.

NEGOCIANDO UM PLANO DE MUDANÇA

ESTABELECER METAS – Iniciar, com o paciente, com as metas que mais o motivem, estabelecer metas factíveis, discutir todas as possíveis consequências do cumprimento e descumprimento das metas estabelecidas em conjunto com o paciente. Explorar com ele todas as possibilidades e todos os possíveis resultados, sempre com perguntas abertas, evitando opinar de forma categórica sobre o que seria mais ou menos importante ao paciente.

CONSIDERAR MUDANÇA DE OPÇÕES – Uma vez que as metas tenham sido estabelecidas, é necessário considerar os métodos para atingi-las. O paciente deve ser envolvido no processo de *brainstorming* e avaliação das estratégias possíveis, trazendo à tona suas ideias e pensamentos. Não importa o quão essas estratégias possam parecer razoáveis ou não ao entrevistador. Ao final, o paciente e o terapeuta irão, de forma colaborativa, definir os melhores meios. Essa forma de seleção permite a criação de um contexto em que até mesmo o entrevistador pode sugerir ideias sem uma imediata resistência do paciente. A EM tem como foco central o aproveitamento dos próprios recursos internos e o suporte social do paciente.

A seguir, é bastante útil detalhar, de forma resumida, o que foi desenvolvido com o paciente, colocando as metas, necessidades, intenções e crenças. Esse resumo deve ser sempre colocado na pessoa "você". Após esse resumo, um plano por escrito pode ser estabelecido, o qual auxilia muito o paciente a visualizar aquilo que foi construído. Quando ele vislumbra esse plano, a pergunta sempre a ser feita é: "É isso o que você quer fazer?". Se a resposta for um "sim" tímido, um "eu acho" ou um "eu irei pensar", é necessário verificar que tipo de restrições o paciente tem sobre o plano, sempre explorando de forma motivacional a ambivalência. Caso houver algum tipo de resistência crescente, é útil fornecer um tempo ao paciente para pensar sobre tudo o que foi discutido. Sempre evite perguntar "E aí, já decidiu?". É preferível a abordagem "O que você tem achado daquilo que conversamos?".

A EM deve ser encarada como uma forma de comunicação, e não necessariamente como uma forma de terapia destinada apenas para especialistas altamente graduados e titulados. Com treinamento adequado, a EM está ao alcance dos mais variados profissionais da saúde. Uma das maiores vantagens da EM é, sem dúvida, o reforço colaborativo da relação terapeuta-paciente, fundamental para o início e a manutenção de qualquer tipo de tratamento ou intervenção. Embora a EM ainda careça de estudos metodologicamente mais adequados na área de tabagismo, sua aplicação permite um direcionamento mais personalizado na condução desta doença multidimensional.

REFERÊNCIAS

1. Miller WR, Baca LM. Two-year follow-up of bibliotherapy and therapist-directed controlled drinking training for problem drinkers. Behavior Therapy. 1983;14:441-8.

2. Miller WR, Rollnick S. Motivational interviewing: preparing people to change addictive behavior. New York: Guilford; 1991.

3. Miller WR, Rollnick S. Motivational interviewing: preparing people for change. 2nd ed. New York: Guilford; 2002.

4. Rogers CR. A theory of therapy, personality, and interpersonal relationships as developed in the client-centered framework. In: Koch S, editor. Psychology: the study of a science. Formulations of the person and the social contexts. New York: McGraw-Hill; 1959.

5. Lai DT, Cahill K, Qin Y, Tang JL. Motivational interviewing for smoking cessation. Cochrane Database Syst Rev. 2010;(1):CD006936.

6. Piñeiro B, Míguez Mdel C, Becoña E. Motivational interviewing in smoking treatment: a review. Adicciones. 2010;22(4):353-64.

7. Heckman CJ, Egleston BL, Hofmann MT. Efficacy of motivational interviewing for smoking cessation: a systematic review and meta-analysis. Tob Control. 2010;19(5):410-6.

8. Miller WR, Rose GS. Toward a theory of motivational interviewing. Am Psychol. 2009;64(6):527-37.

TRATAMENTO DO TABAGISMO

SEÇÃO 6

CAPÍTULO 23

FUNDAMENTOS PARA O TRATAMENTO DO TABAGISMO

LUIZ CARLOS CORRÊA DA SILVA

Antes de iniciar a abordagem do tratamento do tabagismo, deve-se fazer algumas reflexões sobre o tema e uma comparação entre a doença tabagismo e outras doenças, com a intenção de melhorar o entendimento, aumentar a motivação e estimular uma mudança de atitude por parte dos pacientes e dos profissionais.

Na primeira metade do século XX, as doenças infecciosas não tinham tratamento específico e sua resolução dependia principalmente dos mecanismos de defesa do próprio paciente. Embora alguns conseguissem a cura, a maioria tinha desfechos desfavoráveis pela mortalidade ou pelas sequelas. O surgimento dos antimicrobianos, que hoje se sabe tratar-se de uma solução eficaz para infecções, não teve impacto imediato, pois sua disponibilidade era pequena, não se tinha experiência, e a comunidade científica precisou de algum tempo para mudar o paradigma desse setor da medicina.

Pois a doença tabagismo está em um momento em que a maioria dos fumantes não o reconhece como doença. Aqueles que desejam parar de fumar ainda não procuram assistência médica por não terem incorporado o conceito de terem uma doença de dependência, e, dessa forma, por não entenderem a necessidade de intervenção terapêutica, não utilizam os recursos – que já avançaram muito. E, por sua vez, uma grande proporção de médicos, por não acompanhar as informações e os grandes avanços nessa área, ainda não mudou sua atitude e conduta ante o tabagismo.

CONCEITOS E RECURSOS QUE INFLUEM NO TRATAMENTO DO TABAGISMO

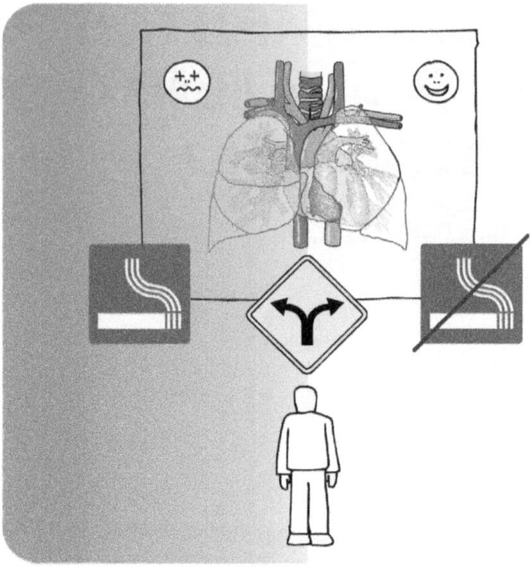

A evolução de conhecimentos, o desenvolvimento de novos produtos e estratégias terapêuticas, a validação de intervenções por ensaios clínicos e as observações da prática diária têm possibilitado recursos cada vez mais eficazes para tratar o tabagismo como doença de dependência da nicotina, na qual também se encontram outros componentes, principalmente comportamentais, que devem sempre ser considerados de forma individual.

Para a *dependência psicológica*, a terapia cognitivo-comportamental (TCC) tem um papel fundamental, devendo ser o eixo e a intervenção principal de todos os tratamentos para cessação do tabagismo. A *dependência química* pode ser tratada com reposição de nicotina (TRN), inibidor da recaptação de mediadores bioquímicos (bupropiona) e bloqueador de receptores nicotínicos (vareniclina). *Transtornos comportamentais* podem ser controlados por meio de TCC e de medicamentos psicoativos, preferencialmente orientados por psiquiatra.

No Brasil, existem programas de tratamento do tabagismo qualificados disponibilizados pelo Instituto Nacional do Câncer (INCA), executados por profissionais treinados de maneira padronizada pelas ações de capacitação[1] e subvencionados por diversas instituições (SUS, convênios e particulares e ONGs). No entanto, a concessão de verbas para manter programas e para aquisição de medicamentos ainda é muito pequena em todos os segmentos, pois ainda falta uma

> Com a experiência adquirida nos últimos anos, os resultados de uma *terapêutica combinada* são bem melhores do que os obtidos nos ensaios clínicos em que se compara apenas um fármaco contra um placebo ou contra outro fármaco de eficácia já estabelecida.

vontade política verdadeira para cuidar da saúde do brasileiro, por parte do governo.

Coletivamente, por meio das políticas de controle e da educação da população, aumenta a conscientização no sentido da proteção contra o tabagismo passivo e da prevenção para que os jovens não comecem a fumar. Por sua vez, os fumantes estão tendo mais consciência de terem uma doença de dependência e tomando a decisão de parar de fumar sob orientação profissional, pelo uso de um programa de tratamento.

Entretanto, ainda falta um comprometimento coletivo mais consolidado, que não dependa apenas do governo, uma vez que as leis para serem cumpridas dependem de conscientização, de responsabilidade e de atitude individual – em particular pela incorporação do conceito de que, direta ou indiretamente, o tabagismo é um problema que atinge a todos. Se cada um fizer sua parte, acontecerá, nos próximos anos, um grande movimento mundial, tão homogêneo quanto possível, que possibilitará o controle mais efetivo do tabagismo. Os cidadãos devem ser informados de que, cada vez mais, as verbas públicas e privadas serão escassas e dirigidas de maneira utilitária e consistente para saúde, educação e alimentação. Uma vez que fumantes consomem mais verbas destinadas para assistência à saúde – adoecem mais, vivem menos, produzem menos e têm pior qualidade de vida –, todos os esforços serão dirigidos para que essa epidemia seja controlada.

ABORDAGEM INDIVIDUALIZADA

O ideal é que as pessoas não fossem submetidas ao tabagismo passivo no período gestacional e em nenhum outro momento de sua vida e que não experimentassem fumar, particularmente na adolescência – que costuma ser o período mais crítico para a iniciação. Mas, se já se instalaram as dependências química da nicotina e psicológica do ato de fumar, resta fazer um tratamento estruturado para cessação.

O tabagismo deve ser encarado como uma doença crônica, com períodos de remissão e exacerbação. Após a cessação, fumar um cigarro, principalmente durante as primeiras duas semanas de abstinência, é forte preditor de recaída. Logo, não se deve fumar sequer um único cigarro nesse período devido ao risco de o *lapso* progredir para recaída. Entre os fumantes aditos à nicotina, parando por iniciativa própria, mais de 90% não consegue se manter em abstinência ao final de um ano, salvo quando fazem tratamento com orientação, se necessário com medicação, e acompanhamento médico. É óbvio que, com sucessivas tentativas, poderá ser atingido o objetivo de parar de fumar, com razoável chance de sucesso, uma vez que grande parte dos fumantes só consegue atingir esse objetivo entre a quarta e a oitava tentativa.

Na abordagem individual do fumante, é importante considerar os seguintes itens:

- Cada fumante é único e sempre deve ser abordado individualmente.
- Deve-se chamar a atenção de como é bom não fumar.
- Devem ser mostrados os malefícios do fumo, por meio de informações científicas, palestras, cursos e de diversas maneiras que o façam entender o que realmente é o tabagismo e todas as suas consequências para sua saúde e sua vida.
- Se o fumante já apresentar sintomas e/ou anormalidades na espirometria, esse poderá ser um forte argumento para convencê-lo da necessidade de cessar o tabagismo.
- Deixar bem claro que o próprio fumante é quem deve decidir parar de fumar. O melhor é que a decisão "venha de dentro para fora", dita em uma linguagem objetiva e de fácil entendimento.
- Embora a maneira de parar de fumar possa ser decidida de acordo com necessidades individuais, como regra, a parada deve ser abrupta, ou tudo ou nada, sendo marcado o "dia D" para a cessação. Também pode ser por redução gradual do número de cigarros fumados diariamente, sendo essa redução organizada pelo próprio fumante, particularmente no que se refere ao controle dos fatores indutores de gatilho da necessidade de fumar.
- Avaliar o suporte familiar – se o cônjuge ou outra pessoa do convívio é tabagista, deverá aderir ao programa ou, pelo menos, não fumar na presença do paciente que está tentando parar de fumar.
- Com recursos e objetivos definidos pelo médico e pelo paciente, se estabelece o programa para cessação.

FATORES QUE INFLUEM NA CESSAÇÃO DO TABAGISMO

PARAR DE FUMAR É, ANTES DE TUDO, UMA DECISÃO DE VIDA

A maioria dos fumantes apresenta ambivalência comportamental em relação ao tabagismo. Por um lado, os fumantes sabem que cigarros fazem mal à saúde e que devem parar de fumar, e declaram sua disposição para cessação. Por outro, percebem e manifestam suas dificuldades para a cessação e o seu desejo de continuar fumando. Decidir parar de fumar significa voltar a valorizar a vida, querer mudar, querer melhorar, querer ter mais saúde, ter um grande objetivo a alcançar e estar disposto a enfrentar as eventuais dificuldades da cessação, particularmente a síndrome de abstinência.

> **"Quero parar de fumar e vou conseguir. Estou disposto a fazer o tratamento e a enfrentar o que for necessário. Vamos lá!" (Fumantes com esse pensamento terão sucesso.)**

Mais de 80% dos fumantes declaram que desejam parar de fumar. No entanto, ainda são poucos os que tomam essa iniciativa imediatamente, passam da intenção para a ação e conseguem manter abstinência. A implantação de medidas restritivas ao tabagismo como, por exemplo, a proibição de fumar em ambientes fechados, tem influenciado bastante na decisão de parar de fumar – essa é uma pressão externa que tem influenciado muito.

O próprio fumante precisa se convencer de que deve parar de fumar! Mas, além de um raciocínio lúcido e objetivo, é também necessário muita coragem para tomar essa decisão. Um fator que deve ser vencido é o *medo*; o medo de mudar, de enfrentar uma rotina sem o cigarro; a insegurança de como será a vida sem o cigarro. Como dependentes que são, os fumantes relacionam-se com o mundo por meio da óptica do cigarro. Muitos fumantes ficam "engessados" em uma maneira de viver, de certa forma desmotivadora: não praticam exercícios físicos porque não se sentem estimulados e nem capazes para tal, alimentamse mal por não sentirem o sabor e nem o odor dos alimentos, com relativa frequência usam outras drogas (a mais comum é o álcool), porque uma dependên-

> Sem dúvida, parar de fumar é tomar uma grande decisão de vida!

cia leva à outra, e, assim, também se comportam negativamente em relação a outros itens de suas vidas. E o pior mesmo é a dependência, da qual não conseguem se livrar.

PODE SER MUITO DIFÍCIL PARAR DE FUMAR SEM MUDANÇAS E MEDIDAS DE APOIO

Os fumantes estruturam sua vida em torno do fumar e de sua necessidade de nicotina. Têm graus variáveis de dependência química e psicológica, podendo ser difícil estabelecer a proporção de um e outro desses componentes. Muitos desenvolvem a percepção de que não podem viver sem cigarros, pois para eles tudo gira em torno do fumar. Antecipam que, ao tentarem parar, terão muitas dificuldades, constituindo-se, assim, um grande motivo para lidarem mal com a ideia da cessação. Seu grau de ansiedade ou depressão aumenta simplesmente pela antecipação de que poderão ter dificuldades e de que poderão se sentir muito mal após parar de fumar.

De fato, quem tem grande dependência da nicotina, por ocasião da cessação, se nenhum tratamento for feito, poderá ter sensações desagradáveis devidas à *síndrome de abstinência*, sendo esta a principal causa da recaída. Além disso, a sensação de insegurança devido a algum transtorno comportamental não controlado e a ansiedade pela antecipação de dificuldades pós-cessação poderão ter forte impacto negativo para essa tomada de decisão. Com um programa de tratamento, esses fatores podem ser, pelo menos, parcialmente controlados.

O QUE É MAIS IMPORTANTE PARA TER SUCESSO NA CESSAÇÃO DO TABAGISMO?

Mudar o comportamento – Para parar de fumar é necessário mudar o comportamento, o que pode ser muito difícil se não houver um conjunto de condições para sustentação dessa mudança. Essas condições podem ser construídas por um programa de tratamento com base na relação médico-paciente e em uma TCC bem estruturada. Prochaska e DiClemente[2] desenvolveram um modelo para o melhor entendimento dos estágios comportamentais dos fumantes e as mudanças necessárias para haver êxito na cessação do tabagismo, fazendo-se indispensável essa migração de fase para conseguir a cessação e evitar a recaída (Quadro 23.1). Assim, pacientes que se encontrem nas fases de “pré-contemplação” ou “contemplação” devem ser preparados para migrarem, sucessivamente, para as fases de “preparação” e de “ação”.

QUADRO 23.1 ESTÁGIOS COMPORTAMENTAIS DO FUMANTE, SUA CARACTERIZAÇÃO E AS ATITUDES QUE PODERÃO FAVORECER A CESSAÇÃO DO TABAGISMO

ESTÁGIO	CARACTERIZAÇÃO	ATITUDES PRÓ-CESSAÇÃO
Pré-contemplação	Não pensa em parar de fumar	• Estimular a mudança de fase, sem censura • Mostrar problemas clínicos presentes e sua relação com cigarro • Salientar benefícios de parar de fumar • Analisar motivos que levam a fumar • Fornecer material de autoajuda • Manter interação sobre tabagismo
Contemplação	Reconhece que precisa parar de fumar	• Idem ao estágio acima, com maior objetividade e mais intensidade • Motivar para a cessação • Programa para cessação
Pronto para ação ou preparação	Considera seriamente parar de fumar	• Realizar plano de ação • Aconselhamento: ingerir bastante água, evitar café, realizar higiene oral • Sugerir hábitos saudáveis • Marcar data para cessação • Trabalhar ambiente familiar • Material de autoajuda • Programa para cessação
Ação	Pronto para parar de fumar	Formas de parada: • abrupta • gradual: redução (reduzir o número total de cigarros de cada dia), adiamento (cada dia iniciar o primeiro cigarro mais tarde)
Manutenção	Sem fumar	• Prevenir a recaída • Treinar estratégias de enfrentamento para prevenir lapso e recaída
Recaída	Voltou a fumar	• Procurar entender o ocorrido e reiniciar logo o processo da cessação

Fonte: Modificada de Prochaska e Di Clemente.[2]

Ter um grande objetivo – Quem tem um grande objetivo tem uma grande motivação e pode tornar-se suficientemente forte e capaz de vencer qualquer dificuldade para conseguir a cessação. Esse é um dos grandes segredos para parar de fumar. Mesmo quem não tem, inicialmente, uma grande motivação, pode consegui-la se houver estímulo suficiente, persistência e todo um processo de mudança. O fumante precisa incorporar uma grande convicção de que tem mais motivos para parar de fumar do que para continuar fumando; isto é, deve fazer a balança da decisão deslocar-se a seu favor (Fig. 23.1).

Estimular a aversão das pessoas ao tabagismo passivo – As informações mais recentes, as atitudes políticas e a postura das pessoas estão estabelecendo um verdadeiro cerco em torno do fumante: não se pode fumar em ambientes fechados – local de trabalho, de estudo, de lazer, nos transportes coletivos, etc. – e, até na própria residência, a família já não admite ser submetida ao tabagismo passivo. Isto tem levado muitos fumantes a parar por conta própria ou mesmo a procurar auxílio médico para tratamento.

MOTIVAÇÃO PARA A CESSAÇÃO DO TABAGISMO

Ter grande motivação é o principal fator para o sucesso da cessação. Existem diversos tipos de motivação para a tomada dessa decisão, e cada pessoa poderá relatar peculiaridades relacionadas com suas próprias condições, questões, percepções e fantasias. As principais motivações relatadas pelos fumantes são:

Saúde – Para muitos, a principal motivação é a autopreservação, isto é, sua própria saúde. O acompanhamento da tragédia protagonizada por algum familiar, com grande sofrimento, devido a câncer ou enfisema pulmonar pode ter forte influência na tomada de decisão.

Afeto – A relação afetiva de um fumante para com as pessoas – por exemplo, os netos, os filhos, o cônjuge – pode ser tão forte que sustente o penoso processo da mudança e possibilite uma decisão que, em circunstâncias habituais, parecia estar próxima do impossível. Esse é um bom caminho para ter motivação.

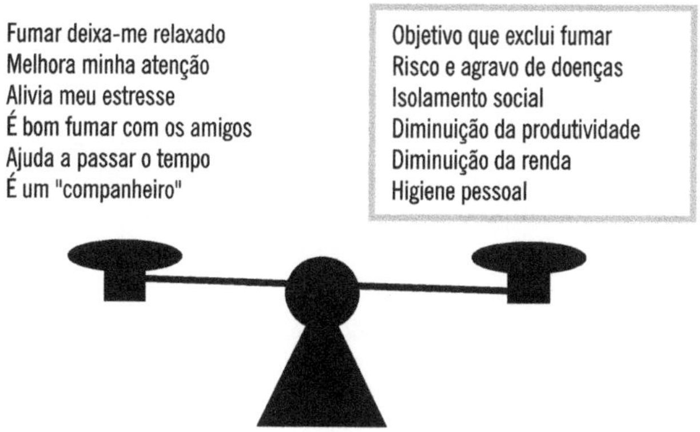

FIGURA 23.1
A BALANÇA DA DECISÃO: MAIS UMA FORMA DE FORTIFICAR O DESEJO DE PARAR DE FUMAR.

Trabalho – As empresas, cientes dos diversos problemas gerados pelo tabagismo – redução da produtividade, riscos de acidentes de trabalho, má higiene, preferência dos clientes em serem atendidos por não fumantes –, preferem não fumantes na seleção de novos funcionários.

Sociabilidade – Uma regra de convívio que está crescendo exponencialmente é a de que, cada vez mais, não se aceita que as pessoas fumem em ambientes fechados e nem em locais abertos onde haja proximidade física com pessoas não fumantes.

DEFINIR ESTRATÉGIAS

Ensaios clínicos tornaram o tratamento para cessação do tabagismo um processo embasado em evidências.[3] Antes de iniciar o tratamento, definir a melhor estratégia para ajudar o paciente. No começo, é melhor não se apressar, fazer uma adequada avaliação da situação global e, a partir daí, definir o melhor caminho a seguir.[4] Um início de tratamento apressado até pode acontecer por circunstâncias e por necessidades do paciente, mas tende a ter desfecho pouco eficaz se houver um comportamento imediatista tanto por parte do fumante quanto do médico.

DURANTE HOSPITALIZAÇÃO, UMA BOA OPORTUNIDADE PARA O INÍCIO DO PROCESSO DA CESSAÇÃO

Essa é uma ocasião em que o fumante está mais sensibilizado e suscetível, e diversas são as intervenções que podem ser disponibilizadas a ele, desde uma intervenção breve com o indispensável acompanhamento após a alta hospitalar, até um programa de tratamento estruturado, multidisciplinar.[5]

FUMANTES COM PROBLEMAS PSIQUIÁTRICOS E OUTRAS DROGADIÇÕES

Pacientes com grande dependência da nicotina e com grande dificuldade para cessação do tabagismo frequentemente apresentam comorbidades psiquiátricas e podem estar usando a nicotina como medicamento de alívio para sua doença de base.

Como esses pacientes fumam mais e têm mais dificuldade para cessação do tabagismo,[6,7] para eles, são necessárias estratégias especializadas que sempre incluem o controle da doença psiquiátrica crônica. A participação do psiquiatra, nesses casos, é indispensável.

Os receptores nicotínicos têm sido relacionados à fisiopatologia de vários problemas mentais, como a esquizofrenia e a doença de Alzheimer, e aos mecanismos de ação de outras drogas, como o álcool. Isso permite entender por que são tão comuns os transtornos mentais entre os fumantes e por que ocorre dependência nicotínica mais intensa nos pacientes psiquiátricos. Indivíduos com transtornos mentais são mais suscetíveis à adição por nicotina, pois como ela tem efeitos positivos sobre o humor e a cognição, leva ao seu uso como um "medicamento" e, quando da sua privação, a uma síndrome de abstinência mais intensa.

Tabagismo e transtornos psiquiátricos têm fatores genéticos comuns. Foram encontradas taxas mais elevadas de fumantes entre gêmeos monozigóticos do que entre dizigóticos com depressão maior, sugerindo que tabagismo e depressão maior podem resultar de fatores genéticos que predispõem a ambas as condições.[8] Depressão e ansiedade, pela sua elevada frequência e grande impacto na vida das pessoas, são grandes desafios aos programas de tratamento para cessação do tabagismo.

As comorbidades psiquiátricas mais associadas ao tabagismo são esquizofrenia, depressão e alcoolismo. No caso do ***alcoolismo***, acredita-se que compartilhe das mesmas causas do tabagismo, daí sua frequente coexistência. Demonstrou-se que os mesmos genes estão envolvidos com o abuso do tabaco e/ou álcool, o que sugere que a nicotina e o álcool tenham sítios de ação em comum e que a nicotina aliviaria as manifestações de abstinência do álcool, o que explica por que os alcoolistas têm mais dificuldade para abstinência da nicotina.[9] Como consequência, quando houver essa dupla dependência, o tratamento do tabagismo e do alcoolismo deve ser conjunto e mais intensivo. Diferentemente do que se poderia imaginar, fumantes com história prévia de alcoolismo são tão capazes de cessar o tabagismo quanto os que não têm essa característica.

O tabagismo abre as portas para ***outras drogadições***, tendo papel facilitador para o uso de cocaína, maconha, *crack* e outras drogas ilícitas. É comum a mistura de tabaco e maconha para suavizar o fumo. A continuidade do uso de maconha pode dificultar a cessação do tabagismo, em grande parte devido à influência do grupo de usuários. O desafio é tratar todas as dependências simultaneamente ou em sequência imediata.

A prevalência do tabagismo é muito maior em pacientes com ***depressão*** do que na população em geral, sendo os mecanismos dessa associação ainda controversos. O risco para depressão em fumantes é maior do que em não fumantes. Na ausência de transtorno depressivo, a exposição crônica à nicotina propicia alterações na transmissão serotoninérgica hipocampal e na função adrenocortical, que são características da depressão. Há evidências clínicas e experimentais de que a nicotina tem efeito antidepressivo pelo aumento da atividade dopaminérgica e que o tabagismo, cronicamente, leva à inibição das enzimas monoaminoxidases (MAO), o que explica um efeito antidepressivo. Uma metanálise mostrou que a depressão maior em remissão não é um fator de insucesso independente para falha no tratamento da cessação tabágica.[10]

> A dependência da nicotina é, dentre os transtornos psiquiátricos, o mais prevalente, o mais letal e um dos mais tratáveis.[11]

A prevalência de tabagismo em ***esquizofrênicos*** é três vezes maior do que na população em geral; esses pacientes extraem mais nicotina enquanto fumam, e fumam maior número de cigarros. O esquizofrênico, enquanto fuma, melhora vários domínios da função cognitiva: atenção, memória, aprendizado e as funções verbal e visuoespacial. Esquizofrênicos sintomáticos devem, antes de tratar o tabagismo, ser tratados para sua doença de base. Deve-se evitar o uso de bupropiona nesses pacientes na fase aguda, pois ela aumenta os níveis de dopamina, neurotransmissor implicado na neurobiologia da psicose.

Recaídas psiquiátricas facilitam recaídas do tabagismo. Deprimidos, quando recaem da depressão, por exemplo, tendem a voltar a fumar.

OUTROS RECURSOS QUE PODEM SER ÚTEIS NO PROCESSO DA CESSAÇÃO

Deve-se lançar mão de todos os apoios e recursos que possam ajudar o paciente em sua decisão de parar de fumar: família, grupo de ajuda, exercícios físicos, dieta, etc. Além disso, tudo que seja viável e relacionado a crenças, religião, cultura, costumes, grupo social, etc., pode e deve ser utilizado de forma proativa para a cessação do tabagismo.

DIFICULDADES TRANSITÓRIAS E BENEFÍCIOS PERMANENTES APÓS PARAR DE FUMAR

Sob o ponto de vista comportamental, algumas **dificuldades iniciais** relacionadas ao perfil psicológico individual poderão manifestar-se por agravamento da ansiedade por antecipação – a sensação de que não conseguirá ficar sem fumar pode gerar grande desconforto. Além disso, a falta de nicotina pode levar à **síndrome de abstinência**: irritabilidade e raiva, impaciência, insegurança, compulsão por alimentos, ansiedade e/ou depressão, insônia, desatenção e dificuldade de concentração. A **fissura**, sensação de necessidade iminente de usar a substância, pode ocorrer a qualquer momento e precisa ser trabalhada preventivamente. O paciente deve saber que a fissura dura poucos minutos e depois cessa. Portanto, deve ser estimulado a manter a calma e fazer de tudo para o tempo passar sem que precise fumar. O pico desses sintomas costuma ocorrer entre o segundo e o terceiro dia de abstinência.

Essas dificuldades iniciais para parar de fumar podem ser evitadas ou, pelo menos, reduzidas se o fumante ingressar em um programa de tratamento do tabagismo sob orientação de um profissional experiente.

Um dos fantasmas dos fumantes, particularmente mulheres, o aumento de peso após parar de fumar, poderá ser evitado pelo controle da compulsão para comer, obtido por uma programação que inclua TCC, aconselhamento nutricional, exercícios e, se necessário, medicamentos.

Uma das principais **vantagens de parar de fumar** é a melhora da função pulmonar, que ocorre em poucos meses, particularmente nos indivíduos com doença pulmonar obstrutiva crônica (DPOC), observando-se desaceleração da perda da função pulmonar – o que se traduz por uma desaceleração da perda anual do volume expiratório forçado no primeiro segundo (VEF1). Se a cessação ocorrer precocemente, haverá prevenção das doenças causadas pelo fumo, ou, pelo menos, os danos serão menores. Diminui o risco de problemas cardiovasculares; ocorre recuperação do olfato e do paladar; melhoram o turgor e a elasticidade da pele; e a higiene pessoal beneficia-se sobremaneira. E, o que é mais importante, recuperam-se a autoestima, os cuidados pessoais, a personalidade desgastada, o respeito e a consideração das pessoas de sua relação. As dificuldades das relações sociais e os problemas decorrentes das restrições de fumar em ambientes fechados passam a não existir mais (Quadro 23.2).

QUADRO 23.2 O QUE OCORRE NO ORGANISMO APÓS PARAR DE FUMAR

- **Após 8 horas:** o monóxido de carbono (CO) diminui e aumenta o oxigênio (O_2) no sangue.
- **Após 24 horas, começam os maiores benefícios:** com a redução da nicotina, começa a diminuir o risco de infarto do miocárdio.
- **Após 48 horas:** inicia a recuperação do paladar e do olfato; as secreções respiratórias começam a ser eliminadas.
- **Após 72 horas:** os brônquios estão mais pérvios, e melhora a respiração; reduz-se o risco de trombose.
- **Entre 2 semanas e 3 meses:** melhora a função pulmonar e a circulação sanguínea, o que facilita os exercícios.
- **Após 1 ano:** o risco de doença coronariana e de infarto do miocárdio reduz ao de uma pessoa que nunca fumou.
- **Após 5 anos:** o risco de câncer de pulmão diminui muito e o de acidente vascular encefálico iguala-se ao de quem nunca fumou.

Algumas expressões de ex-fumantes são muito significativas: "como é bom voltar a sentir gosto e cheiro", "como é bom não sentir mais o cheiro desagradável de cigarros nas roupas, na pele e dentro da minha casa", "como eu podia fazer aquilo com meu corpo?".

REFERÊNCIAS

1. Brasil. Instituto Nacional do Câncer [Internet]. Rio de Janeiro; c1996-2012 [capturado em 20 mar. 2012]. Disponível em: www.inca.gov.br.

2. Prochaska JO, DiClemente CC. Stages and processes of self-change of smoking: toward an integrative model of change. J Consult Clin Psychol. 1983;51(3):390-5.

3. Fiore MC, Bailey WC, Cohen SJ, Dorfman SF, Goldstein MG, Gritz ER, et al. Treating tobacco use and dependence: clinical practice guideline. Rockville: U.S. Department of Health and Human Services; 2000.

4. Ranney L, Melvin C, Lux L, McClain E, Lohr KN. Systematic review: smoking cessation intervention strategies for adults and adults in special populations. Ann Intern Med. 2006;145(11):845-56.

5. Rigotti NA, Munafo MR, Stead LF. smoking cessation interventions for hospitalized smokers. Arch Intern Med. 2008;168(18):1950-60.

6. Prochaska JJ, Delucchi K, Hall SM. A meta-analysis of smoking cessation interventions with individuals in substance abuse treatment or recovery. J Consult Clin Psychol. 2004;72(6):1144-56.

7. Rosen-Chase C, Dyson V. Treatment of nicotine dependence in the chronic mentally ill. J Subst Abuse Treat. 1999;16(4):315-20.

8. Kendler KS, Neale MC, Kessler RC, Heath AC, Eaves LJ. Major depression and generalized anxiety disorder. Same genes, (partly) different environments? Arch Gen Psychiatry. 1992;49(9):716-22.

9. Weaver T, Madden P, Charles V, Stimson G, Renton A, Tyrer P, et al. Comorbidity of substance misuse and mental illness in community mental health and substance misuse services. Br J Psychiatry. 2003;183:304-13.

10. Systematic review and meta-analysis of the association between history of major depression and smoking cessation outcome: an update and extension, 2008 [Internet]. Chicago: Northwestern University; 2008 [capturado em 20 dez. 2011]. Disponível em: http://www.preventivemedicine.northwestern.edu/behavioralmedicine/Hitsman%20Lab/hitsmanlab.htm.

11. Giovino GA, Henningfield JE, Tomar SL, Escobedo LG, Slade J. Epidemiology of tobacco use and dependence. Epidemiol Rev. 1995;17(1):48-65.

CAPÍTULO 24

FATORES IMPORTANTES PARA O PROGRAMA DE TRATAMENTO DO TABAGISMO

LUIZ CARLOS CORRÊA DA SILVA

O primeiro contato do paciente fumante com um programa de tratamento do tabagismo (PTT) sempre deve iniciar com uma entrevista, pois ele precisa conhecer o funcionamento do programa, e os profissionais do PTT precisam avaliar suas características e condições. A partir daí, será definido se o paciente poderá ingressar no PTT e o plano de tratamento mais adequado. Esse contato deve ser individual, em ambiente com privacidade, e possibilitar conhecer os detalhes da relação do paciente com o cigarro, principalmente o grau de dependência e os seus aspectos comportamentais. Assim, ficarão esclarecidos os diversos componentes da doença tabagismo que mais interessarão ao tratamento. A seguir, abordam-se itens importantes a serem considerados nessa avaliação.

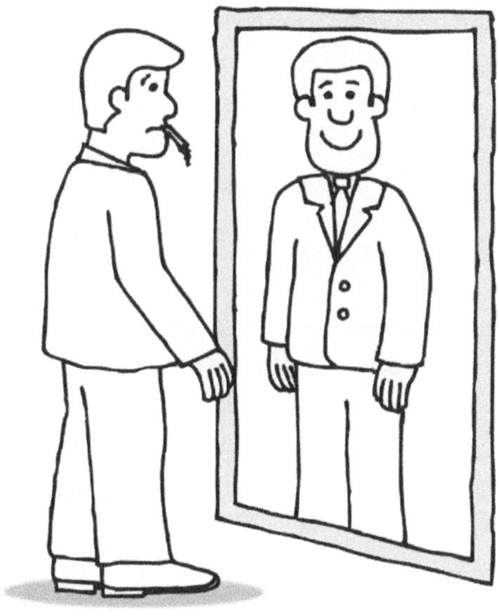

O QUERER DO FUMANTE: MOTIVAÇÃO, AUTOEFICÁCIA, AUTOESTIMA E EXPECTATIVAS

Avaliar o grau de motivação para a cessação. Quando, inicialmente, a motivação for baixa, devem-se usar estratégias direcionadas a mudar essa condição, sempre considerando circunstâncias individuais. Pouca motivação geralmente se associa a grandes dificuldades no processo de cessação. É fundamental que o fumante queira parar de fumar e que tenha um grande objetivo para essa decisão. A determinação de seu estágio comportamental auxilia no entendimento de como a situação deverá ser trabalhada. Segundo Prochaska e DiClemente,[1] "estabelecer em que fase comportamental se encontra o fumante sempre é o primeiro e decisivo item a considerar, pois sem o desejo de parar dificilmente será conseguido esse objetivo".

Deve-se identificar o principal motivo que o fumante tem para querer parar de fumar, pois isso pode ser o que realmente vai sustentar sua decisão quando surgirem as adversidades que poderão sabotá-la.

Avaliar o quanto o paciente acredita em sua capacidade de parar de fumar, isto é, qual seu grau de *autoeficácia*. Se tiver total descrença para atingir o objetivo, esse poderá ser um grande problema a ser enfrentado para a cessação ter sucesso. Esse conceito foi introduzido por Bandura, em 1977.[2]

Pessoas com baixa *autoestima* têm mais dificuldade para cessação, o que exigirá estratégias específicas para melhorar a percepção de si mesmo.

Alguns pacientes têm vergonha de reconhecer a necessidade de tratamento por isto ser percebido como fraqueza e pouca força de vontade. Outros têm expectativa de "milagre", cura rápida e sem sofrimento para parar de fumar, e desejam uma maneira rápida de resolver o problema (geralmente, esperam que um remédio resolva tudo).

Reconstrução da identidade pessoal: o paciente deve ver-se como um não fumante. A recuperação/reconstrução da autoestima e de uma identidade positiva também ajuda sobremaneira a cessação do tabagismo.

QUANTO MAIOR A MOTIVAÇÃO, MAIOR A CHANCE DE SUCESSO

Uma grande motivação é o que melhor sustenta as dificuldades para as mudanças que o fumante precisará para a cessação. O manejo para a cessação sempre será mais firme e mais bem sustentado quando o paciente estiver muito motivado.[3]

Algumas sugestões para incrementar e manter a motivação:

- Fazer uma lista dos motivos para parar de fumar e afixá-la em local bem visível (espelho, porta da geladeira).
- Construir uma lista com tudo o que poderá ganhar parando de fumar (saúde, autoestima, respeito das pessoas, melhor convívio social, modelo de comportamento, economia, etc.).

- Revisar as informações sobre benefícios da abstinência e malefícios do fumo e resumir tudo por escrito.

> Para reforçar uma ideia sentimental pró-cessação do tabagismo, pode-se usar a seguinte comparação: "O cigarro, para você, ao longo de tantos anos, tornou-se um ente querido. Como ele lhe causou ou poderá causar danos, terá que desaparecer de sua vida. Essa poderá ser uma perda sofrida, seguida por um período de luto e prantos que, com o tempo, vai sendo esquecida. Você vai acostumar-se a viver sem ele, e restará apenas a lembrança e a certeza de que nunca mais voltará".

TRABALHAR COM OS SENTIMENTOS DO PACIENTE RELACIONADOS À INTENÇÃO DE PARAR DE FUMAR

O sentimento de ambivalência – querer e não querer, ao mesmo tempo – é muito comum entre os fumantes durante o processo de cessação. Enfatizar que isso não é sinal de fracasso e que pode ser trabalhado pelo reforço da motivação. No período de preparação para a cessação, pode se desenvolver uma sensação de perda que, às vezes, chega a uma tal intensidade que pode ser comparada com a morte de um ser amado. É essencial avaliar outras perdas do passado e verificar como o paciente lidou e como lida hoje com esse tipo de problema. Alguns constroem sua imagem como fumantes com tamanha intensidade que toda sua identidade pessoal e autoimagem fica atrelada ao tabagismo. Deve-se procurar nas relações do paciente pessoas que pararam de fumar e que estão bem.

VERIFICAR SE EXISTE DOENÇA RELACIONADA AO TABACO OU DE OUTRA NATUREZA

Avaliação clínica geral é sempre importante, devendo ser realizada se a última ocorreu há mais de 6 meses. É comum que o paciente fumante já apresente outros problemas de saúde ou, pelo menos, tenha outros fatores de risco, como obesidade, sedentarismo, hipercolesterolemia, hipertrigliceridemia, diabetes, hipertensão arterial, entre outros. Sempre que possível e indicado, devem-se realizar exames de rastreamento, como radiografia do tórax, espirometria, eletrocardiograma, e os exames bioquímicos comuns. Se houver doença crônica, o tratamento desta deve ser mantido, adaptado ou iniciado, se seu diagnóstico ainda não era conhecido.

A presença de doença relacionada ao tabaco, como doença pulmonar obstrutiva crônica (DPOC), cardiopatia ou outra, serve como reforço para a motivação de parar de fumar. Da mesma forma, alterações em exames como espirometria e eletrocardiograma também se somarão aos motivos para a cessação.

Doenças psiquiátricas costumam dificultar a cessação, sendo fundamental seu controle e estabilização antes do tratamento do tabagismo. Sabe-se que 80% dos pacientes esquizofrênicos fumam e apresentam grande dificuldade para a cessação, sendo importante que a doença de base esteja estável e, preferencialmente, bem controlada. Depressão, ansiedade e dependência de outras drogas são muito frequentes em fumantes, exigindo avaliação cuidadosa, uma vez que podem ser agravadas temporariamente por ocasião da cessação.

História familiar positiva de doenças relacionadas ao tabaco também pode constituir-se em reforço da motivação para a cessação.

AVALIAR A DOENÇA TABAGISMO, PARTICULARMENTE O GRAU DE DEPENDÊNCIA[4]

Verificar como foi o início do tabagismo, sua duração, padrão de uso em um dia típico e o grau de dependência. Se houve tentativas anteriores de cessação, informar-se sobre métodos utilizados, motivos das recaídas e como o paciente se sentiu nelas. Se nunca tentou parar de fumar, verificar o porquê. Averiguar que valor o tabagismo tem para sua vida.

Para avaliar o grau de dependência da nicotina utiliza-se o teste de Fagerström, descrito no Capítulo 11. Na prática, fumar 20 cigarros ou mais por dia e fumar o primeiro cigarro do dia dentro da primeira hora após acordar indica alta dependência.

IDENTIFICAR E CONTROLAR OS GATILHOS

Para melhor avaliação dos gatilhos, isto é, as situações que levam a fumar, pode-se solicitar ao paciente fazer um diário de 24 horas, descrevendo o que aconteceu nos momentos em que fumou e a que circunstâncias atribuiu o fato de ter fumado cada cigarro. Pedir para descrever seus sentimentos relacionados a cada momento que fumou.

O controle dos gatilhos costuma ser de grande auxílio no processo da cessação. Exemplos do que deverá ser evitado:

> A ideia é manter-se ocupado em atividades e circunstâncias que o afastem de cigarros. Não dar chance à vontade de fumar.

- Se costuma fumar logo após as refeições: não permanecer na mesa, escovar os dentes e ocupar-se logo após a refeição.
- Se costuma beber e fumar: manter-se afastado do consumo de bebidas alcoólicas, pelo menos no período inicial da cessação.
- Se fuma quando fala ao telefone: ter junto caneta e papel para ocupar-se com anotações.
- Se fuma em situações de espera: ocupar-se com leitura e outros passatempos.
- Se associa fumar com café: mudar para outra bebida, como chá ou suco, ou nenhuma.

DESENVOLVER HABILIDADES PARA LIDAR COM O ESTRESSE E COM A VONTADE DE FUMAR

Muitos fumantes usam o cigarro para reduzir o estresse e relaxar. É importante identificar os fatores estressantes para procurar controlá-los, se possível eliminá-los ou, pelo menos, aprender a lidar melhor com eles. Técnicas de relaxamento podem ser desenvolvidas. No Programa de Tratamento, são abordadas maneiras práticas de lidar com as armadilhas que tendem a levar à recaída.

SÍNDROME DE ABSTINÊNCIA

O paciente deve ser muito bem informado sobre a síndrome de abstinência (SA), devendo ser preparado preventivamente para aprender técnicas e habilidades de confronto e, se necessário, para o uso de medicamentos. Deve entender que a SA pode ser tratada e que não persiste por muito tempo.

Os sintomas da abstinência da nicotina podem ser classificados em dois tipos:

- Transitórios: caracterizam a verdadeira SA, como depressão, diminuição da concentração, irritabilidade, ansiedade, inquietação, etc., que podem durar algumas semanas e diminuem até desaparecer.
- Compensatórios: os da doença primária, mascarada pela nicotina. Esses sintomas podem se superpor aos da SA verdadeira e torná-la mais intensa e mais prolongada. Sua presença aumenta muito o risco da recaída.

AUMENTO DE PESO APÓS A CESSAÇÃO

Esse assunto deve ser bem esclarecido com o paciente, pois é um dos grandes temores dos fumantes, particularmente das mulheres. É importante abordar os fatores que podem favorecer o aumento de peso na fase inicial da cessação:

- readaptação metabólica;
- volta do prazer para comer pela melhora do paladar e do olfato – que o fumante havia perdido e até esquecido;
- aumento da ansiedade;
- aumento do apetite e da oralidade – podendo chegar à compulsão para comer (que substitui a compulsão para fumar).

Quando o paciente está muito preocupado com aumento de peso, sugerir: prática de exercícios, atenção à qualidade dos alimentos, realização de refeições regularmente, adaptação de suas rotinas para dificultar o excesso de ingesta alimentar. Mais adiante, esse problema será discutido com mais detalhes, inclusive com dicas (Cap. 26).

QUANDO O PROBLEMA É O PESO CORPORAL OU QUANDO O MEDO DE ENGORDAR ASSUSTA O PACIENTE

Muitos fumantes, principalmente mulheres, receiam engordar após a cessação do tabagismo. Isso faz sentido, pois, como a nicotina tem efeito catabolizante, após parar de fumar, é comum um aumento de 1 a 3 quilogramas. Obviamente, isso só acontecerá se nada for feito para prevenir.

Recomenda-se fazer, na fase inicial de avaliação do paciente, exames do setor metabólico: glicemia, colesterol (total e HDL), triglicerídeos, TSH (hormônio estimulante da tireoide). Se detectado algum distúrbio endócrino, este deve ser controlado, de preferência, antes de se iniciar o tratamento para cessação do tabagismo, ou simultaneamente. Nessa situação, é desejável a assistência do endocrinologista.

Recomendam-se algumas medidas para evitar o ganho de peso:

- Controle alimentar por conta própria, orientado pelo próprio médico do PTT ou, se necessário e possível, por endocrinologista, nutrólogo ou nutricionista.

- Exercícios físicos por conta própria (particularmente caminhada), orientados pelo pneumologista ou por especialista em exercício (médico do esporte, educador físico ou fisioterapeuta).
- Se indicado, medicação para controle do apetite.
- Estimular a vaidade e a autoestima para que o paciente exija mais de si.

Enfatizar ao fumante que ele só vai ter ganho de peso se não tomar medidas preventivas, como dieta e exercícios físicos – tudo isso dentro de seu perfil e de suas possibilidades.

AMBIENTES SOCIAL, FAMILIAR E PROFISSIONAL

Algumas questões que devem ser respondidas pelo paciente: como são os seus ambientes familiar, de trabalho e social em geral? Convive com outros fumantes? Existe muita pressão para largar o cigarro? Há regras que restringem fumar nos locais de trabalho e de convívio? Haverá apoio para parar de fumar? Poderá haver dificuldades, como, por exemplo, cônjuge ou colegas fumando em sua presença? Os fumantes de seu convívio estão pensando em parar de fumar?

De maneira progressiva, os fumantes estão tendo limitações para fumar mesmo em locais onde até recentemente se permitia fumar. Os "fumódromos" estão extintos, e os não fumantes estão exigindo respeito ao seu direito de respirar ar puro, mesmo no ambiente domiciliar, onde antigamente se fumava sem restrições.

ESTABELECIMENTO DO ACORDO (COMPROMISSO) ENTRE O MÉDICO E O PACIENTE

Esse pode ser um ponto crucial, pois, uma vez que o fumante e o médico definam sua atuação no processo e se comprometam, certamente fica reforçado o programa, e seu percurso pode ser menos árduo. O entusiasmo e a afetividade tanto do paciente quanto do médico podem ser um fator decisivo para o sucesso do tratamento, dando um reforço positivo e a percepção, para o fumante, de estar fazendo a coisa certa, com apoio profissional, compreensão e empatia.

O terapeuta do tabagismo deve ser ativo e presente durante todo o programa para cessação. Deve-se evitar troca de médico, salvo se for o desejo do paciente ou se houver essa necessidade por parte da equipe. Deve haver uma verdadeira "aliança terapêutica". O paciente precisa saber que pode contar com o terapeuta em um momento de maior dificuldade, como quando se intensificam as manifestações da síndrome de abstinência, que, sendo difícil de suportar, pode levar ao lapso ou à recaída. Um contato telefônico ou outra forma de comunicação sempre pode ser muito útil.

REFERÊNCIAS

1. Prochaska JO, DiClemente CC. Stages and processes of self-change of smoking: toward an integrative model of change. J Consult Clin Psychol. 1983;51(3):390-5.

2. Bandura A. Social learning theory. Englewood Cliffs: Presentice-Hall; 1977.

3. Miller WR, Rollnick S. Motivational interviewing: preparing people to change addictive behavior. New York: The Guilford; 1991.

4. Fagerström KO. Measuring degree of physical dependence to tobacco smoking with reference to individualization of treatment. Addict Behav. 1978;3(3-4):235-41.

LEITURAS RECOMENDADAS

Fagerström K. New perspectives in the treatment of tobacco dependence. Monaldi Arch Chest Dis. 2003;60(3):179-83.

Fiore MC, Jaen C, Baker T, Bailey WC, Benowitz NL, Curry SJ, et al. Clinical practice guideline: treating tobacco use and dependence 2008 update. Rockville: US Department of Health and Human Services; 2008.

Prochaska JJ, Delucchi K, Hall SM. A meta-analysis of smoking cessation interventions with individuals in substance abuse treatment or recovery. J Consult Clin Psychol. 2004;72(6):1144-56.

Ranney L, Melvin C, Lux L, McClain E, Lohr KN. Systematic review: smoking cessation intervention strategies for adults and adults in special populations. Ann Intern Med. 2006;145(11):845-56.

Reichert J, Araújo AJ, Gonçalves CMC, Godoy I, Chatkin JM, Sales MPU, et al. Diretrizes para cessação do tabagismo da SBPT: 2008. J Bras Pneumol. 2008;34(10):845-80.

CAPÍTULO 25

PROGRAMA DE TRATAMENTO DO TABAGISMO

LUIZ CARLOS CORRÊA DA SILVA | LUCIANO MÜLLER CORRÊA DA SILVA | CARLOS ALBERTO IGLESIAS SALGADO | ELTON XAVIER ROSSO | LISANDRA BORGES SOLDATI

ESCOLHA DO ESQUEMA TERAPÊUTICO

Quanto mais detalhada e qualificada for a avaliação inicial do fumante, particularmente da doença tabagismo e das condições gerais da vida do paciente – grau de dependência, perfil comportamental, valores e, em especial, seu desejo, sua motivação e seus objetivos para a cessação do tabagismo –, haverá melhores condições para organizar o programa de tratamento, escolher os recursos de intervenção e atingir o resultado desejado.

O objetivo de parar de fumar poderá ser atingido de diversas maneiras:

- **iniciativa própria**
- **apoio de profissional da saúde**
- **intervenção terapêutica individual**
- **programa de tratamento multidisciplinar (individual ou em grupo)**
- **grupos de autoajuda**

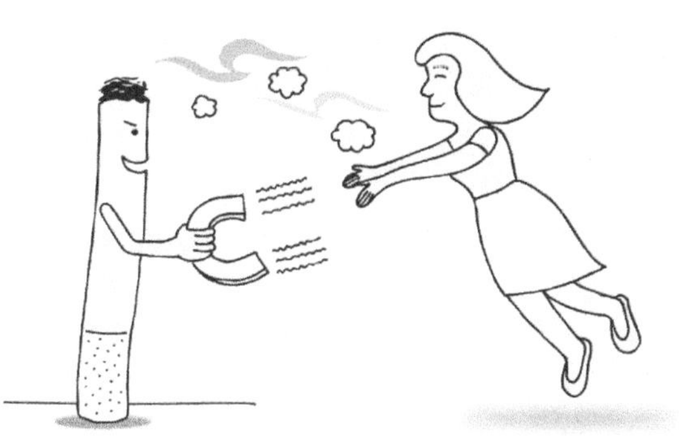

Menos de 6% dos fumantes que param por conta própria permanecem abstinentes ao final de 12 meses, em uma primeira tentativa. A maioria recai por não saber lidar com a síndrome de abstinência e por falta de preparo para o enfrentamento das dependências química, da nicotina, e psicológica, do ato de fumar. No entanto, se houver insistência, esse percentual aumentará nas sucessivas tentativas. De qualquer maneira, a iniciativa própria sempre deve ser estimulada, pois dependerá apenas da vontade e da ação do próprio fumante.

Para todos os pacientes utiliza-se a terapia cognitivo-comportamental (TCC), com a adequação necessária ao perfil do indivíduo. A necessidade e a escolha de medicamento(s) serão decididas conforme diversas variáveis, como desejo e motivação de parar de fumar, grau da dependência segundo o escore do Teste de Fagerström (TF),[4] além da presença e intensidade de transtorno psiquiátrico. As intervenções medicamentosas liberadas pela Food and Drug Administration (FDA) e pela Agência Nacional de Vigilância Sanitária (Anvisa) disponíveis para o tratamento do tabagismo são a terapia de reposição de nicotina (TRN), que inclui adesivo, goma de mascar ou pastilha mastigável, bupropiona e bloqueador de receptor nicotínico (vareniclina). Outros fármacos psicoativos podem ser usados conforme necessidades individuais. Nos Quadros 25.1 e 25.2 sugerem-se algumas regras de decisão.

Quando o desejo do paciente é de continuar fumando, apesar de tudo o que se passa ao redor – informações, aconselhamentos, pedidos de familiares, presença de doença relacionada ao tabaco –, frequentemente ele apresenta doença psiquiátrica que precisa ser avaliada e tratada. Nesses pacientes, uma abordagem diretiva e desafiadora é contraproducente, pois desencadeia mecanismos de defesa que podem reforçar ainda mais o desejo de permanecer fumando. Existem diversas abordagens que podem ser utilizadas nesse grupo, entre elas a entrevista motivacional (Cap. 22).

Com tratamentos avaliados por ensaios clínicos em que se testou um fármaco isoladamente, seja nicotina de reposição, bupropiona ou bloqueador de receptor nicotínico, obteve-se de 20 a 30% de abstinência ao final de 12 meses. Um programa de tratamento multidisciplinar com base cognitivo-comportamental, complementado pela associação de medicamentos indicados conforme aspectos individuais do paciente, sempre deverá possibilitar resultados superiores aos encontrados nesses ensaios clínicos.[5]

QUADRO 25.1 CARACTERÍSTICAS DOS PACIENTES FUMANTES × INTERVENÇÃO TERAPÊUTICA

Desejo de parar de fumar: • ausente ou mínimo: (é necessário promover a mudança de estágio motivacional) – TCC reforçada, com objetivo principal de mudar o estágio motivacional • moderado ou grande: (a motivação deve ser mantida ou incrementada) – TCC mais simples
Dependência da nicotina: • baixa (Teste de Fagerström ≤ 5) – TRN desnecessária • moderada/elevada (TF > 5) – TRN indicada
Doença psiquiátrica: • leve: – TCC reforçada / tratamento psiquiátrico / medicação psicoativa • moderada a grave: – tratamento psiquiátrico; a doença deve estar estável e controlada – TCC reforçada / tratamento psiquiátrico / medicação psicoativa

Fonte: Fagerström,[1] Reichert e colaboradores[2] e Silagy.[3]

Não existe um tratamento padrão que sirva para todos os pacientes. O plano terapêutico deve ser adaptado às necessidades do indivíduo, considerando-se fatores ambientais, psicossociais, comportamentais e culturais.

TERAPIA COGNITIVO-COMPORTAMENTAL: BASE PARA A CESSAÇÃO DO TABAGISMO

A TCC consiste em um aprendizado (aquisição de conhecimentos) e desenvolvimento de habilidades (treinamento) que possibilitem ao paciente mecanismos de enfrentamento mais eficazes. Dessa forma, ele poderá utilizar as habilidades comportamentais adquiridas visando a cessação do tabagismo e, particularmente, a prevenção de recaídas. Seu principal objetivo é que o paciente adquira habilidades para detectar situações de risco e desenvolva estratégias de enfrentamento.

QUADRO 25.2 EXEMPLOS DE SITUAÇÕES ENCONTRADAS NA PRÁTICA CLÍNICA

Grande desejo de parar de fumar, sem transtorno psiquiátrico significativo – pode ser suficiente: intervenção breve, com manutenção – se a dependência (DN) for elevada (TF > 5): considerar TRN ou vareniclina e bupropiona – considerar: TCC simples, sem medicações
Pequeno desejo de parar de fumar, sem transtorno psiquiátrico significativo – TCC deve ser muito reforçada (é necessário mudar de fase comportamental) – se a DN for elevada (TF > 5): considerar TRN ou vareniclina e bupropiona – considerar: tratamento em grupo
Pequeno desejo de parar de fumar, com transtorno psiquiátrico significativo – TCC deve ser muito reforçada (é necessário mudar de fase comportamental) – se a DN for elevada (TF > 5): considerar TRN ou vareniclina e bupropiona – muito importante: tratamento psiquiátrico; o problema psiquiátrico deve ser controlado – considerar: tratamento em grupo
Grande dependência da nicotina (TF > 5), com grande desejo de parar de fumar – TCC proporcional às necessidades – TRN ou vareniclina e bupropiona
Transtorno de depressão/ansiedade, com razoável desejo de parar de fumar – TCC proporcional às necessidades – se a DN for elevada (TF > 5): considerar TRN ou vareniclina e bupropiona – grau do transtorno: leve a moderado (considerar antidepressivo ou ansiolítico); severo (avaliação e acompanhamento psiquiátrico)
Doença psiquiátrica (bipolaridade, esquizofrenia, etc.) – muito importante: tratamento psiquiátrico – o melhor será tratar o tabagismo após estabilização da doença psiquiátrica – TCC proporcional às necessidades – TRN e/ou vareniclina e bupropiona

O fumante, no período de cessação, deve protagonizar situações rotineiras em que normalmente fumaria e passar a resistir à tentação pelo exercício da TCC, sendo estimulado e preparado para tornar-se agente de mudança de seu próprio comportamento.[6]

Para a TCC, é fundamental que o paciente entenda, aprenda e incorpore os seguintes itens:

- O que é a dependência da nicotina e o que é a abstinência (conceitos básicos sobre tabagismo).
- Como lidar com frustrações (estratégias de enfrentamento).
- O que é lapso e recaída, e como evitá-los (desenvolver técnicas de enfrentamento).
- O que significa a dependência do tabaco para o fumante (porque fuma).
- A necessidade de mudar hábitos e rotinas (mudanças necessárias).
- A importância dos gatilhos e estímulos pareados e como lidar com eles (situações que levam a fumar).
- Mecanismos do automatismo e como controlá-lo (livrar-se dos condicionamentos).
- Como fortificar a decisão de parar de fumar (técnicas de reforço).
- Como reforçar os mecanismos de gratificação (autopremiação).
- Como reforçar a ideia de estar fazendo a coisa certa e de que tem a habilidade necessária (autoconfiança e autoeficácia).
- Benefícios de parar de fumar (qualidade de vida).
- Malefícios ou desvantagens de seguir fumando.

TIPOS DE ABORDAGEM COGNITIVO-COMPORTAMENTAL

Abordagem breve/mínima, ou PAAPA (perguntar, avaliar, aconselhar, preparar e acompanhar). Essa abordagem é realizada pelo profissional da saúde na consulta de rotina, entre 3 e 5 minutos:

1) **P**erguntar ao paciente se é fumante ou não. Se a resposta for positiva:
2) **A**valiar seu grau de dependência física e sua motivação;
3) **A**conselhar que pare de fumar;
4) **P**reparar para que fume progressivamente menos;
5) **A**companhar o paciente para a cessação e a manutenção.

Abordagem específica ou intensiva

- Iniciar pelas questões apresentadas anteriormente.
- Definir os itens que mais interessam para o planejamento da intervenção:
  1) intensidade da motivação para parar de fumar;
  2) nível de dependência;
  3) presença e intensidade de transtornos, particularmente ansiedade e depressão;
  4) influência da família, ambiente social e de trabalho;

5) conceitos sobre o tabagismo, valores, autoestima, etc.;
6) tentativas anteriores para cessação (por que recaiu, como se sentiu ao recair).

- Organizar um programa para a cessação adequado ao perfil individual.

Abordagem dos fumantes que tiveram lapso ou recaída. Não se deve esmorecer e nem se culpar, pois a maioria das pessoas que consegue parar de fumar definitivamente só obtém êxito depois de diversas tentativas. É importante avaliar o que aconteceu e tentar novamente. Deve-se incentivar, motivar e preparar o paciente, agora mais fortificado, para a próxima tentativa, identificar e evitar o pensamento de perda total ou de fracasso. Este tema será abordado mais adiante, neste capítulo.

Lembre-se de que a abordagem para quem teve um lapso deve ser diferente daquela de quem teve uma recaída. O lapso é apenas um tropeço no processo de abstinência, em que as estratégias para mantê-la devem ser enfatizadas. Já a recaída irá necessitar de uma nova estruturação do plano de tratamento, observando cuidadosamente o que falhou na tentativa anterior e estabelecer uma nova data para a parada.

Abordagem do fumante que não deseja parar de fumar. Verificar onde está a resistência desse paciente é o primeiro e principal objetivo que se deve ter para fazê-lo entender os motivos reais pelos quais ainda não está pronto para a cessação.

Se a resistência está na importância que ele dá ao fumar, sugere-se informar os danos para sua saúde, os problemas para as pessoas de seu convívio (tabagismo passivo) e as inúmeras perdas que inevitavelmente terá (saúde, anos de vida, financeira, convívio social, etc.). É importante verificar seus principais interesses e chamar a atenção para impactos negativos que o tabagismo poderá ter sobre tais aspectos. Se gosta de praticar esportes, por exemplo, os prejuízos sobre o desempenho; se tem vida sexual ativa, o impacto sobre a potência sexual. Avaliar sua vida afetiva e familiar e chamar a atenção de que, futuramente, doenças e perda de anos de vida causarão sofrimento a seus entes queridos. Enfim, é preciso mostrar ao fumante em fase de pré-contemplação que também as pessoas que o cercam serão muito prejudicadas se continuar fumando. Se ele não valoriza os danos para sua própria vida, que pelo menos pense em seus entes queridos – companheiro(a), filhos(as), netos(as) e outros.

Se a resistência estiver na confiança, é importante trabalhar com o paciente para que vença seus medos, reduza as crenças de fracasso que eventualmente venha a ter e aumentar gradativamente sua autoeficácia com relação a parar de fumar, reforçando positivamente pequenas ações, como enfrentar uma fissura, diminuir um cigarro no dia, etc.

Abordagem do não fumante. Inicialmente, deve-se elogiá-lo por não fumar. Em seguida, abordar itens básicos para promoção de saúde e prevenção de doenças:

- Praticar exercícios de rotina, em particular caminhada, de 30 a 60 minutos, diariamente ou pelo menos 3 vezes por semana.
- Manter alimentação saudável: evitar gorduras saturadas – preferir insaturadas, de origem vegetal; evitar excesso de sal; visar um índice de massa corporal (IMC) entre 20 e 25.
- Nunca fumar e evitar o tabagismo passivo.

Enfaticamente, deve-se advertir para os problemas do tabagismo passivo e sempre evitar a fumaça do tabaco presente no ambiente e proteger as crianças dessa exposição. Se for jovem, chamar a atenção de que deve evitar a experimentação (iniciação), pois 90% dos fumantes iniciam experimentando na adolescência e, em pouco tempo, tornam-se dependentes. Se for fumante eventual (em festas e outros eventos), informá-lo de que se mantiver esse comportamento, mais cedo ou mais tarde, poderá tornar-se dependente e fumante diário.

Do ponto de vista psiquiátrico, cabe sublinhar:

1. A coexistência de vários transtornos psiquiátricos é comum entre fumantes.
2. O tratamento do transtorno psiquiátrico é muito importante para o prognóstico de todo fumante.
3. O uso de medicamentos como bupropiona e vareniclina pressupõe a avaliação e o controle de eventuais transtornos psiquiátricos, pois pode desestabilizar o estado mental de indivíduos vulneráveis.
4. A ocorrência do tabagismo entre pacientes psiquiátricos é bem mais elevada do que entre indivíduos da população em geral.
5. Usuários de álcool e outras drogas tendem a ser fumantes e a ter um prognóstico pior em tentativas de parar com o tabaco se continuarem o consumo das outras substâncias.
6. Portanto, a avaliação atenta de uso de outras substâncias além do tabaco e da coexistência de transtornos psiquiátricos é muito relevante.
7. Lembrar que os pacientes tendem a omitir sintomas que não são diretamente questionados, em especial no tocante a transtornos psiquiátricos.
8. A recaída em tabaco pode ser facilitada pelo uso de outras substâncias. O caminho contrário também é verdadeiro.

TRATAMENTO MEDICAMENTOSO

Base teórica. Diversos estudos demonstraram que o uso de medicações possibilita duplicar ou mesmo triplicar o resultado do tratamento para cessação do tabagismo em comparação com placebo.[3,7-9] Genericamente, há dois tipos de medicamentos para tratamento do tabagismo:

- *nicotina* para tratamento de reposição (TRN), e
- medicações sem nicotina – principalmente *bupropiona* e *vareniclina*.

Objetivos. Reduzir sintomas de abstinência e auxiliar na abordagem cognitivo-comportamental.

Indicações:

- Alta dependência da nicotina – caracterizada por consumir 20 ou mais cigarros por dia e/ou fumar o primeiro cigarro do dia nos primeiros 30 minutos após acordar e/ou ter pontuação acima de 5 no Teste de Fagerström.
- Tentativa anterior de cessação com abordagem cognitivo-comportamental sem sucesso, devido aos sintomas de abstinência.
- Necessidade de medicação psicoativa (p. ex., presença de ansiedade ou depressão).
- Ausência de contraindicações.

Deve-se optar por medicamentos que estejam ao alcance do paciente, seja por aquisição própria ou obtenção sem ônus em órgão público (SUS), ou convênio. Atualmente, no Brasil, dispõe-se dos seguintes medicamentos:

- Nicotina de reposição (adesivo de absorção transdérmica, goma de mascar, pastilha mastigável).
- Psicoativos (a bupropiona é o mais conhecido, disponível e validado por ensaios clínicos).
- Bloqueador de receptor nicotínico (vareniclina).

TRATAMENTO DE REPOSIÇÃO DE NICOTINA

O uso da nicotina é uma intervenção efetiva para a cessação do tabagismo.[3,10-12] Entre as várias modalidades de liberação do produto, adesivo cutâneo, goma de mascar e pastilhas mastigáveis são exemplos do que está disponível em nosso meio. Ainda não estão disponíveis no mercado brasileiro o *spray* nasal e o inalador de nicotina com formato de cigarro. Devido aos efeitos adversos e desagradáveis da goma de mascar e das pastilhas, que reduzem a adesão do paciente, o adesivo tornou-se o recurso mais utilizado. Uma metanálise demonstrou que indivíduos tratados com adesivo de nicotina tornaram-se abstinentes de cigarros após 6 meses, em uma proporção 2 a 3 vezes maior do que os tratados com placebo.[3] Evidenciou, também, que o adesivo de nicotina suplantou o placebo apesar do tipo de suporte comportamental, mesmo considerando que o programa de tratamento do tabagismo tenha influência independente e muito importante para os resultados finais. Além disso, evidenciou que o tratamento com adesivo de nicotina durante 8 semanas apresenta resultados que não são superados pelo seu prolongamento, como recomendam os fabricantes. Ao final de 6 meses, 22% dos usuários de adesivo de nicotina estavam abstinentes de cigarros.

Em geral, usa-se nicotina para a reposição quando há alta dependência da substância, como, por exemplo, quando o Teste de Fagerström tem escore acima de 5 ou quando há história de síndrome de abstinência (SA) em situações de privação da substância. A indicação de TRN para pacientes que fumam menos de 10 cigarros por dia é discutível, mas deve-se considerar caso a caso.

Durante as primeiras 8 a 12 semanas de cessação, deve-se usar um adesivo de 21 mg ao dia. Se houver dependência muito elevada, pode-se aumentar a dose diária para 2 ou até 3 adesivos, simultaneamente. A dose pode ser reduzida a cada 4 semanas para 14 e 7 mg ao dia, conforme tolerância à SA. Deve-se colar o adesivo ao despertar, em área coberta e sem pelos, a partir do dia escolhido para deixar de fumar, trocando a cada 24 horas e fazendo rodízio entre os locais de aplicação.

Se mesmo usando adesivo de nicotina houver manifestações de abstinência ou mesmo fissura, pode-se recomendar a combinação com goma de mascar (chiclete) de 2 ou 4 mg para os momentos de piora dos sintomas, podendo usar-se até 20 gomas ao dia. A mastigação deve ser forte, durante 20 a 30 minutos; no caso de haver formigamento, a goma deverá ficar em repouso entre a bochecha e a gengiva até desaparecer o sintoma, recomeçando a mastigação. Não se deve ingerir alimentos ou líquidos durante seu uso e nem após, por um período de 30 minutos. A goma e o fluido resultante da mastigação devem permanecer pelo maior tempo possível na cavidade bucal, no sulco entre a arcada dentária lateral inferior e a bochecha. Essa recomendação deve-se a dois fatores: (1) a absorção direta da nicotina pela mucosa bucal – devido às condições de alcalinidade local – é mais rápida do que em outros setores do tubo digestivo, resultando em concentração plasmática de aproximadamente metade da obtida por fumar um cigarro; (2) se deglutida e absorvida pelo trato gastrintestinal, uma grande parte da nicotina é metabolizada pelo fígado e, não atingindo a circulação sistêmica, não chega ao sistema nervoso central (SNC).

Como a TRN simplesmente repõe uma parte da nicotina que o fumante obtém usando cigarros, não há preocupações importantes com contraindicações, pois ela sempre será mais segura do que continuar fumando. Portanto, pode ser usada sem receios mesmo em situações que poderiam causar apreensões, como doença cardíaca[13] e gestação. Se o paciente se mostrar temeroso, recomenda-se utilizar esta informação como um argumento para parar de fumar imediatamente: "saiba que a quantidade de nicotina absorvida pelo organismo a partir de cigarros é muito maior do que a oferecida pela terapia de reposição".

Sobre a TRN, sempre é necessário reafirmar para o paciente, antes de seu início:

1) **sua segurança**
2) **que irritação e náusea, se surgirem, rapidamente passarão**
3) **que não ocorrerá dependência ao medicamento**

O tempo total de tratamento costuma ser de 8 a 12 semanas, mas em alguns casos pode ser prolongado por até 12 meses. Não há provas de que a nicotina de reposição seja teratogênica para o feto.

Investigações farmacogenéticas tentam identificar pacientes que se beneficiam com o uso da TRN por tempo maior do que o padrão e/ou com doses mais elevadas.[14]

ADESIVO TRANSDÉRMICO

Apresentação: dosagens de 21, 14 e 7 mg.

Posologia:

- Dependência elevada: Teste de Fagerström (TF) = 8 a 10 pontos e/ou consumo de 20 ou mais cigarros por dia.
  - semanas 1 a 4 (21 mg/dia)
  - semanas 5 a 8 (14 mg/dia)
  - semanas 9 a 12 (7 mg/dia)
- Dependência moderada: TF = 5 a 7 pontos e/ou consumo de 19 ou menos cigarros por dia, sendo o primeiro até 30 minutos após acordar.

- semanas 1 a 4 (14 mg/dia)
- semanas 5 a 8 (7 mg/dia)

Efeitos adversos: costumam ser pouco significativos e raramente justificam suspensão (irritação local, eritema infiltrativo).

Observação: fazer rodízio do local de aplicação do adesivo na pele, em área livre de pelos e ao abrigo da luz solar (geralmente na região dorsal do tórax); uma opção é aplicá-lo pela manhã e removê-lo à noite – dessa forma, simula-se o ciclo diário do consumo de cigarros.

GOMA DE MASCAR

Apresentação: tabletes de 2 e 4 mg.

Posologia:

- 20 ou mais cigarros/dia:
  - semanas 1 a 4 (4 mg a cada 1 a 2 h)
  - semanas 5 a 8 (2 mg a cada 2 a 4 h)
  - semanas 9 a 12 (2 mg a cada 4 a 8 h)
- 19 ou menos cigarros/dia:
  - semanas 1 a 4 (2 mg a cada 1 a 2 h)
  - semanas 5 a 8 (2 mg a cada 2 a 4 h)
  - semanas 9 a 12 (2 mg a cada 4 a 8 h)

Efeitos adversos: náuseas, ulceração nas gengivas.

Contraindicações e precauções: evitar fumar durante o uso (até 5 cigarros por dia ainda é seguro). Situações que requerem cuidados: gestação, amamentação, história de úlcera péptica, infarto do miocárdico, angina, arritmia cardíaca, acidente vascular encefálico (AVE).

PASTILHAS MASTIGÁVEIS

Apresentação: pastihas com 2 e 4 mg

Posologia: idem à da goma de mascar

Efeitos adversos: idem à goma de mascar

Contraindicações: idem à goma de mascar

SPRAY NASAL

Solução dosimetrada para uso nasal, 0,5 mg de nicotina por jato; em cada sessão administre a solução em cada narina, o que libera 1 mg. O pico sanguíneo de nicotina é atingido após 5 a 10 minutos.

INALADORES

Têm o formato de cigarros, sendo a nicotina inalada na forma de vapor; este é condensado na boca e na garganta, de onde passa para a corrente sanguínea; não atinge vias aéreas e pulmões.

Medidas que podem aumentar o índice de cessação, referindo-se à TRN:

- Iniciar o uso do adesivo 1 a 2 semanas antes do dia D
- Caso haja lapso ou recaída, deve-se manter o uso do adesivo
- Além do adesivo, adicionar uma forma de TRN de liberação imediata (goma ou inalador)
- Sempre incentivar a progressiva redução do número diário de cigarros

BUPROPIONA

Originalmente usado como antidepressivo, a bupropiona constitui-se no único medicamento psicoativo extensamente testado e validado pela FDA para tratamento do tabagismo. A partir de 1999, inúmeros ensaios clínicos mostraram sua eficácia na cessação do tabagismo.[8]

O fármaco apresenta os seguintes efeitos farmacológicos: atua como antidepressivo, tem efeito dopaminérgico (aumenta a dopamina no *nucleus accummbens* pela inibição de sua recaptação) e noradrenérgico (afeta os neurônios no *locus ceruleus*), além de reduzir os sintomas da síndrome de abstinência, pois simula a ação da nicotina. Seu uso para a cessação do tabagismo não se baseia em seus efeitos antidepressivos, nem se restringe para o tratamento de fumantes deprimidos. Reduz pela metade o ganho de peso associado à abstinência (3 × 1,5 kg, segundo Hurt).[9]

Apresentação: comprimidos de 150 mg. É absorvido rapidamente por via oral, atingindo pico plasmático em 3 horas; meia-vida de 21 horas.

Posologia: 1 comprimido pela manhã nos primeiros três dias; a partir do quarto dia, 1 comprimido duas vezes ao dia, com intervalo de aproximadamente 8 horas (sugere-se às 8 e às 16 h), durante 12 semanas, pode-se prorrogar seu uso por até 6 meses ou mais, se necessário. Em idosos com insuficiência renal ou hepática, a dosagem deve ser reduzida para 150 mg/dia.

Efeitos adversos: insônia, boca seca, convulsão e cefaleia.

> **? Qual o papel da nicotina de reposição na cessação do tabagismo?**
>
> O uso da nicotina é uma estratégia efetiva no programa de tratamento do tabagismo, com o objetivo de reduzir a intensidade da síndrome de abstinência. Em nosso meio, dispõe-se de adesivo, goma de mascar e pastilha mastigável. O tratamento com adesivo de nicotina durante 8 semanas apresenta resultados que não são superados pelo seu prolongamento. Sempre deve haver prescrição e supervisão médica para o uso desses produtos.

Contraindicações e precauções:

- convulsões, epilepsia, anorexia nervosa, bulimia, etilismo pesado, problemas no sistema nervoso central (SNC), como AVE e traumatismo craniencefálico, neoplasias
- gestação e amamentação (contraindicações absolutas)
- inibidores da monoaminoxidase (MAO) (parar 14 dias antes)
- uso concomitante de antidepressivos, antipsicóticos, teofilina, corticoides sistêmicos
- diabéticos tratados com hipoglicemiantes orais e insulina
- redução das doses na vigência de insuficiência renal ou hepática
- presença de transtorno do humor bipolar sem tratamento corrente adequado[15]

Recomenda-se parar de fumar após uma semana de tratamento, pois é nesse período que os efeitos farmacológicos da bupropiona são favoráveis à cessação. Isso significa que sua administração deve ser iniciada uma semana antes do "dia D".

Conforme as necessidades individuais do paciente, podem-se prescrever outros fármacos psicoativos que não a bupropiona.

VARENICLINA

Usa-se a vareniclina preferencialmente quando houver alta dependência à nicotina ou tentativas prévias com diversas recaídas. O fármaco atua diretamente nos receptores nicotínicos (α4β2) e tem efeitos agonista (reduz fissura e sintomas de abstinência) e antagonista parcial (reduz a satisfação de fumar). É o primeiro medicamento que tem esse duplo efeito, o que lhe confere atributos favoráveis não apenas pela sua eficácia terapêutica, mas também por provocar maior motivação do paciente para a cessação.

No primeiro ensaio clínico publicado por Jorenby e colaboradores,[16] a vareniclina (V) mostrou ser mais eficaz do que a bupropiona (B) e o placebo (P). Vejam-se os resultados: abstinência em 3 meses (V = 44%, B = 30%, P = 18%), abstinência em 12 meses (V = 22%, B = 15%, P = 10%).

Apresentação: comprimidos de 0,5 e 1,0 mg.

Esquema recomendado:

- nos primeiros três dias, 1 comprimido de 0,5 mg, uma vez ao dia (manhã);
- durante os quatro dias seguintes, 1 comprimido de 0,5 mg, duas vezes ao dia (manhã e noite);
- nas 11 semanas seguintes, 1 comprimido de 1,0 mg, duas vezes ao dia (manhã e noite).

Efeitos adversos: em menos de 5% dos casos podem ocorrer náuseas, cefaleia, insônia e tonturas. Geralmente esses efei-

> **ATENÇÃO**
>
> Embora geralmente não haja indicação para o uso de nicotina e vareniclina simultaneamente, em alguns casos de maior dependência e grande dificuldade de cessação, indica-se, além da vareniclina, o uso de TRN, seja como reposição contínua, seja nas ocasiões de grande vontade de fumar. A base teórica para essa associação é a de que a vareniclina não bloqueia todos os receptores α4β2, podendo haver escape de um número significativo desses receptores – nos quais agiria a nicotina de reposição.

tos não exigem suspensão do medicamento, ocorrendo adaptação do organismo.

A vareniclina tem demonstrado ser segura e bem aceita tanto em fumantes jovens quanto em idosos com função renal normal. Não há necessidade de ajuste de dose em casos de insuficiência hepática, porém é contraindicada na insuficiência renal avançada, uma vez que 92% de sua eliminação é renal.

Em relação às contraindicações, deve-se avaliar com cuidado a estabilidade de quadros psiquiátricos antes de introduzir a vareniclina, pois há evidências de riscos diante de comorbidade.[17-20]

ATENÇÃO

A vareniclina não pode mais ser considerada como tratamento de primeira linha para a cessação do tabagismo. Seu uso não é proibitivo, mas deve ser realizado com adequada monitoração psiquiátrica, principalmente de sintomas depressivos. Não é um medicamento que possa ser utilizado como preferencial no nível de atenção primária, necessitando de acompanhamento de um especialista.

Em uma metanálise de ensaios clínicos em pacientes sem doença psiquiátrica, a vareniclina demonstrou relativa segurança quanto a efeitos adversos, sendo mais frequentes distúrbios do sono em relação ao placebo.[21] No entanto, para eventos psiquiátricos como transtorno depressivo, o estudo não teve poder suficiente para uma avaliação mais adequada do risco, em particular o de suicídio. Recentemente, dados nada animadores surgiram em relação a esse aspecto. Um levantamento de dados baseado no sistema de relatórios de efeitos adversos da FDA registrou 3.249 casos de suicídio/tentativa de suicídio ou depressão associados a vareniclina, a bupropiona ou a reposição de nicotina. Destes, 2.925 (90%) foram descritos com vareniclina, 229 (7%) com bupropiona, e 95 (3%) com reposição de nicotina.[22] Essa magnitude com grandes diferenças persistiu mesmo após controle para medicações concomitantes.

QUAL A MELHOR MANEIRA DE PARAR DE FUMAR: ABRUPTA OU GRADUAL?

Embora a decisão relativa ao modo de parada – *abrupta* ou *gradual* – possa ser tomada conforme a preferência do paciente, costuma-se recomendar a primeira modalidade – o "dia D".

Na **parada abrupta,** o paciente deve marcar uma data para a parada total, sendo fundamental que essa escolha seja a mais adequada em função de atividades, compromissos e perfil do paciente, de preferência em um dia tranquilo e emblemático (p. ex., data do aniversário).

Recomenda-se a **parada gradual** para aqueles que têm dificuldade de parar de uma vez só e sentem-se mais confiantes com esse processo. Não é recomendada para quem tem ansiedade excessiva e fica o tempo todo pensando em fumar. Deve durar no máximo 2 semanas, sendo fundamental que se programem o horário do primeiro cigarro e o número diário de cigarros previstos. Sugestões para a parada gradual:

- Adiamento: a cada dia, começar a fumar mais tarde (p. ex., no primeiro dia, iniciar às 10 h; no segundo dia, às 12 h; e assim por diante.
- Redução: a cada dia, reduzir "x" cigarros, de modo que no sétimo dia pare completamente. Se fumava 20 cigarros por dia, por exemplo, deverá reduzir 3 cigarros a cada dia.

> **ATENÇÃO**
>
> Toda intervenção que possa ajudar alguém a parar de fumar pode ter valor e ser tentada, sendo fundamental que o processo terapêutico seja aceito pelo paciente, não tenha restrições pela comunidade científica, seja seguro e disponível, além de ajudar o fumante a libertar-se dessa dependência para que passe a viver melhor.

Para pacientes tratados com bupropiona ou vareniclina, em que os efeitos dos fármacos atingem sua plenitude a partir da segunda semana, recomenda-se parar de fumar após uma semana de tratamento; no entanto, a cessação poderá ocorrer a qualquer momento.

Outra abordagem de parada gradual consiste na utilização de goma de mascar ou pastilhas de nicotina com 4 mg, com substituição progressiva e estruturada, previamente planejada, dos cigarros pelas gomas/pastilhas. Um estudo randomizado, comparado com placebo, demonstrou que essa abordagem é muito viável.[23]

TRATAMENTO INDIVIDUAL OU EM GRUPO?

O tratamento em grupo, tecnicamente, emprega recursos semelhantes aos usados na abordagem individual, mas apresenta vantagens potenciais no que se refere a suporte social e facilidade para discutir situações de risco e de como lidar com estas, além do comprometimento não só com o profissional da saúde, mas também com os demais componentes do grupo. No tratamento individual, o paciente

PREPARAÇÃO PARA O "DIA D"

Algumas recomendações para programar o "dia D" podem ser de grande auxílio e devem ser ajustadas às condições do paciente, sendo necessário mantê-las nos dias sucessivos:

- Iniciar preparação para o enfrentamento do desejo de fumar e da síndrome de abstinência: TCC e, se necessário, medicamentos.
- Comunicar às pessoas de seu convívio que pretendo parar de fumar.
- Guardar cinzeiros e livrar-se de cigarros (principalmente se costuma manter estoque).
- Proibir o fumo dentro do domicílio (vale também para outros fumantes da casa).
- Trocar roupas de cama e manter os demais ambientes da casa livres do cheiro de cigarros.
- Evitar o convívio com fumantes, salvo quando estes não estejam fumando.
- Evitar o ócio – desenvolver atividades prazerosas.
- Ingerir bastante líquido.
- Manter extremo cuidado para com a higiene bucal; sempre escovar os dentes após as refeições.
- Tirar dúvidas sobre a medicação.
- Evitar sobremaneira os fatores e as situações que levam a fumar – os gatilhos. Isso precisa ser reforçado pelo aconselhamento médico.
- Marcar uma consulta para logo após esse dia ou, pelo menos, um contato telefônico.

é o centro das atenções e dos cuidados, o que geralmente preenche melhor as necessidades daqueles que costumam tomar suas iniciativas e administrá-las sem compartilhamento ou interação com outras pessoas.

Nos serviços públicos, em que se conta com poucos profissionais e nos quais o número de pacientes é muito grande, o modelo de tratamento geralmente oferecido e mais eficaz é o de grupo.

Na clínica privada costuma ser mais desejado e aceito pelos pacientes o tratamento individual, embora uma forma mista seja também uma boa alternativa para muitos casos.

TRATAMENTO INDIVIDUAL

O tratamento individual proporciona maior atenção à personalidade e às dificuldades do paciente, sendo preferido quando houver:

- transtornos psiquiátricos não estabilizados ou que limitem o paciente – exemplos: depressão importante e não controlada, esquizofrenia em paciente com muitas dificuldades de se relacionar em grupo;
- dificuldades para acompanhar o grupo – deficiência auditiva, cognitiva ou de memória; timidez excessiva;
- rejeição, por parte do paciente, ao tratamento em grupo;
- paciente com comportamento desagregador que certamente perturbará o grupo;
- analfabetismo.

TRATAMENTO EM GRUPO

Esta modalidade proporciona troca de experiências e uma rede de apoio social de extrema importância para o processo da cessação.

Alguns aspectos que sempre devem ser considerados reúne:

- Pessoas com convívio social intenso ou que tenham relações familiares ou hierárquicas, devem ficar, de preferência, em grupos diferentes, pois pode haver excesso de exposição ou situações litigantes de origem externa ao grupo.
- Para pacientes muito jovens (adolescentes), é melhor a participação em um grupo específico ou o tratamento individual.
- Deve-se ter o cuidado para que a distância sociocultural não se torne uma barreira no processo de identificação entre os membros.
- Os pacientes devem estar, de preferência, no mesmo estágio motivacional, pois quando estão em fases comportamentais muito diferentes poderá haver influência negativa. Esse é um aspecto que precisa ser avaliado pelo coordenador do grupo, pois quando se trata de um caso isolado em um grupo que esteja muito interativo e interessado, pode até ser benéfico.

Pacientes muito desmotivados ou com autoeficácia muito prejudicada devem receber abordagem específica individual antes de ingressarem no programa para cessação.

RECOMENDAÇÕES DO MINISTÉRIO DA SAÚDE E DO INSTITUTO NACIONAL DO CÂNCER PARA TRATAMENTO EM GRUPO (INCA)[24]

O tratamento em grupo costuma ter quatro sessões, cada uma com duração de 60 a 90 minutos, distribuídas ao longo de duas a quatro semanas. Cada sessão de grupo inclui quatro fases: atenção individual, estratégias e informações, revisão e discussão e tarefas.

Os conteúdos de cada sessão dividem-se em:

- Primeira sessão: entender o que leva a fumar e como fumar afeta a saúde.
- Segunda sessão: lidar com os primeiros dias sem cigarro.
- Terceira sessão: vencer todos os obstáculos para parar de fumar.
- Quarta sessão: usufruir para sempre da cessação do tabagismo.

A primeira sessão inicia com a apresentação individual de cada componente do grupo, sejam pacientes ou profissionais, e segue-se uma clara exposição do programa. A seguir, pode-se falar sobre alguns aspectos fundamentais do tabagismo, particularmente sobre a dependência física e psicológica, sobre a ambivalência (querer parar de fumar e querer continuar fumando) e sobre o que ocorre após parar de fumar. Sugere-se perguntar a cada participante: quanto você fuma por dia? O que faz você fumar? O que você espera que seja o obstáculo mais difícil para deixar de fumar? Os comentários devem ser o mais individualizados possível. Fazer anotações pode facilitar a organização da sequência do trabalho.

As quatro fases pretendem auxiliar na organização de cada sessão de grupo e a determinar quanto tempo se dedicará às várias atividades. Não é preciso delimitar cada fase, pode-se passar naturalmente de uma para outra.

Atenção individual – solicitar perguntas, estimular trocas de experiências. Se necessário, questionar: "como vocês se sentem hoje comparando com a semana passada?", "estão achando mais fácil ou mais difícil do que esperavam?", "de que forma essa tentativa está sendo diferente das tentativas anteriores de parar de fumar?". Deve-se impedir incursão de assuntos que não interessem ao tema em discussão e ao grupo e muitas repetições ou monopolização de um participante. Se o tempo for escasso para responder a todos, após a reunião, pode-se ficar à disposição para questões individuais.

Estratégias e informações – abordar os assuntos e temas de maneira objetiva e simples, de modo que se ocupe pouco tempo ao abordar os tópicos e as técnicas da sessão para cessação do tabagismo.

Revisão e discussão – nesta fase, revisar brevemente o material apresentado na fase anterior. Estimular os participantes a compartilhar suas ideias e experiências com os outros durante esse período. Trata-se de uma boa oportunidade para troca de experiências.

Tarefas – rapidamente, em 5 minutos, chamar a atenção para os objetivos individuais que cada participante estabeleceu para si próprio. Pedir para escolherem uma data e uma estratégia para parar de fumar antes da próxima sessão.

ACOMPANHAMENTO TERAPÊUTICO: MANUTENÇÃO DA ABSTINÊNCIA

Durante os primeiros 12 meses após a cessação o risco de ocorrerem lapsos e recaídas é maior, sendo fundamental que o terapeuta prepare, acompanhe e auxilie o paciente a manter-se abstinente.

Recomenda-se estabelecer um cronograma com o paciente de modo que ele saiba que fará um tratamento durante, pelo menos, 12 meses, e que será orientado e acompanhado pelo profissional. Os agendamentos poderão ter a seguinte previsão:

- Consultas: durante os primeiros 12 meses:
  - 1º mês: semanalmente
  - 2º e 3º mês: quinzenalmente
  - 4º a 12º mês: mensalmente
- Sempre que necessário, haverá contato telefônico do paciente, do médico ou da equipe.
- Durante as consultas ou contatos, discutir os progressos e as dificuldades.
- Sempre é muito importante manter o entusiasmo do paciente para manter-se abstinente e seguir os passos do programa.

FISSURA, LAPSO E RECAÍDA

No período inicial da cessação do tabagismo, o fumante, pelas dificuldades de sua dependência química e psicológica e em face de situações conflitantes e de eventuais transtornos comportamentais, pode não conseguir se manter abstinente. Pode haver momentos em que a vontade de fumar torne-se rapidamente muito intensa e difícil de ser controlada – a isso se denomina “fissura”. Tal estado surge e desaparece em alguns minutos e não perdura mais do que duas semanas; essa informação precisa ser dada ao paciente, senão ele não resiste ao impulso e rapidamente dá um jeito de fumar. Na fase inicial da cessação também é muito comum surgirem situações que levam a fumar “apenas um cigarrinho”, o que pode ser facilitado pela falsa concepção de que “eu consigo ficar só em um”. Sabe-se que dificilmente ficará só nisso, e o mais provável é haver dificuldades para manter a abstinência. A isso se denomina “lapso” (uso isolado). No entanto, se o paciente voltar a fumar como antes da cessação, ficará caracterizada a “recaída” – volta da doença no padrão de uso anterior ou em um novo padrão.

Diversas circunstâncias levam o fumante a não manter sua decisão de parar de fumar: os sintomas da síndrome de abstinência, o aumento do peso corporal, a dependência psicológica, a antecipação de que não será capaz de manter a decisão de parar de fumar, o automatismo que leva a fumar, enfim, uma oferta indutora de circunstâncias que levam a fumar associada à fragilidade para o enfrentamento.

Em geral, os fumantes pesam menos do que os não fumantes e ganham peso quando deixam de fumar. A interrupção do tabagismo leva a um rápido período de ganho ponderal, que acaba se manifestando sob a forma de depressão, ausências ao grupo de tratamento e, muitas vezes, agressividade. Nesse sentido, a oferta de aconselhamento nutricional associada ao estímulo para aumento da atividade física é de grande valia.

A recaída é mais frequente nos primeiros seis meses de abstinência,[25] e é por isso que nos primeiros meses de tratamento deve-se manter uma firme vigilância por parte do paciente e pelas demais pessoas envolvidas (família, amigos e os próprios profissionais da saúde). A maioria dos fumantes só consegue parar de fumar entre a terceira e a décima tentativa. Portanto, não deve se desesperar aquele que para de fumar e recai. Sempre deve ser estimulado a tentar novamente. Um dos segredos para o sucesso da próxima tentativa é, antes de mais nada, avaliar o porquê dos lapsos e recaídas anteriores e buscar formas de evitar sua repetição.

Não se deve confundir *recaída* com *lapso*, pois neste último ocorre apenas um deslize que leva a fumar em apenas uma oportunidade (ou poucas), mas o paciente procura manter o tratamento e a abstinência.

Fazem parte de um programa para cessação do tabagismo a prevenção e o controle do lapso e da recaída. O fumante deve receber informações e treinamento para enfrentamento dos gatilhos e tentações que acontecem na fase de manutenção do período de abstinência.

ESTRATÉGIAS PARA LIDAR COM A VONTADE DE FUMAR
(Prevenção do lapso e da recaída)

1) É muito importante explicar ao paciente e aos familiares, antecipadamente, que a vontade de fumar pode ser reduzida e controlada com os recursos do programa de tratamento. A *fissura* – a vontade exagerada de fumar – inicia e desaparece em poucos minutos. O paciente deve entender bem que as más sensações vão passar logo, não são duradouras.
2) Para fumantes com alta dependência à nicotina, recomenda-se usar o TRN para controlar as desagradáveis manifestações da síndrome de abstinência. Pode-se usar para manutenção o adesivo transdérmico de nicotina e acrescentar doses extras por meio da goma de mascar, sempre que necessário – principalmente nos momentos de fissura ou manifestações de abstinência.
3) Buscar apoio social – embora o próprio paciente é quem deva dar os principais passos, isso não significa que deva fazê-lo sozinho. Pode ter um "apoiador" em cada ambiente: um em casa e outro no trabalho. Se estiver em tratamento de grupo, trocar telefones e criar uma rede de apoio. Ressaltar a importância de pedir ajuda – como ele sempre fez ao fumar cigarros. Ter cuidado com os "sabotadores" – geralmente são fumantes e não aceitam bem a ideia de que o amigo, colega ou cônjuge vai se livrar dos cigarros. São pessoas que duvidam dessa atitude, que desafiam esse tipo de decisão. Isso ocorre, na maioria das vezes, porque eles próprios não o conseguem. A existência de um sabotador exige ou seu afastamento, ou estratégias de convívio, senão pode pôr tudo a perder. O aconselhamento telefônico, por meio de linhas de "SOS" ou "disque ajuda", pode ser considerado um recurso adicional na intervenção e pode suprir necessidades individuais.
4) Como lidar com a presença de outros fumantes no ambiente social, particularmente no mesmo domicílio? Criar algumas regras de convívio, pelo menos durante o período inicial da cessação: não oferecer cigarros, não deixá-los à vista, não fumar no mesmo ambiente do paciente; no caso dos familiares, ninguém deve fumar dentro de casa.
5) Promover distrações e atividades prazerosas: atividades de lazer, beber bastante água, comer algo saboroso, telefonar para alguém de interesse, assistir a um filme, reunir-se com pessoas que estão com o mesmo propósito de parar de fumar (atividade em grupo).
6) Praticar atividade física: desde uma simples caminhada até atividades esportivas que estejam ao seu alcance.

7) Evitar situações de risco, como ir a uma festa em que existam fumantes que não respeitam a proibição de fumar em ambientes fechados.
8) Escapar de situações em que surge a fissura: sair do local, buscar ajuda com médico ou pessoa de seu relacionamento, aumentar a dose de nicotina (TRN). Após as refeições, deixar a mesa rapidamente e proceder a higiene bucal. Não ter cigarros ao alcance. Manter a disciplina para seguir o plano estabelecido.
9) Adiar: "não vou fumar agora, vou esperar mais um pouco". Manter a calma e a proposta de cessação ajuda a passar o tempo e a não ter lapso nem recaída.
10) Mudar a rotina e a ordem em que realiza suas atividades, na medida em que isso contribua para a manutenção da cessação.
11) Listar estímulos pareados ou gatilhos e manejar sua presença ou mesmo evitá-los ativamente.
12) Evitar o uso de outras substâncias, como álcool, café e outras drogas, pois todas podem facilitar o retorno ao uso do tabaco.

O QUE FAZER SE OCORRER UM LAPSO?

Deve-se verificar a situação em que ocorreu, qual a crença e os sentimentos presentes no momento e as alternativas sugeridas pelo próprio paciente. É importante reforçar a decisão de voltar à abstinência. Deve-se evitar palavras de recriminação. Em vez disso, é recomendável parabenizar o paciente pela persistência no programa.

Sempre que ocorrer um lapso, deve-se, o mais breve possível, fazer o paciente reintegrar-se ao programa de tratamento. É fundamental uma atitude receptiva e de acolhimento para que ele retome o programa o quanto antes. Uma ação intensiva de reforço pode ser programada durante esse período.

Usar, no sentido figurado, a comparação da cessação do tabagismo com o futebol: o lapso corresponde a tomar um gol, a recaída equivale a perder uma partida. É sempre possível reverter esses resultados, pois eles são apenas parciais e o campeonato é longo – dura no mínimo 12 meses. Vale enfatizar com o máximo de entusiasmo que o time é bom, os atletas estão muito bem preparados e todos estão torcendo pela vitória.

SE HOUVER RECAÍDA, O QUE FAZER?

Em uma situação de recaída, diversas atitudes são recomendadas para a atuação do profissional da saúde que acompanha um fumante durante o programa de tratamento para cessação:

- Evitar críticas.
- Estimular nova tentativa para cessação.
- Avaliar causas e circunstâncias do insucesso: o que aconteceu? O que estava fazendo? Como se sentiu ao fumar o primeiro cigarro? E os demais?
- Discutir os motivos da recaída e se ela poderia ter sido evitada.
- Esclarecer que a recaída não inicia com o ato de fumar, e sim que existe um longo caminho previamente percorrido antes de dar uma tragada. Costuma haver um período prodrômico com pensamentos que levam a um comportamento de risco em relação ao cigarro, como, por exemplo, a crença de que não adiantou parar de fumar, de que está infeliz, ou mesmo de que "não tem problema se fumar só um cigarro".
- Rever como foi o período da abstinência e os benefícios obtidos.

Se acontecer a recaída, devem-se considerar algumas medidas para evitar sua repetição: mudança de estratégia, utilização de recurso novo (medicamentoso ou outro), procura de outro médico ou especialista, ou outro programa de tratamento. Trabalhar os sentimentos pós-recaída, pois geralmente a culpa e a sensação de fracasso diminuem a autoeficácia. Reavaliar o esquema terapêutico e incentivar a marcação de nova data para cessação.

? Por diversas vezes tentei parar de fumar, mas não consegui manter a abstinência por muito tempo. O que posso fazer?

O fato de ter tentado parar de fumar é muito positivo, pois indica que você tomou uma decisão importante na vida. Não ter conseguido manter-se abstinente significa que você não se preparou o suficiente para o que teve de enfrentar. Para cessar o tabagismo, recomenda-se fazer uma avaliação inicial adequada e que o programa de tratamento contemple necessidades individuais e tenha por base a terapia cognitivo-comportamental. Poderá incluir medicações como nicotina de reposição ou bloqueador de receptor nicotínico e medicação psicoativa. Pelo menos nas fases iniciais da cessação, é fundamental o apoio de um médico de sua confiança que esteja acostumado com o problema e se interesse em ajudar.

Os pacientes que recaíram e não estão prontos para fazer nova tentativa devem receber intervenção breve para aumentar a probabilidade de tentativas futuras.

Algumas circunstâncias comuns associadas à recaída e que devem ser trabalhadas incluem:

- Estresse, associado com "redução das defesas" para lidar com a situação.
- Sensações negativas podem levar ao uso de cigarros para anestesiar sentimentos desconfortáveis.
- Crença de que está definitivamente curado da dependência e que pode controlar a doença (acha que pode fumar e parar quando quiser).
- Aumento de peso.
- Volta ao condicionamento anterior.
- Depressão, falta de motivação, rotina com poucas atividades.
- Consumo de álcool a ponto de perder o senso.
- Situações sociais.
- Comemorações e afetos positivos em que o cigarro era usado como premiação.

RECAÍDAS PSIQUIÁTRICAS TENDEM A FACILITAR RECAÍDAS DO TABAGISMO

Os profissionais da saúde precisam estar preparados, pois pacientes que procuram auxílio médico para parar de fumar podem ter transtornos psiquiátricos, por vezes ainda não diagnosticados e, portanto, não tratados, o que pode minar a tentativa de abstinência. As comorbidades psiquiátricas mais frequentemente associadas ao tabagismo são esquizofrenia, transtornos do humor (depressão e transtorno bipolar) e dependência de álcool e de outras drogas.[26]

Fissura, lapso e recaída na visão do psiquiatra

1. **Os mecanismos neuroquímicos que facilitam o estabelecimento da dependência do tabaco não mudam facilmente: é preciso persistência e jamais subestimar a força da humana.**
2. **A história de toda dependência química é flutuante e recorrente: é preciso manter a guarda sempre elevada.**

3. A autoestima é um patrimônio a ser preservado, e esforços devem ser feitos para que lapsos ou recaídas não a atinjam: a autocensura é, muitas vezes, justificativa para considerar tudo perdido.
4. Quando tudo parece não dar certo, a recaída nunca é a melhor saída.
5. Pense sempre na balança decisória: se o paciente for sincero com ele próprio, a abstinência sempre é vantajosa.
6. A psicopatologia coexistente também é flutuante e pode ser crônica: vigiar seus sintomas e manter o paciente em tratamento psiquiátrico, quando indicado.
7. Fissura não é aliviada por um uso qualquer, ela sempre piora.
8. Não é verdade que o único recurso que alivia fissura é fumar: pelo contrário, fumar perpetua a fissura.
9. Ajudar o paciente a lembrar: fissura dá e passa se ele não fumar. Se fumar, piora.

RECOMENDAÇÕES PARA O PERÍODO DA CESSAÇÃO NA VISÃO DO PSICÓLOGO

Durante o processo de parada, substituir o cigarro por atividades prazerosas.

Pode-se reduzir o nível de estresse e tensão que o processo de parar de fumar gera fazendo-se pequenas mudanças no estilo de vida. Isso normalmente significa aumentar a quantidade de atividades prazerosas ou desenvolver dependências positivas, o que consiste em escolher atividades que dão prazer e realizá-las diariamente, durante uma hora, até se criar o hábito. Tal prática visa a ajudar a preencher o vazio sentido durante o processo de deixar de fumar, ou seja, a ausência do cigarro.

Abordar, durante o tratamento em grupo, situações de como superar alguns tipos de raciocínio sem colocar tudo a perder é extremante importante: “Estava tudo bem, sem fumar há três meses, mas briguei com a minha namorada. Aí veio a fissura. Afinal, depois de um dia desses, eu mereço pelo menos um cigarrinho...”.

Auxiliar o paciente a encontrar alternativas para momentos como esse, tais como telefonar para amigos, sair para uma caminhada ao ar livre, praticar ginástica ou natação, e, assim, evitar a tentação de pegar o cigarro após um dia frustrante, podem ser alternativas nem tão novas, mas bastante viáveis.

Pedir ao paciente que crie uma lista pode ajudá-lo a ter em mente, de forma rápida, uma gama de opções para realizar no momento em que estiver com vontade de fumar. Exemplos de atividades listadas por pacientes:

1. Tomar um bom banho.
2. Jogar futebol, vôlei ou outro jogo qualquer.
3. Participar de grupos religiosos, filantrópicos ou outros.
4. Falar sobre esportes.
5. Almoçar com amigos.
6. Fazer testes quando bem preparado (estudar o suficiente para não ficar estressado).
7. Ir a um show de *rock*, concerto de música clássica ou ópera.
8. Ligar para um amigo especial.
9. Planejar viagens, férias e fins de semana.
10. Comprar coisas para si mesmo.
11. Ir à praia ou ao parque.
12. Fazer trabalhos de arte (pintura, escultura, desenho, cinema, etc.).
13. Escalar montanhas ou fazer trilhas.
14. Fazer massagem relaxante ou alongamentos.
15. Participar de redes sociais da internet.
16. Arrumar ou redecorar o quarto ou casa.
17. Barbear-se.
18. Escrever sobre seus sentimentos em um diário.
19. Ler um livro ou artigo do tipo "Como fazer".
20. Correr ou caminhar.
21. Ler histórias, romances, poemas ou peças.
22. Participar de clubes, palestras, casamentos, batizados, etc.
23. Preparar uma comida especial.
24. Respirar ar puro.
25. Compor uma canção ou fazer um arranjo musical ou simplesmente cantarolar.
26. Dizer alguma coisa claramente em voz alta.
27. Andar de barco (canoagem, barco a motor, velejar, etc.).
28. Agradar a seus pais ou amigos fazendo algo especial para eles.
29. Restaurar antiguidades, dar acabamento nos móveis, etc.
30. Ver televisão.
31. Falar consigo mesmo.
32. Dormir.
33. Trabalhar em máquinas e pequenas arrumações (carros, bicicletas, motocicletas, etc.).
34. Pensar em alguma coisa boa para o futuro.
35. Jogar cartas, resolver quebra-cabeças, palavras cruzadas...
36. Sorrir na frente do espelho mesmo que sem vontade.

O treinamento de habilidades de enfrentamento (*skills training*), desenvolvido pela terapia cognitivo-comportamental é fundamental para ajudar as pessoas a antecipar situações comuns na vida de quem está parando de fumar e, assim, praticar possíveis comportamentos alternativos que seriam aplicados nas situações concretas.

OUTROS MEDICAMENTOS E PROGRAMAS PARA CESSAÇÃO DO TABAGISMO

Podem ser usados outros medicamentos com o objetivo de ajudar o fumante a parar de fumar, desde que tenham respaldo na literatura quanto à eficácia e à segurança e que sua indicação seja ajustada às necessidades do paciente. Assim, nortriptilina, clonidina, rimonabant (antagonista canabinoide), naltrexona, reboxetina, selegilina e fluoxetina podem ser considerados como fármacos de segunda linha, podendo ser utilizados conforme necessidades individuais, embora não tenham a mesma eficácia e segurança que os mais tradicionais.

CASO CLÍNICO – paciente que viveu 40 anos de luto.

Paciente de 63 anos, viúva, sem companheiro atual, mãe de dois filhos já casados. Fumante de 20 cigarros por dia. Fumava desde os 23 anos. Já havia feito duas tentativas anteriores de parada, sem sucesso. Escore do Teste de Fagerström = 4. Relatava conseguir ficar várias horas sem fumar, mas de repente, nos momentos em que se sentia sozinha, a fissura era muito intensa e acabava pegando um cigarro.

Já na entrevista inicial, ficou clara sua forte dependência afetiva com o cigarro. Contudo, logo em seguida, a paciente se deu conta do que estava por trás de sua dependência: começou a fumar no dia em que seu esposo faleceu, e isso jamais havia sido tocado em tratamentos anteriores. Além desse fator, afirmava não saber o que fazer quando a fissura intensa aparecia. Quando percebeu que passara seus últimos 40 anos vivendo o luto, casada com o cigarro (o papel do cigarro foi o de substituição afetiva do marido) e, na verdade, muito sozinha, decidiu que queria se livrar do sentimento de perda.

Assim, sentiu-se realmente preparada para parar de fumar. Trabalhando sua dependência afetiva, treinando as habilidades sociais e com o auxílio de reposição de nicotina e participação de um programa de tratamento em grupo, conseguiu ficar abstêmia.

Vacinas de nicotina estão em fase de pesquisa clínica, mas ainda não existe uma posição sobre a viabilidade de seu uso na prática assistencial. Parecem ser bem toleradas e aumentar o índice de cessação. A expectativa é que possam ser

ATENÇÃO

- Quem realmente quiser parar de fumar, vai conseguir mais cedo ou mais tarde, desde que se construa um programa adequado para as necessidades individuais, com o apoio de profissional(is) interessado(s) e competente(s).
- O fumante deve fazer tantas tentativas quantas sejam necessárias para parar de fumar, mesmo que se decepcione com as recaídas. O importante é desenvolver progressivamente a consciência e o desejo de parar de fumar.
- O mais importante para a cessação do tabagismo é que haja um grande objetivo a ser alcançado, e que esse objetivo mobilize os sentimentos do paciente.
- A decisão de parar de fumar, para ser mais consistente, deve ser gerada "de dentro para fora", isto é, deve ser tomada pelo próprio fumante e por suas próprias convicções.
- O mais importante em um programa para cessação do tabagismo é a terapia cognitivo-comportamental – que realmente possibilita a promoção das mudanças fundamentais –, ficando para os medicamentos um papel complementar, destinado a diminuir a intensidade da síndrome de abstinência e dos transtornos comportamentais.
- Algumas estratégias podem ajudar muito e devem ser consideradas conforme características individuais do paciente (sua construção deve ser feita de forma interativa, principalmente pelo paciente):[18]
  - listar motivos para parar de fumar (colocar essa lista em local bem visível)
  - listar o que pode ganhar ao parar de fumar
  - fornecer informações sobre benefícios da cessação e malefícios de fumar
  - informar sobre o que vai acontecer depois de parar de fumar
  - informar de maneira prática sobre a síndrome de abstinência
  - orientar sobre a possibilidade de aumento de peso e como preveni-lo
  - orientar para desenvolver habilidades quanto aos seus hábitos
  - orientar para desenvolver habilidades para lidar com seus sentimentos
  - o paciente deve desenvolver habilidades para lidar com o estresse
  - o paciente deve desenvolver estratégias para enfrentar a vontade de fumar
  - o paciente deve buscar atividades prazerosas e apoio social
  - o paciente pode escolher o método que deseja utilizar para deixar de fumar
  - o paciente deve preparar-se para o dia da parada ("dia D")

utilizadas para a prevenção da iniciação ou das recaídas. Também, outros programas para cessação podem ser utilizados, desde que tenham a ver com a cultura, os costumes, as crenças e as necessidades do paciente. No entanto, tais intervenções, que podem servir para casos individuais, não podem ser extrapoladas e nem divulgadas ostensivamente antes de sua validação por ensaio clínico.

REFERÊNCIAS

1. Fagerström K. New perspectives in the treatment of tobacco dependence. Monaldi Arch Chest Dis. 2003;60(3):179-83.

2. Reichert J, Araújo AJ, Gonçalves CMC, Godoy I, Chatkin JM, Sales MPU, et al. Diretrizes para cessação do tabagismo da SBPT: 2008. J Bras Pneumol. 2008;34(10):845-80.

3. Silagy C, Lancaster T, Stead L, Mant D, Fowler G. Nicotine replacement therapy for smoking cessation. Cochrane Database Syst Rev. 2004;(3):CD000146. Update in: Cochrane Database Syst Rev. 2008;(1):CD000146.

4. Fagerström KO. Measuring degree of physical dependence to tobacco smoking with reference to individualization of treatment. Addict Behav. 1978;3(3-4):235-41.

5. Hall SM, Humfleet GL, Muñoz RF, Reus VI, Prochaska JJ, Robbins JA. Using extended cognitive behavioral treatment and medication to treat dependent smokers. Am J Public Health. 2011;101(12):2349-56.

6. Sardinha A, Oliva AD, D'Augustin J, Ribeiro F, Falcone EMO. Intervenção Cognitivo-Comportamental com grupos para o abandono do cigarro. Rev Bras Ter Cogn. 2005;1(1):83-90.

7. Fiore MC, Bailey WC, Cohen SJ, Dorfman SF, Goldstein MG, Gritz ER, et al. Treating tobacco use and dependence: clinical practice guideline. Rockville: U.S. Department of Health and Human Services; 2000.

8. Jorenby DE, Leischow SJ, Nides MA, Rennard SI, Johnston JA, Hughes AR, et al. A controlled trial of sustained-release bupropion, a nicotine patch, or both for smoking cessation. N Engl J Med. 1999;340(9): 685-91.

9. Hurt RD, Sachs DP, Glover ED, Offord KP, Johnston JA, Dale LC, et al. A comparison of sustained-release bupropion and placebo for smoking cessation. N Engl J Med. 1997;337(17):1195-202.

10. Cepeda-Benito A. Meta-analytical review of the efficacy of nicotine chewing gum in smoking treatment programs. J Consult Clin Psychol. 1993;61(5):822-30.

11. David SP. Should we recommend nicotine replacement therapy? Am Fam Physician. 2001;63(11):2245-7. Erratum in: Am Fam Physician 2002;65(4):560.

12. Fiore MC, Jorenby DE, Baker TB, Kenford SL. Tobacco dependence and the nicotine patch. Clinical guidelines for effective use. JAMA. 1992;268(19):2687-94.

13. Meine TJ, Patel MR, Washam JB, Pappas PA, Jollis JG. Safety and effectiveness of transdermal nicotine patch in smokers admitted with acute coronary syndromes. Am J Cardiol. 2005;95(8):976-8.

14. Johnstone EC, Yudkin PL, Hey K, Roberts SJ, Welch SJ, Murphy MF, et al. Genetic variation in dopaminergic pathways and short-term effectiveness of the nicotine patch. Pharmacogenetics. 2004;14(2):83-90.

15. Grand RBG, Hwang S, Han J, George T, Brody AL. Outcomes in cigarette smokers with substance abuse or mental illness. J Clin Psychiatry. 2007;68(6):892-981.

16. Jorenby DE, Hays JT, Rigotti NA, Azoulay S, Watsky EJ, Williams KE, et al. Efficacy of varenicline, an alpha4beta2 nicotinic acetylcholine receptor partial agonist, vs placebo or sustained-release bupropion for smoking cessation: a randomized controlled trial. JAMA. 2006;296(1):56-63. Erratum in: JAMA. 2006;296(11):1355.

17. Hussain S, Kayne E, Guwanardane N, Petrides G. Varenicline induced mania in a 51 year old patient without history of bipolar illness. Prog Neuropsychopharmacol Biol Psychiatry. 2011;35(4):1162-3.

18. Campbell AR, Anderson KD. Mental health stability in veterans with posttraumatic stress disorder receiving varenicline. Am J Health Syst Pharm. 2010;67(21):1832-7.

19. McClure JB, Swan GE, Catz SL, Jack L, Javitz H, McAfee T, et al. Smoking outcome by psychiatric history after behavioral and varenicline treatment. J Subst Abuse Treat. 2010;38(4):394-402.

20. Pumariega AJ, Nelson R, Rotenberg L. Varenicline-induced mixed mood and psychotic episode in a patient with a past history of depression. CNS Spectr. 2008;13(6):511-4.

21. Tonstad S, Davies S, Flammer M, Russ C, Hughes J. Psychiatric adverse events in randomized, double-blind, placebo-controlled clinical trials of varenicline: a pooled analysis. Drug Saf. 2010;33(4):289-301.

22. Moore TJ, Furberg CD, Glenmullen J, Maltsberger JT, Singh S. Suicidal behavior and depression in smoking cessation treatments. PLoS ONE 2011;6(11):e27016.

23. Shiffman S, Ferguson SG, Strahs KR. Quitting by gradual smoking reduction using nicotine gum: a randomized controlled trial. Am J Prev Med. 2009;36(2):96-104.

24. Brasil. Ministério da Saúde. Manual do facilitador: parar de fumar, uma decisão inteligente. Rio de Janeiro: INCA; 1999.

25. National Institute on Drug Abuse. Relapse prevention package: examines two effective relapse prevention models, the recovery training and self-help (RTSH) program and the cue extinction model. Bethesda; 1993.

26. Lemos T, Gigliotti AP. Tabagismo e comorbidades psiquiátricas. In: Gigliotti AP, Presman S. Atualização no tratamento do tabagismo. Rio de Janeiro: ABP Saúde; 2006.

CAPÍTULO 26

RECURSOS MULTIDISCIPLINARES

GIULIANO SCORNAVACCA | ELENICE COSTELLA RODE | ALETÉIA CRESTANI | LISANDRA BORGES SOLDATI | PAULA GUTHS | ANDRÉ XAVIER | BIANCA PALUDO | LUIZ CARLOS CORRÊA DA SILVA

Considerando os danos do tabagismo relacionados aos mais diferentes pontos do organismo e o grande envolvimento das diversas áreas da saúde, impõe-se que seja abordado este tema em qualquer interação ou consulta na área da saúde, bem como as possibilidades atuais de tratamento.

É essencial que os médicos incluam em sua rotina assistencial informações sobre os efeitos dos produtos do tabaco no corpo humano, os benefícios a curto prazo e permanentes da cessação de fumar e os mitos sobre fumar e sobre deixar de fumar.

Tendo em vista a grande difusão, pelos meios de comunicação (televisão, rádio, jornais, revistas e internet), sobre a ação lesiva do tabaco e assemelhados,

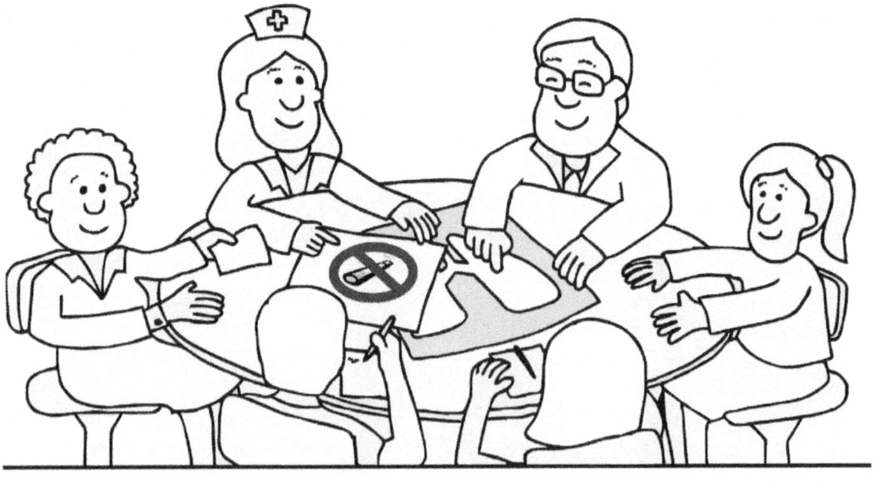

cada vez mais fumantes procurarão espontaneamente um tratamento para parar de fumar. Tal fato constitui uma verdadeira oportunidade para que o clínico geral ou o especialista de qualquer área da medicina possa promover tratamento ou encaminhar o paciente para centros de tratamento qualificados.

No Brasil, a maioria dos programas utilizados nesses centros segue as orientações do Instituto Nacional do Câncer (INCA).[1] Nessa abordagem, será utilizada como base a estrutura do Programa de Tratamento do Tabagismo do Pavilhão Pereira Filho da Irmandade da Santa Casa de Misericórdia de Porto Alegre.

O tratamento poderá ser realizado de forma individual ou em grupo, sendo que essa decisão deverá ser tomada levando-se em consideração as necessidades individuais de cada paciente.[1-3]

Os programas que utilizam equipes multidisciplinares têm alcançado resultados que superam a atuação de apenas um profissional. Nesses programas, após a avaliação inicial, definem-se quais suportes das diversas disciplinas serão necessários.

Sua base segue as recomendações das instituições oficiais, apoiando-se na terapia cognitivo-comportamental. Em linhas gerais, seguem-se as fases:[1-5]

- **Fase ativa:** encontros semanais que poderão perdurar por oito semanas. Nesta fase, serão realizadas avaliações multidisciplinares, conforme as necessidades do paciente, com a atuação de diversos especialistas (pneumologista, psiquiatra, enfermeiro, psicólogo, cardiologista, endocrinologista, nutricionista, odontólogo, etc.).
- **Fase de manutenção:** encontros quinzenais que poderão perdurar por até dois meses e posteriormente passar a consultas mensais até o final do programa.

PAPEL DO COORDENADOR DO PROGRAMA

Iniciado um tratamento, o paciente deve ser acompanhado por, no mínimo, 12 meses.[1-5] Preferencialmente, um pneumologista ou clínico geral deve coordenar o programa, devendo reunir-se de forma periódica com o paciente a fim de avaliar sua condição de saúde geral no decorrer do tratamento e, quando for o caso, prescrever e orientar sobre as medicações que poderão ser usadas, bem como manejar seus possíveis efeitos adversos.

O médico especializado em tabagismo deverá realizar uma abordagem intensiva.[2] Tal intervenção representa o mais alto nível de intervenção antitabágica e apenas poderá ser praticada por especialistas em cessação em tabagismo.

Na primeira consulta, aplica-se um questionário para avaliação de dependência da nicotina (teste de Fagerström), realiza-se questionamentos sobre a história da doença tabagismo e avalia-se o grau de motivação para parar de fumar.[1] Ainda, é feita revisão médica geral, incluindo história clínica, exame físico e exames complementares.[1] Esses itens podem ser completados na segunda consulta.

O apoio multidisciplinar é importante e aumenta as chances de sucesso terapêutico, uma vez que enriquece o programa trazendo contribuições de áreas como a psiquiatria, a psicologia, a nutrição e a educação física.

Outros profissionais também poderão atuar na equipe: fisioterapeuta, odontólogo, fonoaudiólogo e outros. Também poderá haver o apoio do cardiologista no manejo das doenças cardíacas coexistentes.

O PAPEL DO ENFERMEIRO

Um enfermeiro adequadamente treinado poderá atuar de forma a realizar a triagem de novos pacientes, por meio da consulta de enfermagem, e auxiliar na organização do programa.[6-8]

São funções do enfermeiro:[6-8]

- Realizar triagem de pacientes para inserção no programa.
- Participar do planejamento, da execução e da avaliação dos programas de forma educativa e preventiva tanto para os pacientes quanto para as equipes de saúde.
- Manter privacidade e tratar as informações de forma confidencial.
- Prestar informações de forma clara e objetiva acerca do programa.
- Obter consentimento informado por meio de processo e modelo definido pela instituição.
- Informar ao paciente seus direitos e responsabilidades relacionados à interrupção do programa proposto.
- Realizar intervenções empáticas e objetivas que possam culminar com expectativas positivas a respeito da abstinência.
- Aconselhar com o objetivo de prevenir o consumo de tabaco, assegurando o acompanhamento multiprofissional da abstinência.
- Medir o nível de monóxido de carbono (CO) exalado e os sinais vitais, seguindo padrões de qualidade e segurança.
- Entregar material educativo, de acordo com a fase de motivação do paciente.

- Identificar pacientes faltosos, realizando busca ativa com a finalidade de obter subsídios para a realização de estatísticas.
- Acompanhar ativamente o psicólogo nos grupos de tratamento, incentivando a adesão dos pacientes.
- Participar ativamente na elaboração de materiais técnicos de apoio e em encontros de avaliação e atualização.
- Influenciar as instituições de saúde e os centros de educação a incluir o controle do tabagismo nas atividades de seus profissionais, por meio de educação continuada e de outros programas de capacitação e treinamento.
- Participar ativamente na elaboração da programação de ações anuais, como Dia Mundial sem Tabaco e Dia Nacional do Controle ao Tabagismo.
- Apoiar as ações para implantação e manutenção de ambientes livres de tabaco.

Portanto, o enfermeiro poderá atuar em várias atividades, desde em um simples aconselhamento, estimulando o fumante a parar de fumar, até no engajamento da defesa da causa antitabágica. No entanto, todas as medidas devem estar associadas a um contexto multidisciplinar.

PAPEL DO PSIQUIATRA

Sob o ponto de vista psiquiátrico, a dependência da nicotina apresenta aspectos particulares em relação à dependência de outras drogas, e, por isso, serão necessárias medidas tanto farmacológicas como psicossociais na abordagem da relação singular que cada fumante tem com o cigarro.

Como o tabagismo implica dependências física, psicológica e comportamental, no processo da cessação não só se enfrenta a abstinência química (que por si só pode gerar intenso sofrimento), mas também se inicia um processo de luto de um objeto, que, para cada um, pode ter um significado muito particular. A compreensão e o enfrentamento desse fenômeno tornarão possível o afastamento do cigarro, mesmo com a dor da perda, que é inevitável. Diante dessas nuanças do tabagismo, cabe ao médico psiquiatra realizar uma abordagem empática e livre de julgamentos, promover o autoconhecimento e reforçar positivamente os passos em direção à abstinência. Essa participação é fundamental para que se desfaçam expectativas tão comuns de resultados “mágicos” a partir de tratamentos unicamente medicamentosos. Tais expectativas podem gerar tentativas de abstinência frustradas e minar tentativas posteriores.

Outras atribuições do psiquiatra são a identificação e o manejo de comorbidades psiquiátricas. A importância disso reside no fato de que a dependência da nicotina incide mais frequentemente em indivíduos com transtornos mentais, como, por exemplo, esquizofrenia, depressão e alcoolismo.[9] Estatísticas americanas demonstram que 50% dos pacientes psiquiátricos fumam, em contraste com os 25% da população em geral.[10] Além disso, a associação entre sintomas psiquiátricos e piores resultados para a cessação já é apontada em diversos estudos e reforça a importância do reconhecimento dessa relação e uma abordagem mais dirigida para esse subgrupo de indivíduos.[11]

Seguramente, alguns dos pacientes que procuram auxílio médico podem ter esses transtornos, que, se não diagnosticados e tratados de maneira adequada, poderão interferir na possibilidade de cessação.[10]

Por fim, o psiquiatra será o profissional mais indicado para identificar tais comorbidades, tratá-las (quando for o caso) e auxiliar na escolha da medicação para tratar a dependência do tabagismo, considerando os riscos que poderão estar envolvidos com tal prescrição. Como exemplo, pode-se citar o efeito causado pelo uso de antidepressivos, como a bupropiona, em pacientes bipolares. Mesmo concomitante com estabilizadores de humor, poderá haver desestabilização da doença de base.

Nesse contexto, a bupropiona, em relação a outros antidepressivos, tem sido associada a mínima possibilidade de virada maníaca.[12] Já a vareniclina tem apresentado risco significativamente aumentado tanto de depressão como de comportamento suicida.[13] Portanto, a prescrição de tais medicamentos para grupos de risco merece acompanhamento com avaliações e frequência especiais, para que possa ser feita com a devida segurança.

PAPEL DO PSICÓLOGO

O psicólogo deverá atuar diretamente como orientador dos grupos utilizando-se da terapia cognitivo-comportamental. Esta é uma abordagem que combina intervenções cognitivas com treinamento de habilidades comportamentais;[4] é muito utilizada para o tratamento das dependências.[4]

O entendimento das fases motivacionais é de suma importância para o emprego da terapia cognitivo-comportamental.[3]

Fases motivacionais[3]

1. Pré-contemplação – não está pensando em parar de fumar.
2. Contemplação – pensando em parar de fumar algum dia.
3. Preparação – pensando em marcar uma data de parada, porém ainda não tem uma definida.
4. Pronto para ação – quer parar nas próximas 4 semanas.
5. Manutenção – parou de fumar.

Ainda, deve ser feita a abordagem de uma sexta fase: a recaída, que para muitos será o maior desafio.[3] Os componentes principais dessa abordagem envolvem:

1. Detecção de situações de risco de recaída.
2. Desenvolvimento de estratégias de enfrentamento, como a automonitoração, o controle de estímulos, o emprego de técnicas de relaxamento, etc.

Preparação para deixar de fumar: o objetivo principal é a motivação.
A cessação do tabagismo: estratégias de autocontrole.
A manutenção da abstinência: prevenção de recaída.

Trata-se, portanto, de proporcionar estímulo ao autocontrole ou ao automanejo para que o indivíduo possa aprender como escapar do círculo vicioso da dependência e a tornar-se, assim, um agente de mudança de seu próprio comportamento.

Objetivos fundamentais da terapia cognitivo-comportamental:[4]

1. Preparar o fumante para soluções de seus problemas.
2. Estimular habilidades para resistir às tentações de fumar.
3. Preparar para prevenir a recaída.
4. Preparar o fumante para lidar com o estresse.

PAPEL DO NUTRICIONISTA

No que se refere ao ganho ponderal, pode-se, seguramente, dizer que essa tem sido uma das queixas mais frequentes nos pacientes que param de fumar. Nesse sentido, o nutricionista apresenta importante função em uma equipe multidisciplinar.

A interrupção do tabagismo pode envolver o ganho de peso em ambos os sexos. De forma geral, 1 em cada 10 fumantes pode ganhar de 11 a 13,5 kg ao parar de fumar, ficando a média em torno de 2 a 4 kg.[14]

Vale ressaltar que alguns podem não engordar ou, até mesmo, emagrecer.

A maior parte do aumento de peso ocorre nos primeiros seis meses após a cessação e se estabiliza após um ano.[14]

É importante considerar que as recaídas no sexo feminino estão diretamente ligadas à preocupação com o peso. Cinquenta e dois por cento das mulheres em abstinência aumentam 3,4 kg refletindo razão direta no número de cigarros consumidos.[15] Portanto, a preocupação com o ganho de peso parece influenciar de forma negativa mais as mulheres. Isso poderá contribuir, fortemente, na decisão de parar de fumar.

Dessa forma, o ganho ponderal poderá, em alguns casos, ser considerado a primeira barreira contra a cessação do fumo, tornando-se a primeira razão para não tentar deixar de fumar.[14]

Para muitos fumantes que desejam parar de fumar, a possibilidade de engordar e a preocupação com o ganho de peso podem ser fatores complicadores do tratamento. Além disso, o ganho de peso pode ser um importante fator de recaída.[14]

Fatores psicológicos ligados à oralidade e neurológicos relacionados ao prejuízo do olfato também estão envolvidos: fumantes têm prejuízo do olfato e do paladar.[13]

A simples cessação do fumo é capaz de melhorar o paladar, o que, em parte, explica o ganho ponderal.[16]

A substituição do cigarro pelo alimento também tem relação direta com o aumento de peso, haja vista que comer leva a uma gratificação oral, assim como o cigarro. Além disso, pode diminuir a ansiedade.[16]

Recomendações para evitar o ganho de peso:

1. Não negue nem minimize a hipótese de ganho de peso; prepare-se!
2. Parar de fumar é benéfico a sua saúde, mesmo com o risco de ganho de peso. Procure um nutricionista se for necessário!
3. Em vez de uma dieta rigorosa, a introdução de hábitos alimentares mais saudáveis, por meio da reeducação alimentar, tem possibilitado melhores resultados.
4. Recomenda-se uma dieta balanceada com muitas frutas, vegetais e grãos integrais. Esses alimentos contêm mais fibras, levando à saciedade.
5. Reduza o consumo de gorduras e frituras. Prefira as carnes magras, como peixes e frango, sem pele, ou carne de gado magra. Também dê preferência para leites e derivados com menor teor de gorduras.
6. É recomendável fazer 5 a 6 refeições diárias, evitando comer demais na refeição seguinte. Comece pelas saladas e não "pule" uma refeição!
7. Beba muita água. Tenha disponíveis alimentos de "baixo teor calórico", como pedacinhos de vegetais crus (cenoura, aipo) e folhinhas de hortelã. Balas e chicletes somente dietéticos!
8. Se tiver vontade de fumar e caso não consiga controlar o apetite, mastigue cravo, pau de canela ou cristais de gengibre.
9. Beba líquidos nos intervalos das refeições, objetivando uma ingestão de, no mínimo, 2 litros por dia.
10. Evite o consumo de doces e açúcares, substituindo-os por adoçantes, sobremesas *diet* ou frutas.
11. Para evitar a insônia e os "assaltos" à geladeira: tome uma xícara de chá, suco *light* ou um copo de leite desnatado, ou iogurte *light* antes de deitar.

Para os pacientes em que o ganho de peso se mostrou um importante fator de recaída em tentativas anteriores, mesmo acompanhados das recomendações gerais citadas, pode-se recomendar apoio farmacológico com terapia de reposição de nicotina (TRN). Evidências indicam que esse tratamento teria como efeito retardar o ganho de peso após a cessação de fumar, já que reduz os sintomas da abstinência.[17]

- Nenhum alimento é totalmente completo.
- Pequenas mudanças podem fazer grandes diferenças!
- Quanto mais variada for a refeição, mais completa e equilibrada ela será.
- A alimentação saudável é aquela que fornece ao organismo todos os nutrientes necessários para a manutenção de um bom estado nutricional.

Por fim, a atuação do nutricionista tem sido fundamental, uma vez que ajudará no controle do ganho ponderal durante o período da cessação tabágica. Além disso, tem um importante papel na orientação de uma alimentação mais saudável. Isso, certamente, será refletido na melhora da qualidade de vida, na prevenção de diversas doenças e, é claro, na melhora da satisfação pessoal.

PAPEL DO EDUCADOR FÍSICO

Toda a atividade aeróbia do homem depende do funcionamento adequado das mitocôndrias, organelas intracitoplasmáticas que são as verdadeiras usinas das células. Graças ao metabolismo aeróbio, as atividades celulares são mais intensas, duradouras e econômicas, tornando menos importante o metabolismo anaeróbio co-existente, que não utiliza oxigênio e depende da queima de açúcares e de energias de reserva, guardadas pelo organismo para situações especiais de estresse e resistência.

Um dos grandes inimigos e competidores do oxigênio é o monóxido de carbono (CO), existente no ar atmosférico, porém quintuplicado pelos meios de poluição da atmosfera e muito especialmente pela ação do tabagismo.

O CO fixa-se às mitocôndrias deslocando o oxigênio (O_2) e inviabilizando o metabolismo aeróbio. Daí, pode-se perceber como o aparente simples ato de fumar pode danificar o desempenho da atividade aeróbica e, por conseguinte, prejudicar o ganho pela atividade física.

Sabe-se que um fumante poderá ter até 12% menos da capacidade aeróbica, devido à maior concentração de CO no sangue.[16] Durante o exercício, poderá haver prejuízo da função respiratória no caso de o fumante ter DPOC, e, dessa forma, a musculatura trabalhada receberia suprimento sanguíneo com maior concentração de CO, causando aumento das frequências cardíaca e respiratória, para manter a demanda adequada de oxigênio na musculatura.

COMO O EXERCÍCIO FÍSICO PODE AJUDAR A PARAR DE FUMAR?

Diretamente, a atividade física não desempenha nenhuma influência na cessação do tabagismo. Entretanto, possibilita ao fumante maior consciência dos malefícios de fumar e auxilia no desejo da cessação, além de reafirmar o discurso de todos os outros profissionais da saúde. Também, é capaz de auxiliar no controle do peso (associado a dieta adequada) e é eficaz na redução dos níveis de estresse, irritabilidade e depressão, sensações típicas no período inicial da cessação.

Além disso, o exercício físico regular poderá causar um impacto positivo na melhoria da qualidade de vida, por proteger contra o desenvolvimento e a progressão de muitas doenças crônicas, sendo considerado um componente importante de um estilo de vida saudável.

A baixa tolerância ao exercício associa-se a risco relativo de morte por todas as causas já bem conhecidas.[16] A simples modificação da situação de sedentário para ativo com regularidade, mesmo que determinando apenas discreta elevação do nível de aptidão física, já reduz significativamente a ocorrência de eventos cardiovasculares.[16]

Por fim, um programa multidisciplinar para tratamento do tabagismo deve preparar o fumante para soluções de problemas relativos ao tabagismo, ajudá-lo a desenvolver habilidades para resistir às tentações de fumar, prepará-lo para lidar com o estresse, dentro do possível, e promover cuidados de saúde em geral.

REFERÊNCIAS

1. Reichert J, Araújo AJ, Gonçalves CMC, Godoy I, Chatkin JM, Sales MPU, et al. Diretrizes para cessação do tabagismo: 2008. J Bras Pneumol. 2008;34(10):845-80.

2. Brasil. Ministério da Saúde. Deixando de fumar sem mistérios: manual do coordenador. Rio de Janeiro: INCA; 2005.

3. Miller W, Rollnick S, editors. Entrevista motivacional: preparando as pessoas para a mudança de comportamentos aditivos. Porto Alegre: Artmed; 2001.

4. Fiore MC, Jaen C, Baker T, Bailey WC, Benowitz NL, Curry SJ, et al. Clinical practice guideline: treating tobacco use and dependence 2008 update. Rockville: US Department of Health and Human Services; 2008.

5. U.S. Department of Health and Human Services. Ending the tobacco epidemic: a tobacco control strategic action plan for the U.S. Department of Health and Human Services. Washington: Office of the Assistant Secretary for Health; 2010.

6. Cruz MS, Gonçalves MJF. O papel do enfermeiro no Programa Nacional de Controle do Tabagismo. Rev Bras Cancerol. 2010;56(1):35-42.

7. Machado VC, Alerico MI, Sena J. Programa de prevenção e tratamento do tabagismo: uma vivência acadêmica de enfermagem. Cogitare Enferm. 2007;12(2):248-52.

8. Moura MAS, Menezes MFB, Mariana RD, Silva VR, Souza LP. Intervenções de enfermagem no controle do tabagismo: uma revisão integrativa. Rev Bras Cancerol. 2011;57(3):411-9.

9. Marques ACPR, Campana A, Gigliotti AP, Lourenço MTC, Ferreira MP, Laranjeira R. Consenso sobre o tratamento da dependência de nicotina. Rev Bras Psiquiatr. 2001;23(4):200-14.

10. Gigliotti AP, Presman S. Atualização no tratamento do tabagismo. Rio de Janeiro: ABP Saúde; 2006.

11. Azevedo RCS, Higa CMH, Assumpção ISMA, Frazatto CRG, Fernandes RF, Goulart W, et al. Grupo terapêutico para tabagistas: resultados após seguimento de dois anos. Rev Assoc Med Bras. 2009;55(5):593-6.

12. Ansari A, Osser DN. The psychopharmacology algorithm project at the Harvard South Shore Program: an update on bipolar depression. Harv Rev Psychiatry. 2010;18(1):36-55.

13. Moore TJ, Furberg CD, Glenmullen J, Maltsberger JT, Singh S. Suicidal behavior and depression in smokins cessation treatments [Internet]. Vancouver: University of British Columbia; 2011 [capturado em 17 fev. 2012]. Disponível em: www.plosone.org.

14. Brasil. Ministério da Saúde. Abordagem e tratamento do fumante: consenso 2001. Rio de Janeiro: INCA; 2001.

15. Guerra MP. A abstenção tabágica: reflexões sobre a recaída. Aná Psicológica. 2004;22(3):507-18.

16. Costa AA, Elabras Filho J, Araújo ML, Ferreira JES, Meirelles LR, Magalhães CK. Programa multiprofissional de controle do tabagismo: aspectos relacionados à abstinência de longo prazo. Rev SOCERJ. 2006;19(5):397-403.

17. Chatkin R, Chatkin JM. Smoking and changes in body weight: can physiopathology and genetics explain this association? J Bras Pneumol. 2007;33(6):712-9.

SEÇÃO 7

CONTROLE DO TABAGISMO

CAPÍTULO 27

O ENVOLVIMENTO DE INSTITUIÇÕES, GRUPOS E PESSOAS PARA O CONTROLE DO TABAGISMO

LUIZ CARLOS CORRÊA DA SILVA | ALBERTO JOSÉ DE ARAÚJO

Durante o século XXI, o controle do tabagismo evoluirá de maneira gradual e dependerá principalmente de uma atuação integrada, por meio de uma grande rede em que todos acreditem que esse seja um dos principais caminhos para uma vida melhor e cada um faça sua parte. Um pouco de cada um já será bastante![1]

A ÁREA DA SAÚDE E SEUS PROFISSIONAIS PRECISAM ENVOLVER-SE CADA VEZ MAIS NO CONTROLE DO TABAGISMO

Observações recentes mostram que os acadêmicos de medicina recebem poucas informações e quase nenhum treinamento sobre tratamento do tabagismo[2-5] e que os médicos ainda envolvem-se relativamente pouco para que seus pacientes parem de fumar, por vezes preferindo prescrever medicamentos que terão maior custo e menor impacto na prevenção de desfechos e doenças do que teria a própria intervenção para a cessação do tabagismo. Ainda está por acontecer uma maior adesão e atuação dos médicos nesse setor.[6]

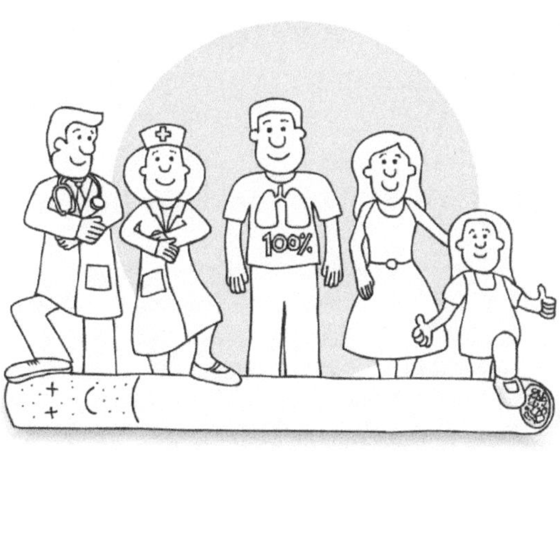

Em 2005, a Organização Mundial da Saúde (OMS) fez um grande apelo para o envolvimento de todas as profissões relacionadas à saúde com as questões do tabagismo.[7] Passou-se a estimular que todas as pessoas assistidas por esses profissionais fossem incentivadas a parar de fumar e que se multiplicassem os contatos com esse objetivo.

Segundo o Conselho Nacional de Saúde, as principais profissões relacionadas com a saúde oficialmente reconhecidas no Brasil são as mencionadas no Quadro 27.1, estimando-se que existam mais de 2 milhões de profissionais nesse setor.[8] Se esse expressivo contingente de colaboradores atuar em conjunto, poderá influenciar o controle do tabagismo e mudar a saúde e a vida da população brasileira.

Para isso, as lideranças deverão tomar sua decisão e estabelecer um programa de ações focadas e trabalhadas em conjunto. Veja-se a guia produzida pela Associação Médica Brasileira (AMB) intitulada "Diretrizes para o Judiciário sobre Controle do Tabagismo no Brasil",[9] dirigida particularmente para o setor da Justiça, que tem enorme potencial de contribuir para esse objetivo.

PERSPECTIVAS ATUAIS E PARA OS PRÓXIMOS ANOS

Em diversos países e regiões pobres, está ocorrendo um crescimento do tabagismo, o que explica o aumento da prevalência e de mortes por doenças relacionadas ao tabaco no âmbito mundial. Mais de metade da população do planeta situa-se na faixa da pobreza e vive na China, na Índia e na África, regiões em que a educação e os cuidados com a saúde são precários, e, como consequência, observa-se um notável crescimento da epidemia do tabagismo. Tal situação poderá levar, em 2030, a uma duplicação de mortes relacionadas ao consumo de tabaco – se nada for feito, estima-se que irá ocasionar 10 milhões de óbitos anuais. Se não houver uma intervenção efetiva, até 2050, o tabagismo terá dizimado 500

QUADRO 27.1 PROFISSÕES RELACIONADAS À SAÚDE, SEGUNDO OS MINISTÉRIOS DO TRABALHO E DA SAÚDE

Biologia	Farmácia	Medicina veterinária	Terapia Ocupacional
Biomedicina	Fisioterapia	Nutrição	Serviço Social
Educação Física	Fonoaudiologia	Odontologia	Administração Hospitalar
Enfermagem	Medicina	Psicologia	Saúde Coletiva

milhões de vidas. No entanto, nos países mais desenvolvidos, já se observa uma queda considerável do consumo de cigarros, e, com a efetiva implantação da Convenção-Quadro para o Controle do Tabaco, o controle internacional do tabaco e do tabagismo poderá mudar completamente esse cenário, em todas as regiões, independentemente de seu estado de desenvolvimento.

Será que as conquistas já obtidas, ainda que parciais, poderão resultar futuramente em um controle mais efetivo do tabagismo? (Quadro 27.2) Maiores avanços deverão ser conseguidos à medida que todos os segmentos sociais continuem se direcionando para melhorar a educação e as condições de vida e de saúde das pessoas e que o governo crie regras mais firmes para controle do tabagismo e conduza seus programas de saúde com mais eficácia para a promoção da saúde e prevenção de doenças.

É importante, também, que as pesquisas mantenham seu direcionamento para a descoberta de novas intervenções para o controle do tabagismo, particularmente no que se refere à descoberta de novos fármacos para atenuar os sintomas da síndrome da abstinência, assim como de ferramentas para o controle dos fatores comportamentais e melhor conhecimento dos fatores genéticos relacionados ao tabagismo, o que poderá ser decisivo nas estratégias de prevenção à iniciação e da farmacogenética.

A educação dos jovens promovida pela família e pela escola básica deverá, cada vez mais, prepará-los para seu desenvolvimento diante do mundo como ele é, e suas escolhas deverão ser orientadas com base nos resultados que almejam para sua vida imediata e futura. Nesse sentido, um melhor conhecimento dos

QUADRO 27.2 POLÍTICAS E PROCESSO EDUCATIVO INSTITUÍDOS PELA ATUAÇÃO INTEGRADA DO GOVERNO E DA SOCIEDADE CIVIL

- Proibição de fumar em ambientes fechados
- Aumento dos impostos e do preço do cigarro
- Rastreamento do *marketing* da indústria do tabaco
- Maior incentivo para a prática de exercícios físicos
- Maior exigência com a saúde e com a qualidade de vida
- Proibição da venda de cigarros para menores
- Empresas com preferência por funcionários não fumantes
- Expansão do processo educativo
- Maior incentivo para alimentação saudável

genótipos individuais poderá possibilitar predições de desfechos, de modo que o peso do tabagismo como fator de risco seja medido ponderadamente para cada indivíduo.

O grande desafio dos educadores sempre será transmitir sua experiência e seu exemplo, por meio de um diálogo franco, aberto e transparente, e abrir espaço para que sejam discutidos os aspectos mais instigantes da vida no mundo de hoje e do futuro.

O elevado nível de exigência da sociedade com relação ao corpo, é uma característica do mundo moderno, o que implica preservar a saúde e a qualidade de vida. A tendência será evitar o tabagismo, podendo-se chegar efetivamente a um mundo livre do tabaco, não mais no plano utópico, mas em um plano real.

COMO ENFRENTAR O PROBLEMA DO TABAGISMO?

Para enfrentar essa notável epidemia – a maior que o homem já protagonizou em toda a história da civilização – só existe uma alternativa: criar uma grande rede de mobilização e de atuação, envolvendo instituições e pessoas, em que cada um faça sua parte, e que esse movimento seja contínuo e crescente.

A OMS criou a Convenção-Quadro – o primeiro Tratado Internacional de Saúde Pública criado especificamente para o controle da pandemia de tabagismo, o qual congrega mais de 170 nações (denominadas “Partes” do Tratado).

No Brasil, o Ministério da Saúde delegou ao Instituto Nacional do Câncer (INCA) todas as ações voltadas para o controle do tabagismo, objetivando atingir os Estados e os Municípios, principalmente por meio do Sistema Único de Saúde (SUS). A Aliança de Controle do Tabagismo (ACT), uma organização não governamental (ONG) nacional, tem-se dedicado, particularmente, ao incentivo das políticas públicas para cumprimento dos compromissos assumidos pelo Brasil ao ratificar a Convenção-Quadro da OMS e ao engajamento de instituições e pessoas em todo o País para controle do tabagismo. A Associação Médica Brasileira (AMB), o Conselho Federal de Medicina (CFM) e as Sociedades de Especialidades (em especial a Sociedade Brasileira de Pneumologia e Tisiologia – SBPT) participam nacionalmente dessa grande rede por meio de suas comissões específicas.

O Fumo Zero da Associação Médica do Rio Grande do Sul (AMRIGS) atua no nível estadual, promovendo ações políticas e de incentivo para parcerias que visam o controle do tabagismo. Hospitais como a Santa Casa de Misericórdia de Porto Alegre e Universidades como a Universidade Federal de Ciências da Saúde de Porto Alegre (UFCSPA) também estão em plena mobilização.

A ideia é que cada um atue em seus locais de trabalho e de influência. O médico, por sua condição natural de liderança no setor da saúde, deve ter o papel de fortalecer essa mobilização. Com a atuação dos mais de 300 mil médicos brasileiros, poderão ser alcançados resultados nunca antes sonhados para o controle do tabagismo no País, e tudo em prol de uma saúde melhor e de uma sociedade que sempre poderá ter nos médicos profissionais confiáveis e admiráveis. Para tanto, os médicos, mais do que nunca, estão convocados para essa tarefa.

Entretanto, abriu-se um espaço notável para que os profissionais da saúde, particularmente os médicos, tornem-se especialistas em tratamento do tabagismo. Certamente, esta é também uma atividade clínica, e não apenas do setor de prevenção da saúde pública.[10]

As instituições devem criar comissões e grupos com o objetivo de desenvolver programas para o controle do tabagismo. A organização desses programas deve seguir algumas regras para terem mais efetividade (Quadro 27.3), devendo aglutinar pessoas que atuem na organização de programas que contemplem os três objetivos principais propostos pela OMS:[1]

- Proteção: protegendo a população contra os efeitos nocivos do tabagismo passivo, pela promoção de ambientes 100% livres da fumaça de tabaco.
- Prevenção: prevenindo a iniciação dos jovens e a consequente dependência química à nicotina.
- Cessação: estimulando a parar de fumar e oferecendo o tratamento para os fumantes.

Pelas circunstâncias do mundo moderno, estimula-se que se direcione o máximo de esforços para que as cidades se mobilizem no sentido de promover ambientes livres de fumaça de tabaco. Para isso, recomenda-se atuar junto às Câmaras de Vereadores para o desenvolvimento de Projetos de Leis Municipais, e que estes sejam devidamente aplicados.

É muito importante formar multiplicadores, agregando pessoas que possam manter o processo necessário para que os programas sejam dinamizados e não sofram solução de continuidade. O maior desafio é que as pessoas relevem questões menores e individuais e dirijam todo seu esforço em prol do conjunto. Atitudes aglutinadoras e de coesão é o que se espera das lideranças, lembrando sempre que a vida não tem partido político. O primado da existência humana é garantir

QUADRO 27.3 REGRAS FUNDAMENTAIS PARA A ORGANIZAÇÃO DE UM PROGRAMA DE CONTROLE DO TABAGISMO

Planejamento estratégico: metas e objetivos bem definidos, com indicadores de desempenho factíveis de mensuração, monitoramento e avaliação.
Representatividade: envolvimento dos gestores de programas das instituições e de profissionais de saúde comprometidos com a saúde pública; espaço para o controle social, com participação de organismos da sociedade civil, das sociedades médicas e das entidades representativas dos direitos dos pacientes.
Liderança: alicerces construídos a partir do paradigma "todos na luta contra o tabaco", comandada por um grupo de líderes em cada organização.
Sustentabilidade: desenvolver, manter e ampliar o processo de conscientização em cada local do programa, envolvendo gestores, médicos, equipe multidisciplinar de saúde, pacientes, familiares e os líderes da comunidade em seu entorno social.
Formação de multiplicadores: estimular instituições e setores de diversas naturezas a participar ativamente das datas alusivas ao Dia Mundial sem Tabaco (31/5) e ao Dia Nacional de Combate ao Fumo (29/8), além de outras datas de campanhas contra câncer, DPOC, asma, AVC, DIC (infarto), diabetes, tuberculose, aids, etc.
Custeio das atividades: devem ser orçamentárias (previstas e incluídas nos orçamentos municipais, estaduais e federal da saúde), aprovadas e fiscalizadas pelos Conselhos Nacional, Estadual e Municipal de Saúde, com controle social. Existe um Programa Nacional de Controle do Tabagismo, com coordenações locais (estados e municípios) que deverão contribuir para operacionalizar as atividades na Rede SUS. Além dos recursos institucionais, as atividades poderão ser desenvolvidas em parceria, principalmente nas datas alusivas ao controle do tabaco, com outras organizações sociais, em especial as sociedades e associações médicas locais, comissões de saúde das Câmaras de Vereadores e Assembleias Legislativas, etc.
Consistência da marca: obter apoio de alguma universidade ou faculdade no *design* de uma logomarca para a campanha, que pode ter características locais, respeitando as características culturais de cada região.
Divulgação: obter espaços na mídia local, falada, escrita ou televisionada para além das datas alusivas convencionais; também se propõe o uso de outros meios, como chamadas em rádio, anúncios nas redes sociais, etc.

que cada pessoa viva com qualidade, tenha saúde, seja produtiva e exerça seu papel na sociedade. Isso tudo não combina com o tabaco.

ORGANIZAÇÃO MUNDIAL DA SAÚDE[11]

A Convenção-Quadro para Controle do Tabagismo (CQCT), da OMS, estabelece uma série de prescrições a ser adotada pelos países membros que ratificaram o tratado (Partes). Essas recomendações abrangem todos os aspectos do tabagismo: propaganda e patrocínio, políticas de tributos e preços, embalagens, imagens de advertência sobre os riscos, oferta de tratamento para os fumantes, comércio ilícito, tabagismo passivo, setor da produção primária (fumicultura), e muitas outras medidas de impacto. O tratado reveste-se de grande importância para enfrentar a pandemia tabágica, que desde o século XX vem causando mais perdas do que todos os conflitos mundiais, além de incapacidades que comprometem os sistemas de saúde e de seguridade social e sérios danos ambientais. Tal ameaça se descortina em fumaça tóxica que se expande principalmente nas nações pobres, nos setores menos informados e com menor ingresso econômico, e pode comprometer, de forma inexorável, os orçamentos já combalidos da saúde com o tratamento de doenças das gerações presentes, bem como dizimar as gerações futuras.

Objetivo – compromisso obrigatório de proteger as gerações presentes e futuras das consequências do consumo

? Por que está sendo proibida a existência de "fumódromos" nos estabelecimentos de convívio social, além da proibição de fumar em ambientes fechados?

A figura do "fumódromo", isto é, o local dentro do estabelecimento destinado para fumar, em se tratando de restaurante ou bar, por exemplo, não protege os trabalhadores, como os garçons, tampouco pessoas que frequentam o local, acompanhadas ou não do fumante (familiares e amigos). E, mesmo que sejam instalados equipamentos para exaustão da fumaça e/ou purificação do ar, não se consegue depurar os produtos tóxicos satisfatoriamente. E mais: no caso de uma empresa, a permanência do "fumódromo" constituirá um fator de insalubridade e de risco para a saúde dos funcionários e do tempo de vida útil dos equipamentos. Além disso, os funcionários perdem precioso tempo de trabalho (presenteísmo) prejudicando a produtividade, ocorre maior índice de licenças médicas para tratamento de saúde de ambos, fumantes e não fumantes (absenteísmo) acarretando em prejuízos para a saúde dos trabalhadores e da empresa, o que levará a um aumento dos custos dos planos de saúde (sinistralidade).

e da exposição à fumaça de produtos do tabaco para a sociedade em geral, sejam sanitários, sociais, econômicos ou ambientais.

Princípios norteadores – sete pontos básicos norteiam as políticas de controle do tabaco (CQCT):

1. Informar a população sobre as consequências do consumo do tabaco.
2. Fundar claro compromisso político em favor da saúde pública.
3. Promover cooperação multi e intrassetorial para a implementação efetiva da Convenção-Quadro.
4. Adotar medidas multissetoriais nas políticas de controle do tabaco.
5. Incluir nas políticas os temas de responsabilidade civil e penal, bem como o da compensação por danos.
6. Reconhecer o papel da assistência técnica e financeira nas políticas de controle do tabaco.
7. Reconhecer o papel da sociedade civil na construção de políticas de controle do tabaco, particularmente das sociedades e entidades de classes médicas.

A adoção de políticas públicas afinadas com os dispositivos da Convenção-Quadro legisladas e sancionadas, pelos poderes legislativo e executivo, tais como as recentes medidas aprovadas na Lei relativas à política de tributos, taxas e preços dos cigarros, e promoção de ambientes fechados 100% livres de tabaco constitui uma forma eficaz e muito importante para reduzir o consumo de tabaco e a iniciação em vários segmentos da população, particularmente entre os jovens.

A adoção de políticas definidas em lei, fundadas nos artigos da Convenção-Quadro, é seguramente o modo mais eficaz de fomentar a cessação entre os atuais usuários do tabaco, de impedir a iniciação no consumo entre os potenciais consumidores e de diminuir a quantidade de tabaco consumida entre os que continuam fumando. O aumento de impostos é especialmente eficaz para reduzir o consumo de tabaco entre as populações vulneráveis, tais como jovens,[12] gestantes e fumantes de baixa renda.

Segundo dados da OMS, um aumento de impostos de apenas 10% leva a uma redução do consumo de tabaco em 4% nos países com alta renda e em 8% naqueles com

renda baixa e média. Esse aumento de 10% nos preços reduziria 42 milhões de fumantes no mundo e salvaria 10 milhões de vidas.

Os aumentos impositivos beneficiam diretamente os governos, pois, ao mesmo tempo, reduzem o consumo de tabaco (= menos danos à população) e aumentam o ingresso financeiro. A proporção é a seguinte: para o incremento impositivo de preço de cigarros de 10%, em todo o mundo, aumentam os ingressos em 7%.[12]

O Brasil é o país que desenvolveu uma das mais avançadas políticas de controle do tabagismo, mas ainda falta muito para alcançar um patamar mais efetivo. O que é mais crucial para o Brasil, nesse sentido, como ações imediatas?

- Preços e taxas: aumentar preços reduz o consumo principalmente para quem tem baixo poder aquisitivo – aqui se incluem sobretudo crianças, adolescentes e pessoas de baixa renda e/ou menor nível de escolaridade em geral; para estes, para cada 10% de aumento de preço cai o consumo em 4%.
- Controle do mercado ilegal, que representa atualmente 27% do consumo.
- Controle e fiscalização mais rigorosa de venda para menores de idade.
- Substituição e diversificação do cultivo do tabaco.
- Políticas públicas de controle do tabaco.
- Regulamentação da Lei nº 12.546/2011, que, entre outras medidas, modificou a Lei nº 9.294/96, com a abolição dos "fumódromos" e a consequente promoção de ambientes fechados 100% livres de fumaça de tabaco.[13]

INSTITUTO NACIONAL DO CÂNCER[14]

O INCA é o órgão do Ministério da Saúde ao qual está delegada a gestão e coordenação (com Secretarias Estaduais e Municipais de Saúde) de todas as políticas e ações para controle do tabagismo no Brasil por meio do Programa Nacional de Controle do Tabagismo. A oferta para tratamento do tabagismo foi institucionalizada na Rede Pública do SUS pela Portaria nº 1.035/GM,[15] com a disponibilização de insumos (medicamentos e cartilhas de apoio para a cessação) para as unidades de saúde que fazem parte do programa.

Em articulação com as Coordenações Estaduais e Municipais do Tabagismo e Prevenção do Câncer, o INCA patrocina programas para capacitação de profissionais da saúde para a abordagem mínima, básica e intensiva do tabagismo.

Além disso, atua com as mesmas coordenações locais na divulgação de informações, por meio de panfletos, cartazes e outros meios, sobre os riscos de fumar, incentivando e organizando ações para as datas em que se desenvolvem atividades para a conscientização da população sobre o tabagismo (31 de maio e 29 de agosto) e, enfim, favorece e cria condições para outras organizações interessadas em participar das campanhas públicas contra o tabaco.

ALIANÇA DE CONTROLE DO TABAGISMO[16]

A ACT é uma organização não governamental voltada à promoção de ações para a diminuição do impacto sanitário, social, ambiental e econômico gerado pela produção, consumo e exposição à fumaça do tabaco. Desenvolve suas atividades por meio de uma rede composta por organizações da sociedade civil, associações médicas, comunidades científicas, ativistas e pessoas comprometidas com a redução da epidemia tabagista. Em sua fase de desenvolvimento, foi realizada, em São Paulo, em 2003, uma primeira reunião na qual estiveram presentes representantes de organizações governamentais e não governamentais do Rio de Janeiro, de São Paulo, de Minas Gerais, do Paraná, do Rio Grande do Sul, da Bahia e do Distrito Federal. A reunião foi uma iniciativa da Rede de Desenvolvimento Humano (REDEH) em parceria com a Health Bridge, e recebeu o apoio da Agência de Cooperação Internacional do Canadá (CIDA). Foi criada, então, a Rede Tabaco Zero (RTZ), tendo como secretaria executiva a REDEH. Essa estrutura funcionou até 2006, quando a RTZ passou a se chamar Aliança de Controle do Tabagismo (ACT). A partir de fevereiro de 2007, a ACT foi formalizada como associação e passou a contar com Diretoria, Conselho Fiscal, Membros Fundadores, Conselho Consultivo e Conselho Honorário. A ACT dispõe de uma equipe multidisciplinar formada por profissionais das áreas de medicina, sociologia, psicologia, direito, engenharia, comunicação e *marketing*. Tem sede em São Paulo, escritório no Rio de Janeiro e representantes em Salvador, Brasília e Porto Alegre. A ACT acredita que a ação conjunta e transversal é a única solução viável para lidar com a epidemia do tabagismo, um grave problema de saúde pública resultante de interesses eminentemente comerciais.

ASSOCIAÇÃO MÉDICA BRASILEIRA[17]

A AMB tem uma Comissão de Tabagismo integrada por representantes de diversas Sociedades Médicas e tem trabalhado para informar aos médicos brasileiros sobre ações para controle e tratamento do tabagismo e, sempre que necessário, procura interceder junto aos setores políticos exigindo mais investimentos e maior empenho para o controle do tabagismo no território nacional.

Os médicos devem atuar com mais intensidade no controle do tabagismo, e, para isso, a AMB deve incrementar sua influência política junto à categoria para que assuma um papel de maior liderança nesse setor.

SOCIEDADE BRASILEIRA DE PNEUMOLOGIA E TISIOLOGIA[18]

A SBPT tem assumido importante papel na divulgação de informações e na tomada de posições sobre o problema do tabagismo. Por ocasião do XXX Congresso Brasileiro de Pneumologia e Tisiologia, realizado em Gramado (RS), no ano 2000, foi lançada a Carta de Gramado, documento em que os pneumologistas deixaram sua posição e compromisso bem claros.

? O que os médicos podem fazer para auxiliar no controle do tabagismo?

O tabagismo é um sério problema para a saúde da população, o qual infelizmente ainda persistirá por tempo indefinido, e, portanto, os médicos e os demais profissionais da saúde devem assumir posições fortes nesse sentido, procurando capacitar-se para atuarem individual e coletivamente nas ações para as quais possam contribuir no sentido de conscientizar a população e, assim, reduzir os impactos do tabagismo. Devem informar sobre os malefícios a todos os pacientes e familiares com os quais estabeleçam contato. Além disso, os médicos, especialmente os que exercem a pediatria, devem desestimular o início do tabagismo entre os jovens e adolescentes. Também devem aproveitar todas as oportunidades para estimular a cessação, sempre que identificarem pacientes tabagistas, em qualquer momento na linha de cuidado à saúde.

Em sua prática cotidiana, devem sempre considerar que o tabagismo está associado a um grande número de doenças, utilizando essa informação para o diagnóstico diferencial e para orientar o paciente sobre os riscos *versus* os benefícios que obterá ao parar de fumar.

Sempre que possível, os médicos devem agir junto às autoridades governamentais no sentido de estimular as ações contra o tabaco por meio de leis e normas que proíbam ou, pelo menos, desestimulem seu uso e sua comercialização entre os jovens e que reforcem a fiscalização quanto a sua prática em locais públicos e coletivos, conforme determina a Lei nº 12.546/2011,[13] que proíbe o fumo nesses ambientes.

CARTA DE GRAMADO (COMPROMISSO DA SBPT)

O tabagismo é uma drogadição com variados graus de dependência. Seu início ocorre na adolescência por motivos relacionados a essa faixa etária, e sua manutenção deve-se em grande parte a uma tendência genética, em que a nicotina age como modulador neuroquímico. Existem no mundo cerca de 1,2 bilhão de fumantes, e essa cifra está aumentando. Em 2030, haverá uma morte no mundo a cada três segundos, atingindo-se um total de 10 milhões de mortes anuais devidas ao tabagismo.

Os conhecimentos científicos sobre os males do tabagismo ainda não tiveram repercussão no sentido de seu controle. A indústria do tabaco não abre mão dos grandes lucros. O governo arrecada polpudos impostos e não se dá conta dos seus próprios prejuízos. E os usuários não conseguem se libertar. Para a solução definitiva do problema tabagismo, são necessárias ações a médio e longo prazos. O setor produtivo deve diversificar para outros cultivos. A indústria do tabaco deve ser incentivada a fazer investimentos em outros setores da economia. Os fumantes com grande dependência devem ser tratados na proporção do problema individual, sendo fundamental que se estabeleçam prazos para tais medidas.

Por isso, aqui em Gramado, neste mês de outubro de 2000, por ocasião do XXX Congresso Brasileiro de Pneumologia e Tisiologia, estamos hasteando definitivamente uma bandeira que não mais será arriada, em defesa da saúde dos cidadãos brasileiros. Os pneumologistas brasileiros, além de manterem e incrementarem suas manifestações sobre o problema tabagismo, estão também dando total apoio às medidas atuais do governo, por meio do Ministério da Saúde, quanto à proibição da propaganda. Estão dando todo o respaldo às manifestações em prol do aconselhamento e da proteção aos que não fumam e apoio aos que devem cessar a prática do tabagismo.

Saibam todos que os pneumologistas brasileiros, por meio da Sociedade Brasileira de Pneumologia e Tisiologia (SBPT), estarão sempre atuantes nesta campanha permanente para que neste país seja banido definitivamente o tabagismo.

Gramado, 07 de outubro de 2000.
Dr. Bruno Carlos Palombini (Presidente do XXX Congresso Brasileiro de Pneumologia e Tisiologia)
Dr. Luiz Carlos Corrêa da Silva (Presidente da Sociedade Brasileira de Pneumologia e Tisiologia)

COMISSÃO DE TABAGISMO DA SOCIEDADE BRASILEIRA DE PNEUMOLOGIA E TISIOLOGIA[18]

A SBPT criou, em 2001, a Comissão de Tabagismo, e a partir do I Congresso de Tabagismo da SBPT, em 2005, que teve o privilégio de contar com a presença do Dr. José Rosemberg, organizou um Fórum com Grupo de Discussão sobre Tabagismo, que hoje já conta com cerca de 300 médicos pneumologistas e de outras especialidades médicas, além de psicólogos e outros profissionais da saúde.

A Comissão de Tabagismo elaborou as Diretrizes para Cessação do Tabagismo, em versões nos anos de 2004 e 2008, sendo a mais recente um dos dez documentos mais acessados mundialmente na área do tratamento do tabagismo.

Na gestão atual (2010-2012), a Comissão de Tabagismo elaborou material informativo para o público em geral que se encontra no "Espaço Saúde Respiratória*", com orientações sobre o tratamento do tabagismo.[19]

Além disso, a SBPT vem exercendo um papel de liderança no controle do tabagismo, desde os anos de 1970 a 1980, com a participação ativa dos médicos pneumologistas Mário Rigatto, José Rosemberg, Jayme Neves e Germano Gerhardt Filho, que, em conjunto com médicos de outras especialidades, contribuíram, de forma decisiva, para a criação do Programa Nacional de Controle do Tabagismo.

A SBPT, no ano de 2011, articulou ações conjuntas em defesa das políticas de controle do tabagismo com as demais entidades médicas junto ao Congresso Nacional, ao Ministério da Saúde e à Agência Nacional de Vigilância Sanitária (Anvisa). Entre as ações destaca-se a organização pela Comissão de Tabagismo da SBPT do Fórum das Entidades Médicas sobre Tabagismo, com a participação da AMB, do CFM, da Federação Nacional dos Médicos (FENAM) e das Sociedades de Cardiologia, de Pediatria, de Oncologia Clínica, de Hipertensão Arterial, de Nefrologia, de Ortopedia e Traumatologia, entre outras. O Fórum levou a aprovação de uma "Carta de Brasília", cobrando a aprovação das leis para o controle do tabaco no Brasil, com destaque para a lei dos ambientes livres de tabaco. O texto da Carta de Brasília encontra-se destacado a seguir:[20]

CARTA DO FÓRUM DAS ENTIDADES MÉDICAS SOBRE TABAGISMO – SENADO FEDERAL, BRASÍLIA

31 de maio de 2011 – Dia Mundial sem Tabaco

Controle do Tabaco – uma questão de interesse nacional – responsabilidade com a saúde pública do País.

As Sociedades Médicas de Pneumologia e Tisiologia, Cardiologia, Pediatria, Oncologia, Nefrologia, Hipertensão Arterial, Ortopedia e Traumatologia e demais sociedades médicas brasileiras e estaduais; a Associação Médica Brasileira e suas afiliadas; o Conselho Federal de Medicina; a Federação Nacional dos Médicos, com o apoio da Aliança de Controle do Tabagismo, da Nova Central Sindical, da Confederação Nacional dos Trabalhadores da Hospitalidade, do Sindicato dos Trabalhadores da Hospitalidade e Restaurantes de São Paulo, da Associação Mundial Antitabagismo e de outras organizações da sociedade civil que subscrevem esta Carta *VÊM A PÚBLICO REQUERER AOS SENADORES DA REPÚBLICA QUE APROVEM O PROJETO DE LEI Nº 315/08*, o qual promove a política de ambientes fechados 100% livres do tabaco, protegendo a população contra os efeitos nocivos da fumaça ambiental do tabaco e atualizando a Lei nº 9.294/96, a qual se encontra defasada com as prescrições da Convenção-Quadro de Controle do Tabaco (CQCT) da Organização Mundial da Saúde (OMS), ratificada pelo Senado Federal em 11/2005.

Os representantes das entidades médicas e de vários setores da sociedade civil organizada, reunidos no dia 31 de maio de 2011 – Dia Mundial sem Tabaco – durante o Fórum de Tabagismo, promovido pelas entidades médicas, apresentaram as evidências científicas que demonstram, de forma inequívoca, as doenças causadas pelo tabagismo passivo na população, particularmente nos trabalhadores dos setores de hospitalidade, nas mulheres e nas crianças.

O tabagismo passivo é a 3ª causa evitável de adoecimento e morte no mundo. No Brasil, morrem 7 pessoas acima de 35 anos (somente ao nível dos domicílios), a cada dia, por câncer de pulmão, infarto do miocárdio e acidente vascular encefálico, pela exposição compulsória às 4.700 substâncias tóxicas contidas na fumaça do tabaco.

Não há limite seguro para exposição à fumaça ambiental do tabaco, que contém diversas substâncias cancerígenas segundo a Agência Internacional de Controle do Câncer (IARC).

A nação brasileira e seus dirigentes públicos não podem assistir a esse trágico desfecho de forma "passiva". Nós, médicos comprometidos com a saúde pública, alertamos a classe política e dirigente do País para que sejam adotadas as leis e regulamentos que garantam o direito à saúde, tal e qual assegurado na Constituição Federal.

O Brasil tem obtido significativos avanços no controle do tabagismo, tais como a significativa queda na prevalência de fumantes (15,1%), a proibição da publicidade na mídia, a oferta de tratamento do tabagismo no SUS, a adoção de imagens de advertência e o gradual aumento dos impostos e preços dos derivados do tabaco, que são diretrizes que fazem parte do Tratado Mundial de Controle do Tabaco.

Nós, médicos, apoiamos também, as duas consultas públicas da Anvisa que dispõem sobre a Revisão da RDC nº 46/2001, que trata sobre os teores de alcatrão, nicotina e monóxido de carbono nos cigarros e a proibição de aditivos nos produtos derivados do tabaco (CP nº 112/2010), e sobre a que dispõe a respeito da revisão da RDC nº 335/2003 em relação às embalagens e aos materiais de propaganda dos produtos fumígenos (CP nº 117/2010).

Precisamos deter o curso da epidemia de tabagismo, com medidas custo-efetivas que tenham impacto na redução do consumo, na prevenção da iniciação dos jovens, no aumento das tentativas de cessação e da procura do tratamento, na redução do absenteísmo por adoecimento no trabalho, na redução dos gastos com a saúde e a seguridade social.

Em todos os países do mundo onde foi promovida a política dos ambientes livres de tabaco, houve impactos positivos em todos os indicadores supracitados, inclusive nos ganhos econômicos de bares e restaurantes, pelo aumento da clientela. Ou seja, os argumentos daqueles que defendem uma lei com a manutenção dos "fumódromos", como, por exemplo, perda econômica e desemprego, não se sustentam; ao contrário, os fumantes não deixam de frequentar os estabelecimentos, e os não fumantes passam a ir com mais frequência.

Nossa posição não é contra o fumante – para nós, uma vítima fisgada ainda na juventude pela indústria do tabaco em suas ardilosas, agressivas e enganosas propagandas –, mas contra o tabaco, pois também conhecemos a fundo os danos que provocam nos pulmões de suas vítimas, a muitas das quais assistimos.

Ao suposto direito individual para fumar que postulam algumas organizações, há, em contraposição, um direito fundamental de não fumar, que apenas se manifesta no âmbito das liberdades reais, quando o Estado intervém no domínio econômico, para restringir o nocivo efeito da publicidade e da influência da indústria sobre o indivíduo.

Os interesses econômicos do mercado da indústria do tabaco não podem se sobrepor aos da defesa e proteção da saúde da população, em especial dos trabalhadores dos setores de turismo, hotelaria e alimentação.

Todas as pesquisas de opinião realizadas em alguns Estados do Brasil que adotaram a lei de ambientes fechados 100% livres do tabaco (São Paulo, Rio de Janeiro, Paraná,

Paraíba, Rondônia, Amazonas e Roraima) demonstram a aprovação maciça da população, incluindo a opinião favorável dos fumantes (Instituto Data-Folha). Entretanto, no restante do País, ainda vigora um modelo de lei antigo, de 1996, que prevê os "fumódromos".

Além de beneficiar as localidades ainda sob a vigência de leis antigas, uma norma federal a exemplo da existente nesses sete Estados geraria um marco regulatório jurídico nacional, para que as leis estaduais ou municipais não sejam mais contestadas no Supremo, como vem acontecendo.

Portanto, urge que o Brasil tenha um marco jurídico claro, definitivo sobre o tema, ou seja, uma legislação que estabeleça os ambientes coletivos livres da fumaça de tabaco, sem área exclusiva para fumantes. Nossa posição está fundamentada em evidências científicas, com estudos nacionais e internacionais.

A questão do tabaco é, antes de tudo, relacionada a uma opção do Estado brasileiro em defender o bem mais precioso de seus cidadãos – a saúde –, por conseguinte o patrimônio humano de um país não deve se submeter aos interesses econômicos das grandes companhias tabageiras. Acreditamos que o governo não concorde em priorizar os interesses dessas empresas em detrimento dos legítimos anseios de nossa gente.

Em razão do exposto, manifestamos nosso incondicional apoio às medidas que venham ao encontro da proteção da saúde e, particularmente, dos "pulmões" de trabalhadores de bares, restaurantes e atividades comerciais em geral, que são os mais expostos à fumaça do tabaco. Lembramos que a população tem-se manifestado ostensivamente a favor dessa medida, incluindo os fumantes, em várias pesquisas de opinião pública.

Aguardamos ansiosamente que o Senado Federal aprove o PL nº 315/08, e estamos prontos a colaborar – em dever cívico e hipocrático – para que o Brasil seja um exemplo também na adoção dessa política de promoção da saúde. O país que sediará dois grandes eventos esportivos mundiais – Copa do Mundo de Futebol em 2014 e os Jogos Olímpicos em 2016 – deverá dar uma mensagem positiva e ser um exemplo de nação olímpica livre do tabaco.

A Comissão de Tabagismo da SBPT vem atuando de forma a construir um projeto de Redes Sociais pelo Controle do Tabagismo com as demais entidades e sociedades médicas e da sociedade civil (como a ACT), já tendo produzido resultados durante as discussões do plano brasileiro para o controle das doenças crônicas não transmissíveis, promovidas pelo Ministério da Saúde entre junho e agosto de 2011, e nas Audiências Públicas convocadas pela Anvisa em dezembro de 2011. Na ocasião, os médicos, representando diversas sociedades, posicionaram-se pela aprovação das consultas públicas relacionadas à eliminação dos açúcares e substâncias aromatizantes/flavorizantes na produção do tabaco e das medidas mais restritivas para a publicidade nos pontos de venda e colocação de advertências na face ventral dos maços de cigarros.

Ainda em dezembro de 2011, a Comissão de Tabagismo da SBPT articulou um movimento junto aos parlamentares na votação da MP nº 510/2011[21] com as demais sociedades médicas, a ACT e as organizações governamentais (INCA e OPAS) pela aprovação da política de aumento das taxas e preços do tabaco e da supressão dos aditivos e eliminação dos "fumódromos". O texto, aprovado pelo Congresso e, posteriormente, sancionado pela presidente Dilma Rousseff, significou uma grande vitória para o movimento sanitário e social pelo controle do tabaco no Brasil, representando o final feliz de uma luta travada há 15 anos pela modificação da Lei nº 9.294/96 e a consequente extinção dos "fumódromos" (Lei nº 12.546/2011).

Em 2012, a Comissão de Tabagismo criou mais um espaço, no *Facebook*, para fortalecer a luta pelo controle do tabagismo, a fim de reforçar junto aos profissionais da saúde e suas entidades a importância da prevenção do tabagismo passivo. Esse espaço veio a se constituir em um grupo denominado "Respire Brazil Free-Tobacco",* cujas adesões são feitas de forma voluntária, sendo aceitos médicos, outros profissionais da saúde e ativistas do movimento pelo controle do tabagismo no Brasil, tendo como pré-condição a de que não exerçam ou tenham exercido alguma atividade em favor da indústria do tabaco.

ASSOCIAÇÃO MÉDICA DO RIO GRANDE DO SUL[22]

A AMRIGS atua por meio do Projeto Fumo Zero, que visa agir principalmente junto às organizações políticas para que sejam implementadas as medidas recomendadas pela Convenção-Quadro. Também promove uma série de parcerias para controle do tabagismo no Estado do Rio Grande do Sul.

* Respire Brazil Free-Tobacco: https://www.facebook.com/groups/198415040252024/234851926608335/#!/groups/375767032448900/

PROGRAMA DE CONTROLE DO TABAGISMO DA IRMANDADE DA SANTA CASA DE MISERICÓRDIA DE PORTO ALEGRE

O Programa de Controle do Tabagismo da Irmandade da Santa Casa de Misericórdia de Porto Alegre (PCT-ISCMPA) é uma iniciativa institucional, desenvolvida a partir de julho de 2007, após a nomeação de uma Comissão que passou a se encarregar da organização do PCT-ISCMPA, constituída por membros representativos da comunidade interna, conforme normas do INCA.

PROPOSTAS DO PCT-ISCMPA

A primeira e mais importante – a **proteção** de todos contra o tabagismo passivo – implica o cumprimento da Lei Federal nº 9.294/96, modificada pela Lei nº 12.546/2011 (de 14/12/2011), que proíbe fumar em ambientes fechados.[23] Sabe-se que a fumaça ambiental do tabaco contém os mesmos componentes tóxicos, alguns em maior quantidade, que a fumaça que penetra diretamente nos pulmões dos fumantes, e, portanto, pode causar os mesmos danos.[24]

Para que essa lei seja cumprida com mais eficácia, recomenda-se que os municípios a incorporem em suas regras de convívio local, por meio de reforço nas atividades de fiscalização sanitária quanto ao seu cumprimento, pois a Lei Federal nº 12.546/2011 determinou o fim dos "fumódromos".[13] É fundamental que as autoridades sanitárias locais garantam seu cumprimento, no sentido de proteger os trabalhadores (p. ex., os garçons e outros prestadores de serviços em bares, restaurantes e hotéis) e os consumidores/frequentadores dos estabelecimentos, sejam eles públicos ou privados, quanto aos efeitos do tabagismo passivo. Para tanto, é fundamental que fiquem especificados os mecanismos de fiscalização e a punição pelo descumprimento e que seja dada ampla divulgação junto à população, aos empresários, aos gestores públicos, aos trabalhadores e aos consumidores/frequentadores em geral.

Os resultados dessa ação certamente serão observados de imediato, haja vista o que aconteceu na Irlanda do Norte e em outros países após sua implantação: uma notável redução de eventos cardíacos agudos, como foi também verificada mais recentemente no Uruguai.[25,26]

A segunda proposta do ISCMPA – a **prevenção** – visa que os jovens não comecem a fumar. Para isso, o recente e bem-vindo aumento de taxas e preços, a efetiva fiscalização quanto ao cumprimento da proibição da venda de cigarros para menores, grandes ações de mídia, maior envolvimento da família e da escola com os jovens e todo um processo de atenção global à juventude devem ser incrementados. Dos resultados dessa ação dependerá, em grande parte, o futuro dos nossos jovens e da própria sociedade. O que se almeja é que cada vez mais se edifiquem os pilares de uma sociedade sem fumo, com mais qualidade de vida e grande impacto nos indicadores sociais e de saúde, pois será mais produtiva tendo mais saúde.

A terceira proposta – a **cessação** – é também muito estimulada pelo PCT-ISCMPA, por meio da divulgação de informações para a comunidade e do preparo técnico dos profissionais pela sua capacitação para atuar em Programas de Tratamento do Tabagismo. A própria Santa Casa conta com três Programas de Tratamento do Tabagismo, cada um destinando-se a grupos populacionais complementares.

Algumas ações desenvolvidas pelo PCT-ISCMPA são listadas a seguir:

- Questionário sobre tabagismo aplicado em outubro/2007 aos 5.410 funcionários: 4.355 (80%) responderam, sendo que 528 declararam ser fumantes (12%). Levantamentos posteriores mostraram redução da prevalência: 9% em 2009, 6,9% em 2010 e 6,5% em 2011.
- Três programas de tratamento do tabagismo:
    1) Programa interno – oferecido para funcionários fumantes que solicitam apoio institucional e aos familiares que queiram participar.
    2) Programa para pacientes privados e conveniados (Pavilhão Pereira Filho).
    3) Programa para pacientes fumantes já em atendimento pelo SUS, na Instituição.
- Reuniões semanais da Comissão do PCT-ISCMPA.
- Palestras mensais para integração com as diversas especialidades, aproveitando oportunidades e datas emblemáticas.
- Ações comunitárias nas datas alusivas (31 de maio e 29 de agosto).
- Participação em eventos e congressos sobre tabagismo.
- Comunicação com a comunidade por meio de palestras, artigos e entrevistas veiculados por jornais e emissoras de rádio e televisão.
- Equipe de "Vigilantes da Saúde": grupo de colaboradores que acolhe e aconselha as pessoas fumantes dentro da Santa Casa, para que não fumem dentro do hospital e para que saibam mais sobre tabagismo e como tratar essa dependência química.
- Sinalização em locais estratégicos da instituição para comunicar a proibição de fumar dentro das dependências internas e externas do hospital, em qualquer setor, inclusive nas pracinhas e ambientes externos.
- Programa Santa Casa 100% Livre de Tabaco, implantado a partir de março de 2010.

RESULTADOS DO PCT-ISCMPA

Em 2007, a prevalência de fumantes na instituição era de 12%; em 2009, caiu para 9%; em 2010, para 6,9% e em 2011, para 6,5%. Essa conquista foi devida ao empenho da instituição para estabelecer sua política para promoção de ambientes 100% livres de tabaco e incentivar seus colaboradores para a cessação, o que fortaleceu a motivação dos fumantes para deixarem de fumar, seja espontaneamente, por sua própria iniciativa, seja com o apoio dos programas de tratamento.

A meta institucional é de que entre 50 e 100 colaboradores parem de fumar anualmente, de modo que em 2020 o número de funcionários fumantes seja mínimo ou mesmo inexistente.

Se todos colaborarem, particularmente os líderes, oferecendo sua contribuição para o controle do tabagismo, por menor que seja, poderemos ter um mundo livre de tabaco. FAÇA SUA PARTE!

REFERÊNCIAS

1. Organização Mundial da Saúde. Convenção-quadro para o controle do tabaco. Geneva: OMS; 2003.

2. Botelho C, Silva AMP, Melo C. Tabagismo em universitários de ciências da saúde: prevalência e conhecimento. J Bras Pneumol. 2011;37(3):360-6.

3. Allen MB. Medical students' knowledge of smoking. Thorax. 1999;54(1):2.

4. Menezes A, Palma E, Holthausen R, Oliveira R, Oliveira PS, Devens E. Smoking time evolution among medical students, 1986, 1991, 1996. Rev Saude Publica. 2001;35(2):165-9.

5. Stramari LM, Kurtz M, Corrêa da Silva LC. Prevalência e fatores associados ao tabagismo em estudantes de medicina de uma universidade em Passo Fundo (RS). J Bras Pneumol. 2009;35(5):442-8.

6. Anda RF, Remington PL, Sienko DG, Davis RM. Are physicians advising smokers to quit? The patient's perspective. JAMA. 1987;257(14):1916-9.

7. World Health Organization. World no tobacco day 2005 [Internet]. Geneva: WHO; 2005 [capturado em 20 fev. 2012]. Disponível em: http://www.who.int/tobacco/communications/events/wntd/2005/en/.

8. Brasil. Conselho Nacional de Saúde. Resolução nº 287, de 08 de outubro de 1998. Relaciona 14 (quatorze) categorias profissionais de saúde de nível superior para fins de atuação no CNS: assistentes sociais, biólogos, biomédicos, profissionais de educação física, enfermeiros, farmacêuticos, fisioterapeutas; fonoaudiólogos, médicos, médicos veterinários, nutricionistas, odontólogos, psicólogos e terapeutas ocupacionais [Internet]. Brasília: CNS; 1998 [capturado em 24 abr. 2012]. Disponível em: http://conselho.saude.gov.br/resolucoes/reso_98.htm.

9. Associação Médica Brasileira. Diretrizes para o judiciário sobre controle do tabagismo no Brasil. São Paulo: AMB; 2008.

10. Hughes JR. Tobacco treatment specialist: a new profession. J Smoking Cessation. 2007;2 Suppl 2:2-7.

11. World Health Organization. Implementing tobacco control [Internet]. Geneva: WHO; 2012 [capturado em 20 fev. 2012]. Disponível em: http://www.who.int/tobacco/control/en/.

12. Kostova D, Ross H, Blecher E, Markowitz S. Is youth smoking responsive to cigarette prices? Evidence from low- and middle-income countries. Tob Control. 2011;20(6):419-24.

13. Brasil. Lei nº 12.546, de 14 de dezembro de 2011 [Internet]. Brasília; 2011 [capturado em 20 fev. 2012]. Disponível em: http://www.leidireto.com.br/lei-12546.html.

14. Brasil. Instituto Nacional do Câncer [Internet]. Rio de Janeiro: INCA; c1996-2012 [capturado em 20 mar. 2012]. Disponível em: www.inca.gov.br.

15. Brasil. Ministério da Saúde. Portaria nº 1035/GM, de 31 de maio de 2004 [Internet]. Brasília: MS, 2004 [capturado em 24 abr. 2012]. Disponível em: http://dtr2001.saude.gov.br/sas/PORTARIAS/Port2004/GM/GM-1035.htm.

16. Aliança de Controle do Tabagismo [Internet]. São Paulo; c2011 [capturado em 20 mar. 2012]. Disponível em: http://actbr.org.br/.

17. Associação Médica Brasileira [Internet]. São Paulo: AMB; c2008 [capturado em 20 mar. 2012]. Disponível em: www.amb.org.br.

18. Sociedade Brasileira de Pneumologia e Tisiologia [Internet]. Brasília: SBPT; 2012 [capturado em 20 mar. 2012]. Disponível em: www.sbpt.org.br.

19. Sociedade Brasileira de Pneumologia e Tisiologia. Espaço Saúde Respiratória: tabagismo [Internet]. Brasília: SBPT; 2012 [capturado em 24 abr. 2012]. Disponível em: http://www.sbpt.org.br/?op=paginas&tipo=pagina&secao=233 &pagina=1209.

20. Associação Paulista de Medicina. Carta do Fórum das Entidades Médicas sobre Tabagismo [Internet]. Brasília: [s.n.]; 2011 [capturado em 24 abr. 2012]. Disponível em: http://www.apm.org.br/noticias-conteudo.aspx?id=5690.

21. Brasil. Projeto de lei nº 510, de 24 de fevereiro de 2011 [Internet]. Brasília; 2011 [capturado em 24 abr. 2012]. Disponível em: http://ws.mp.mg.gov.br/biblio/ informa/040314617.htm.

22. Associação Médica do Rio Grande do Sul [Internet]. Porto Alegre: AMRIGS; c2010 [capturado em 20 mar. 2012]. Disponível em: www.amrigs.org.br.

23. Brasil. Lei nº 9.294, de 15 de julho de 1996 [Internet]. Dispõe sobre as restrições ao uso e à propaganda de produtos fumígeros, bebidas alcoólicas, medicamentos, terapias e defensivos agrícolas, nos termos do § 4° do art. 220 da Constituição Federal. Brasília; 1996 [capturado em 20 fev. 2012]. Disponível em: http://www.planalto.gov.br/ccivil_03/leis/L9294.htm.

24. International Agency for Research on Cancer. IARC monographs on the evaluation of the carcinogenic risk of chemicals to man. Lyon; 1986.

25. Lightwood JM, Glantz SA. Declines in acute myocardial infarction after smoke-free laws and individual risk attributable to secondhand smoke. Circulation. 2009;120(14):1373-9.

26. Sebrié EM, Sandoya E, Hyland A, Bianco E, Glantz SA, Cummings KM. Hospital admissions for acute myocardial infarction before and after implementation of a comprehensive smoke-free policy in Uruguay. Tob Control. 2012 Feb 15.

ANEXOS

DEPOIMENTO DE UM EX-FUMANTE

A decisão de parar de fumar é mais válida e consistente quando o próprio fumante está convencido de que deve fazê-lo. É um processo de mudança que precisa acontecer de "dentro para fora".

Parar de fumar, para muitos, implica uma grande mudança de vida, e "para mudar tem que mudar" mesmo.

Uma das melhores maneiras de um fumante se convencer de que deve parar de fumar pode ser proporcionada pelo exemplo e pela troca de experiências com um ex-fumante. O depoimento sincero e veemente de alguém que já foi dependente de nicotina e conseguiu se libertar desta condição, uma das mais difíceis de superar, tem grande poder de persuasão e de convencimento.

Por esse motivo, o autor solicitou a um ex-fumante que fizesse um relato de como conseguiu vencer esta batalha e de como se sentiu durante o processo de cessação.

VIDA NOVA

"É exatamente assim que a gente se sente ao largar o vício de fumar. É como se tudo começasse do zero, como se ganhássemos uma nova vida.

O ano era 1948, ano marcante na vida do país, pois, em breve, ocorreria o Congresso Eucarístico. Pois, justamente em data tão marcante, eu cometi a asneira de começar a fumar. Estava completando 13 anos de idade, deixando a infância para a adolescência. Naquela época, quem não tivesse um cigarro entre os lábios não tinha *status*, não era homem, ou mulher, conforme o caso. Comecei e gostei da fumaça embriagadora que me tornaria seu escravo durante 56 anos.

Aquela fumaça me conquistou e, gradativamente, foi trazendo problemas de toda a sorte, problemas de saúde que, com o decorrer do tempo, dia a dia, foram se agravando. Bronquite (tosse quase sempre violenta que me obrigou a mudar de cama), infecções repetidas, uso freqüente de antibióticos, cortisona e um sem número de outros medicamentos (alguns até para ajudar na respiração) até culminar com as grandes gripes que muitas vezes me colocaram na cama.

Mais ou menos dez anos antes de largar o vício, consultei uma médica pneumologista que passou a fazer um acompanhamento permanente da minha saúde que se debilitava dia a dia. Esta Doutora com seu carinho e sua dedicação começou a se tornar, para mim, um segundo "Anjo da Guarda". Durante anos e anos, houve a insistência dessa querida médica e amiga para que eu parasse com o vício tão bandido. Em certa oportunidade, ela chegou a alertar minha mulher que se eu não deixasse o vício, poderia ter apenas mais 2 ou 3 anos de vida.

É bastante antigo o ditado "Deus escreve certo por linhas tortas". Eu creio que isto aconteceu comigo, pois certa noite, mais ou menos às 10 horas, eu abri um maço de cigarros. Ao praticar aquele ato tão usual no meu dia a dia, parei surpreso com o que estava fazendo. Em pensamento e também em voz alta, sozinho em meu quarto, comecei a dirigir a mim mesmo uma série de adjetivos nada recomendáveis. Burro, louco, irresponsável, e por aí afora.

Juro que tive vontade de chorar, o desespero quase tomou conta de mim. Eu estava chegando à conclusão que realmente estava me matando dia a dia, sem conseguir esboçar nenhuma reação. Naquele dia, mais ou menos às 4 horas eu havia aberto outro maço, ou seja, em 6 horas havia fumado 20 cigarros.

Minha sorte foi que dias antes eu havia lido num jornal um anúncio de uma Clínica que dizia ter a solução contra o Tabagismo. Não tive dúvidas. Achei o tal anúncio, marquei uma consulta e no dia seguinte lá estava eu pedindo socorro.

A primeira consulta foi com um médico pneumologista, Diretor da Clínica. Foi uma conversa descontraída, mas bastante proveitosa. Na oportunidade, ele me explicou como funcionava o tratamento e que eu passaria pelas mãos de outros médicos. A consulta seguinte foi com um Psiquiatra. Igualmente, esta segunda consulta também me deixou bastante esperançoso, porém fiquei com medo de não poder assumir os gastos que teria com o tratamento que, pelas palavras deste médico, seria relativamente prolongado. Entretanto, eu estava decidido a continuar vivendo e resolvi assumir o desafio. A consulta seguinte foi com um Pneumologista mais jovem. Foi um bate papo descontraído e este médico começou a recomendar dicas para eu parar de fumar. Após alguns momentos, ele parou de escrever, olhou seriamente para mim e soltou a pergunta que eu hoje considero salvadora: "Seu Behar, vamos marcar uma data para parar de fumar?"

Eu juro que cheguei a ter vontade de rir, pois já se haviam passados 56 anos compartilhando minha vida com o cigarro, mas eu me contive. Era início de Fevereiro de 2004 e, ato contínuo, ele voltou a perguntar: "Fica bom para o Senhor 26 de Fevereiro?"

Eu acho que não tive tempo para pensar e respondi que sim, muito embora eu ficasse me perguntando: será que ele pensa que eu vou abandonar o amor da minha vida depois de 56 anos?

Saí do consultório com a data marcada, a receita dos medicamentos que eu deveria fazer uso já a partir do dia 26. Saí do consultório com a cabeça fervilhando com as idéias mais estapafúrdias possíveis, principalmente me perguntando se eu teria forças para cumprir a palavra empenhada, largar o vício que me acompanhava durante tantos e tantos anos.

Finalmente, chegou o dia 26 de fevereiro de 2004. Logo ao acordar, fiz minha higiene bucal, tomei meu tradicional copo de café com leite e fui ler jornal, fumando 2 cigarros. Logo após o banho, apliquei o primeiro adesivo recomendado e tomei um comprimido do antidepressivo receitado.

No dia 26 de fevereiro de 2011 consegui comemorar os 7 anos da minha nova e maravilhosa vida.

A quem ler este depoimento, juro que nunca "subi nas paredes", e não briguei com ninguém como muitos que deixam o vício relatam. Foi a decisão mais inteligente que tomei em toda a minha vida e posso dizer com toda a segurança: sou um ex-fumante, com muito prazer e alegria."

José Luion Behar (2010)

ANEXO 2

GUIA PRÁTICO PARA PARAR DE FUMAR

LUIZ CARLOS CORRÊA DA SILVA

Diversos são os motivos que podem levar à decisão de parar de fumar, e muitos são os caminhos que um fumante pode percorrer para atingir esse objetivo. Cada fumante é único nas suas necessidades e questões comportamentais, e certamente a intervenção, terapêutica ou não, que serve para um pode não servir para outro. A orientação e o acompanhamento de um médico, sempre que possíveis, serão muito importantes, pois reforçam a decisão tomada pelo paciente, possibilitam uma terapia cognitivo-comportamental (TCC) dirigida para os problemas individuais, e, se indicado, o uso de medicamentos, e constituem-se uma relação não apenas terapêutica, mas também de compromisso pessoal.

Em razão de o tabagismo envolver questões multifatoriais, existe ampla variação de necessidades e de possibilidades quanto a recursos e intervenções que podem ser usados para parar de fumar. A seguir, sugere-se uma sequência que pode ser útil para qualquer situação em que esse seja o objetivo, por iniciativa e ação exclusivas do próprio fumante ou com recursos de intervenção terapêutica profissional, individual ou em grupo.

PRIMEIRO PASSO – DESEJO DE PARAR DE FUMAR

Quem tem um grande objetivo, tem mais motivação e, assim, poderá ter um grande desejo de parar. Com esse perfil, um fumante pode parar de fumar por conta própria e manter a abstinência continuamente. Pelo menos, deve tentar.

Se o querer for pequeno, será muito importante uma estratégia motivacional que possibilite ao próprio fumante mudar esse comportamento. Nesse sentido, recomenda-se a intervenção de profissional experiente e que se considerem estratégias para mudança de fase comportamental, pois por outro caminho a cessação é mais difícil, e recaídas são frequentes.

Trabalhar com os sentimentos pode reforçar a motivação e o desejo.

A decisão para cessação do tabagismo pode ser tomada a qualquer momento da vida desde que haja grande objetivo (pode ser mais de um) e forte motivação.

Constituem objetivos frequentes: preservação da saúde, prevenção de doenças, redução de danos (no caso de doença já instalada), proteção de pessoas de ligação afetiva, maior consideração para com o desejo e os conselhos de entes queridos.

A decisão de parar de fumar terá mais consistência se tomada pelo paciente.

SEGUNDO PASSO – PREPARAR-SE

É muito importante que o paciente incorpore o conceito do tabagismo como doença de dependência de nicotina e entenda com a maior clareza que a privação de cigarros pode levar ao surgimento de sintomas desagradáveis – a síndrome de abstinência (SA).

A avaliação do grau de dependência é feita pelo Teste de Fagerström (TF) ou, simplesmente, por duas variáveis que, se presentes, indicam alta dependência. Vejam-se as possibilidades:

a) TF com pontuação acima de 5;
b) fumar 20 ou mais cigarros por dia e fumar o primeiro cigarro do dia logo após acordar (dentro de 60 minutos).

Nessas situações, está indicada a terapia de reposição de nicotina (TRN).

A indicação de outros recursos terapêuticos dependerá de uma avaliação mais detalhada.

Medidas preparatórias para a cessação, usadas nos dias que a antecedem, são abordadas a seguir.

Quanto mais consistente a preparação, maior a chance de parar de fumar.

TERCEIRO PASSO – MARCAR O "DIA D" (O DIA DE PARAR TOTALMENTE DE FUMAR)

A maneira mais objetiva de parar de fumar é a abrupta – no "dia D". Esse dia pode ser uma data emblemática para o paciente (seu aniversário ou o de pessoa com forte relação afetiva, ou outra comemoração).

Recomenda-se para as vésperas do "dia D":

- reduzir o número de cigarros fumados diariamente;
- não fumar dentro do domicílio – fazer uma verdadeira "limpeza" do cheiro de cigarro no lar;
- afastar, controlar ou, pelo menos, reduzir os gatilhos – os fatores que levam a fumar;
- ingerir muito líquido;
- iniciar ou incrementar exercícios;
- cuidar da alimentação;
- ocupar-se, distrair-se, preencher o tempo para ficar menos exposto aos lapsos e à recaída;
- apropriar-se dos recursos para cessação – aumentar a autoeficácia;
- gostar mais de si mesmo – reforçar a autoestima.

Quando o fumante passa a encarar que parar de fumar significa adquirir muitos ganhos em diversos domínios, aumenta muito a motivação.

CONSIDERAR OPÇÕES MEDICAMENTOSAS – Sempre com orientação médica. Quem tem maior risco de síndrome de abstinência (TF > 5; fuma 20 cigarros ou mais por dia, fuma o primeiro cigarro do dia logo ao acordar; tem dificuldade para curtos períodos de abstinência), deve realizar TRN. A SA pode ser reduzida e até abolida com TRN (adesivo + goma de mascar), e a bupropiona também pode ser muito eficaz para esse mesmo objetivo. Para casos selecionados, pode ser indicado bloqueador de receptores nicotínicos (Vareniclina = "Champix").

Uma medicação psicoativa pode ser utilizada para controlar transtornos comportamentais.

É muito importante enfatizar que medicamentos, isoladamente, sem orientação e acompanhamento médico, não devem ser utilizados, pois além de poder ter riscos, não proporcionam resultado satisfatório. O mais eficaz é trabalhar com o processo da terapia cognitivo-comportamental, associando-se a medicação indicada, conforme necessidades individuais.

A marcação do "dia D" sinaliza desejo de cessação.

QUARTO PASSO – MANUTENÇÃO

A manutenção é o principal item do processo de cessação do tabagismo, uma vez que o fumante pode ter diversas dificuldades para manter-se abstêmio. Pela ambivalência comportamental, ao mesmo tempo, quer parar de fumar e quer fumar. Pelos problemas habituais, pode ter dificuldades de manter o mesmo grau de motivação continuamente. É preciso saber lidar com os altos e baixos e com as frustrações – criar mecanismos de enfrentamento para lidar com a FISSURA, o LAPSO e a RECAÍDA.

A **fissura** é aquela vontade incontida de fumar que pode surgir a qualquer momento, dura alguns minutos, e passa em seguida. O fumante deve saber que logo vai passar! E que é preciso se controlar e não fumar. Nessa ocasião, alguém pode ficar encarregado de ajudar o paciente utilizando estratégias para afastar o cigarro e ajudar a passar o tempo. Ocupar-se, distrair-se, restringir o acesso a cigarros, ingerir muita água e outros líquidos, mastigar gelo, usar goma de mascar.

Lapso é fumar um cigarro, isoladamente. Se acontecer, com firmeza e compreensão, deve-se convencer o paciente a não abandonar o programa para cessação do tabagismo, e a não sentir culpa e enfrentar dificuldades.

Recaída é voltar a fumar progressivamente mais até reassumir o padrão anterior, do período em que fumava de forma regular. Deve-se sempre estimular o reingresso imediato no programa.

Os primeiros 12 meses sem fumar são fundamentais.

A TCC pode ser de grande auxílio para fortificar mecanismos de enfrentamento para as situações que ameaçam a abstinência.

A manutenção é o mais difícil da cessação, requerendo esforço e persistência.

O processo de cessação do tabagismo implica dois objetivos primordiais:

(1) inicialmente, conseguir parar de fumar, o que pode ser obtido de diversas maneiras e, preferencialmente, de maneira abrupta, o que deve ocorrer nas primeiras semanas de tratamento; e, a seguir,

(2) manter o paciente em abstinência pelo menos durante 12 meses, pois nesse período há maior risco de recaída.

A Figura A1 expressa diversas possibilidades:

- alguns pacientes simplesmente não conseguem parar de fumar (linha cinza pontilhada);
- os que param o fazem nas primeiras semanas (setas cinzas);
- recaídas, embora sejam mais comuns nas fases iniciais, podem ocorrer em qualquer momento (setas pretas).

Como existe muita variabilidade entre os pacientes, em alguns casos pode ser necessário prorrogar o tempo de tratamento e de acompanhamento do paciente por mais de 12 meses.

Tanto os pacientes que recaem quanto os que ainda não conseguiram parar de fumar podem ser tratados com reforço das intervenções ou recorrendo-se a itens ainda não utilizados.

Orientação profissional sempre ajuda a parar de fumar!

TRATAMENTO DO TABAGISMO: OBJETIVOS E SEUS TEMPOS

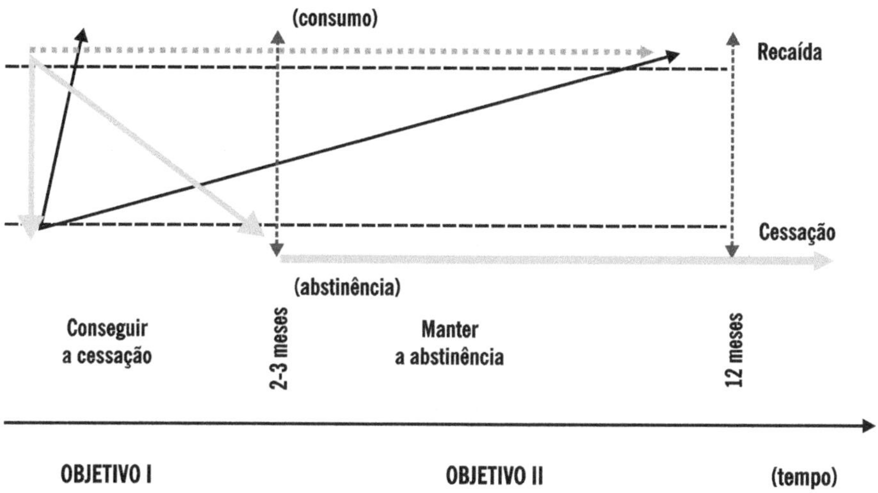

FIGURA A1
SEQUÊNCIA DOS PRIMEIROS 12 MESES DO PROCESSO DE CESSAÇÃO.

CASOS CLÍNICOS

CASO 1

J.M.C., 60 anos de idade, sexo masculino, fumante desde os 15 anos. Assintomático. Tem pensado muito em parar de fumar. Já fez algumas tentativas, mas cada vez que tenta surge algo que o impede de manter a abstinência. Na última vez, houve problemas familiares que o deixaram muito ansioso e só conseguiu parar de fumar durante dois dias.

Atualmente, tem muito desejo de parar de fumar principalmente porque vai nascer seu primeiro neto e gostaria de preservar a sua saúde para poder curtir esta nova experiência de vida.

TOMADA DE DECISÃO

O paciente decidiu consultar com um especialista em tratamento do tabagismo. Inicialmente, fez algumas perguntas:

Qual a melhor maneira de parar de fumar?

Poderá ser por conta própria – embora você já tenha feito várias tentativas sem sucesso, se tiver motivação suficiente poderá tentar novamente. Poderá marcar o “dia D” na data do seu aniversário, por exemplo, desde que esta data esteja próxima; pode ser outra data relacionada com alguma situação afetiva. Esse é um caminho que sempre pode ser tentado. No entanto, a chance de manter a abstinência após um ano costuma ser relativamente baixa. A persistência da sua motivação é que definirá o resultado.

Poderá ser ainda com apoio profissional – de preferência, com especialista no tratamento do tabagismo, ou por meio de um programa de tratamento em instituição ligada à saúde pública ou privada, que conte com um grupo dedicado ao tema. Esse auxílio aumenta muito a chance de parar de fumar.

Como saber se o tratamento indicado servirá para o meu caso?

Sempre será importante informar-se sobre a credibilidade dos profissionais e da instituição.

Deve-se seguir um método terapêutico que se adapte às necessidades e possibilidades individuais.

É importante a percepção do interesse, da dedicação e da firmeza dos profissionais.

Durante a avaliação, o profissional explicou como funciona o programa e enfatizou que a base do tratamento é a TCC (terapia cognitivo-comportamental).

O que é TCC?

A terapia cognitivo-comportamental compreende diversas técnicas que podem ser utilizadas a fim de que o próprio fumante, a partir do conhecimento das “suas características pessoais” – obtidas de maneira simples e organizada com o auxilio de um profissional –, direcione as ações que o ajudarão objetivamente no seu tratamento. A TCC possibilita superar com mais facilidade os fatores que dificultam que ela pare de fumar, sob orientação.

Os *fatores-gatilho* também foram avaliados detalhadamente.

O que são fatores-gatilho?

São as diversas circunstâncias que levam a pessoa a fumar, como o convívio com fumantes, que torna o fumar uma maneira de se relacionar; acostumar-se com as sequências automáticas comer e fumar, tomar cerveja e fumar, sentir-se ansioso e fumar.

Após a avaliação, concluiu-se que este paciente tinha elevada dependência da nicotina, pois fumava uma carteira de cigarros por dia e começava a fumar logo após acordar. Portanto, foi indicada TRN (terapia de reposição de nicotina).

O que é TRN?

A terapia de reposição da nicotina, como o nome indica, visa fornecer nicotina ao organismo para reduzir os sintomas da síndrome de abstinência. Costuma-se usar duas formas de oferecer nicotina na TRN: adesivo e goma de mascar.

Indicou-se também bupropiona, comprimidos para uso por via oral, que tem a eficácia comprovada em auxiliar a parar de fumar.

Devido ao seu grau de ansiedade, também recebeu prescrição para usar medicamento ansiolítico, à noite, se necessário (clonazepam, comprimidos de 0,5 mg).

PREPARAÇÃO

Antes de iniciar a medicação, ficou marcada uma data para parar de fumar, de acordo com sua preferência.

O "DIA D"

Nos dias subsequentes, surgiram inúmeras situações de risco que podiam interromper a abstinência. No entanto, pela preparação recebida, o paciente desenvolveu mecanismos de enfrentamento para que estas situações não o desviassem do programa. Nas primeiras semanas de cessação, evitou conviver com fumantes, também evitou bebidas alcoólicas, não mais fumou dentro da própria residência (há muito não fumava em ambientes fechados), imediatamente após as refeições escovava os dentes, bebia bastante água, passou a praticar exercícios físicos regularmente, enfim, ocupou seu tempo de lazer com coisas que o afastavam do cigarro.

Depois de dois meses sem fumar, em uma festa, depois de alguns drinques, foi tentado a fumar. Mas lembrou (e sua esposa também reforçou) de que foi advertido para não fumar sequer um cigarro, pois isso é um fator de risco para voltar a fumar. *Ele sabia que essa é uma causa frequente de recaída.*

MANUTENÇÃO

Todas as medidas de manutenção foram duradouras, pois o paciente sempre esteve ciente de que o risco para recaída é persistente, embora fosse cada vez menor. Após os primeiros 12 meses de abstinência, recebeu alta do tratamento.

O objetivo deste paciente foi alcançado.

CASO 2

M.S.A., 45 anos de idade, sexo feminino, fumante desde os 14 anos. Tem pensado muito em parar de fumar, pois sua pele apresenta alterações que, segundo o seu cirurgião plástico, tem ligação direta com o cigarro, e a frequente rouquidão incomoda muito. Nunca parou de fumar pois "sempre gostou deste prazer na sua vida", mas agora a sua saúde e os fatores mencionados passaram a ser mais importantes. Por outro lado, tem enfrentado dificuldades cada vez maiores nos seus ambientes de convívio social. Como gosta muito de viajar, também enfrenta situações constrangedoras devido às regras de ambientes fechados sem cigarros, que atualmente estão presentes em boa parte do mundo.

TOMADA DE DECISÃO

Como anteviu muitas dificuldades para parar de fumar sem apoio profissional, optou por procurar um especialista no tratamento do tabagismo.

Logo na primeira entrevista disse que precisava parar de fumar e que gostaria muito de receber um tratamento que pudesse ajudar nesse intento. Desse modo, o profissional expôs que o programa incluía uma série de itens que tinham relação com o problema do tabagismo, como:

- avaliação clínica geral;
- revisão de conceitos e conhecimentos sobre a doença tabagismo e suas implicações;
- estilo de vida: exercícios físicos, alimentação;
- qualidade de vida.

Quando foi informada de que o programa se baseava na terapia cognitivo-comportamental, e que medicamentos poderiam ou não ser usados, ficou ainda mais interessada, pois não costumava e nem gostava de usar medicações. Achou interessante a questão dos *fatores-gatilho,* pois sempre observou que havia algo de errado nas suas rotinas – tudo sempre a levava a fumar!

Após a avaliação, concluiu-se que a paciente tinha moderada dependência da nicotina, pois fumava meia carteira de cigarros por dia e, sem maiores dificuldades, só começava a fumar após sair de casa, pois o marido e os filhos não a deixavam fumar no domicílio. Portanto, a TRN (terapia de reposição de nicotina) teria menor importância e talvez nem precisasse ser usada. Pelo seu baixo grau de ansiedade, não usou medicamento ansiolítico. Cogitou-se a administração da bupropiona, sem uma tomada imediata de decisão sobre seu uso (nunca usou).

PREPARAÇÃO

Neste caso a TCC poderia ser suficiente.

Marcou a data para parar de fumar no dia do aniversário do filho mais novo, e ele disse que esse foi o melhor presente da sua vida (este fato foi de muito peso como reforço da decisão da paciente).

O "DIA D"

Com o transcorrer dos dias, as inúmeras situações de risco que ameaçaram interromper a abstinência foram superadas, pois se sentia preparada para este confronto.

Após dois meses sem fumar, recomeçou a frequentar seus ambientes normais de convívio social, sempre lembrando das advertências para não fumar sequer um cigarro, pois sabia que isso é uma causa frequente de recaída.

MANUTENÇÃO

Manteve as principais medidas de manutenção nos meses seguintes e após um ano estava abstinente da nicotina, tranquila e satisfeita consigo mesma. Seu cirurgião plástico lhe disse para aguardar mais algum tempo antes de definir o tipo de intervenção, pois sua pele já estava bem melhor. A rouquidão sumiu.

Nestes primeiros dois casos, os pacientes estavam motivados a parar de fumar, o que facilitou o trabalho do profissional. Bastou a aplicação do protocolo habitual e o empenho do terapeuta, pois os pacientes fizeram sua parte.

CASO 3

A.M.V., 65 anos de idade, sexo masculino, fumante desde os 12 anos, fuma em média 20 a 25 cigarros por dia. Apresenta dispneia há cerca de cinco anos, com agravamento no último ano. Há piora ao caminhar rapidamente e ao subir em plano inclinado. Tem um peso adequado para a sua idade. Sem crises respiratórias importantes nos últimos 12 meses. Vem à consulta para avaliação desse sintoma. Realizou raio X de tórax e espirometria. Diagnóstico de doença pulmonar obstrutiva crônica (DPOC) com VEF1 de 1,7 L (55% do previsto). O paciente, quando questionado sobre o seu nível de conhecimento em relação à associação entre tabagismo e DPOC diz desconfiar dessa relação, mas não tem um conhecimento preciso sobre o assunto. É informado de que sua doença é potencialmente grave e que a única forma, no momento, mais plausível para conter sua progressão é a cessação do tabagismo. Questionado sobre o nível de importância e confiança em relação à cessação (notas de 0 a 10, sendo 0 nada importante/confiante e 10 extremamente importante/confiante) deu nota 6 para importância e 3 para confiança. Questionado sobre o porquê dessas notas, respondeu primeiramente sobre a importância, pois diz acreditar ser bom parar de fumar, porém não conseguia permanecer sem fumar porque sua concentração no trabalho ficava muito prejudicada (é analista de sistemas). Sobre a confiança, já tentou parar pelo menos três vezes e nunca conseguiu por mais de dois dias, pois ficava muito nervoso e sua concentração reduzia.

Nessa situação, uma abordagem motivacional é muito importante, pois a confiança e a importância atribuídas estão intimamente relacionadas. Com essa abordagem verificou-se que o paciente considerava que fumar era mais importante nesse momento, pois seu desempenho no trabalho estava intimamente relacionado ao uso da nicotina e à dependência. Nesse momento, a intensidade da dispneia não representava um mal tão grande comparado ao fato de ter que reduzir a sua eficiência no trabalho. "O funcionamento logístico de muitas empresas depende de mim", repetia.

O paciente não apresentava doenças psiquiátricas importantes, nem na história pregressa. Nesse caso, é essencial que o médico aumente o grau de importância para cessação do tabagismo melhorando a confiança do paciente. Ele já tentou parar várias vezes e não teve sucesso pelos sintomas de abstinência e por isso, aparentemente, ter atrapalhado a sua profissão. Abordagens com perguntas evocatórias ("O que você acha que deveria fazer?"), explorar mudanças hipotéticas ("Como seria se a sua concentração fosse influenciada se não fumasse?"; "O que você acharia de um tratamento em que pudesse parar de fumar e isso afetasse pouco a sua concentração?"), *brainstorming* ("Diga-me que métodos você já utilizou ou acha que poderiam ajudar a melhorar a sua concentração?") poderiam ser de grande auxílio. De forma não confrontadora, o paciente exploraria alternativas de auxílio, enquanto aumentaria o seu grau de confiança.

CASO 4

J.C.M., 62 anos de idade, sexo masculino, fumante desde os 16 anos. Fuma em média 40 cigarros por dia. Consultou o médico por apresentar sintomas recentes de infecção respiratória (tosse, expectoração amarelada, chiado no peito, febre). Apresenta falta de ar quando caminha rapidamente e ao subir lombas. Realizou raio X de tórax e espirometria. Os diagnósticos pneumológicos foram: (1) infecção respiratória aguda não pneumônica e (2) doença pulmonar obstrutiva crônica (DPOC) com leve alteração da espirometria (VEF1 de 2,0 L = 65% do previsto, sem resposta ao broncodilatador). Questionado sobre os problemas que o tabagismo está lhe causando, disse ter conhecimento, mas que atualmente não tem como parar de fumar. Foi-lhe explicado sobre a DPOC e que a única forma de conter sua progressão é a cessação do tabagismo.

Por influência da esposa e dos filhos decidiu fazer tratamento para cessação do tabagismo. Orientações lhe foram passadas sobre a TCC e após receber informações sobre a TRN, bupropiona, e vareniclina, preferiu usar esta última. Após três meses conseguiu reduzir de 40 cigarros por dia para 10 a 15 cigarros por dia. Usou uma segunda etapa de vareniclina, mas no sexto mês de tratamento não conseguiu baixar de 10 cigarros por dia. E assim permaneceu ao final de 12 meses e, posteriormente, em outra revisão aos 24 meses.

Este é um caso de *redução de danos*, uma das propostas do tratamento do tabagismo na qual o máximo que se consegue é a diminuição da carga tabágica. Certamente, diminuindo o inóculo os danos poderão ser menores, mas nunca será tão seguro quanto a cessação total do tabagismo.

NOS CASOS 3 E 4, EM QUE OS PACIENTES SÃO MUITO DEPENDENTES – PENSAM QUE CIGARROS AJUDAM A ENFRENTAR A ROTINA EM VEZ DE ASSOCIAREM O TABAGISMO COM OS DANOS CAUSADOS, O QUE DIFICULTA MUITO A DECISÃO DE PARAR DE FUMAR – ENTREVISTAS MOTIVACIONAIS SÃO INDISPENSÁVEIS PARA A MUDANÇA DE FASE COMPORTAMENTAL E PARA APOIAR SUA TOMADA DE DECISÃO.

DATAS EMBLEMÁTICAS

31 DE MAIO – DIA MUNDIAL SEM TABACO (OMS – ORGANIZAÇÃO MUNDIAL DA SAÚDE)

A OMS instituiu o dia 31 de Maio, desde 1988, como uma data específica para a realização de mobilizações dos Órgãos de Saúde, Governos e Sociedade Civil Organizada (ONGs e outras instituições), em todo o mundo, para chamar a atenção da população sobre os malefícios do tabagismo e sobre as ações que estão ao alcance de todos para seu controle.

Esta atividade anual visa a informar ao público sobre os danos do tabagismo, as práticas de negócio das companhias de tabaco, o que a OMS está fazendo para vencer a epidemia do tabagismo, o que as pessoas podem fazer para resgatar seus direitos à saúde e uma vida saudável, e para proteger as gerações futuras.

Anualmente, fica estabelecido um tema central para uma abordagem mais forte junto à mídia. Como regra, as lideranças nacionais governamentais e não governamentais aproveitam esta ocasião para promover encontros, seminários, e principalmente atividades com o setor político para que este envolva-se o máximo possível em favor da saúde da população brasileira, através de maior atuação para o controle do tabagismo.

A seguir, os temas já focados:

- 2012: A Indústria do Tabaco precisa de Limites
- 2011: A Convenção-Quadro da OMS para o Controle do Tabagismo

- 2010: Gênero e tabaco com ênfase no marketing dirigido à mulher
- 2009: Tabaco e cuidados com a Saúde
- 2008: Juventude livre do tabaco
- 2007: Ambientes internos livres do tabaco
- 2006: Tabaco: mortalidade e doenças
- 2005: Profissões da Saúde contra o tabaco
- 2004: Tabaco e Pobreza, um ciclo vicioso
- 2003: Cinema e Moda livres do Tabaco
- 2002: Esportes livres do tabaco
- 2001: Tabagismo Passivo mata
- 2000: Tabaco mata, não tenha dúvida
- 1999: Deixe o maço para traz
- 1998: Crescendo sem tabaco
- 1997: Unidos por um mundo livre de tabaco
- 1996: Esporte e Arte sem tabaco: pratique-os sem tabaco
- 1995: Tabaco custa mais do que você pensa
- 1994: Mídia e Tabaco: junte as mensagens
- 1993: Serviços de Saúde: nossas janelas para um mundo livre de tabaco
- 1992: Locais de trabalho livres de tabaco: mais segurança e saúde
- 1991: Locais e Transporte Público: melhor serem livres de tabaco
- 1990: Infância e Juventude sem Tabaco: crescendo sem tabaco
- 1989: Mulher e Tabaco: a mulher fumante tem maior risco
- 1988: Tabaco ou Saúde? escolha saúde

29 DE AGOSTO – DIA NACIONAL DE COMBATE DO FUMO (INCA – INSTITUTO NACIONAL DO CÂNCER)

Da mesma forma, no Brasil o Ministério da Saúde escolheu a data de 29 de Agosto para que, em todo o país, se desenvolvam ações educativas, informativas e de estímulo para que as pessoas e as instituições atuem com mais consistência para o controle do tabagismo. À semelhança do "Dia Mundial", a cada ano se dá ênfase a temas prioritários de ocasião com vistas ao controle do tabagismo, particularmente no que se refere às políticas do setor.

TABAGISMO E LEGISLAÇÃO

No Brasil, foram estabelecidas algumas normas e regulações a serem seguidas pelos cidadãos e pelas instituições diretamente envolvidas, visando controlar o tabaco e o tabagismo. Elas se devem ao Programa Nacional de Controle do Tabagismo, instituído pelo Ministério da Saúde representado pelo Instituto Nacional do Câncer (INCA), ao setor político e à justiça, e à atuação de instituições médicas e organizações não governamentais (ONGs). Dentre as nações, a legislação brasileira é uma das mais completas e bem construídas, apenas carecendo de maior adesão da população. Isso ocorre devido às dificuldades da educação básica e pela falta de fiscalização e penalização.

Lei nº 1.508, de 22 de fevereiro de 1960: proibiu o fumo em transportes coletivos, elevadores, recintos fechados, cinemas e teatros, estabelecimentos de ensino, entre outros locais fechados.

Lei nº 5.700, de 15 de junho de 1983: proibiu o fumo em veículos de transporte coletivo, táxis, elevadores, cinemas, teatros, estabelecimentos de ensino e supermercados.

Lei nº 11.999, de 3 de agosto de 1992: proibiu fumar nas unidades de saúde e de educação do Estado e nos meios de transporte coletivo intermunicipais.

Lei nº 7.599, de 5 de agosto de 1994: instituiu um espaço aos não fumantes em restaurantes, choperias, casas de chá e churrascarias.

Lei nº 9.294, de 15 de julho de 1996: regulou o parágrafo 4º da Constituição e dispôs sobre a propaganda de produtos fumígeros derivados ou não do tabaco, de bebidas alcoólicas, etc.

Decreto nº 2.018, de 1º de outubro de 1996: regulamentou a Lei nº 9.294, de 15 de julho de 1996.

Decreto-lei nº 3.157, de 27 de agosto de 1999: proibiu o fumo dentro das aeronaves brasileiras, qualquer que seja a duração do voo, dentro ou fora do território nacional.

Lei Federal nº 12.543/2011, de 14 de dezembro de 2011, que finalmente melhor alinhou as políticas brasileiras com a Convenção-Quadro.

MANIFESTO AOS MÉDICOS, ESPECIALMENTE AOS PNEUMOLOGISTAS

Informações, dados estatísticos, campanhas, palestras motivacionais, cursos, proibições, conscientização, etc. Nada disso, até aqui, provocou impacto significativo em um grande contingente de fumantes, não se tendo esperança de que, apenas como resultado dessas iniciativas, venham a parar de fumar. Menos de 6% dos fumantes conseguem parar por conta própria e manter-se abstinente ao final de 12 meses, a cada iniciativa. Com os programas de tratamento, esse índice costuma chegar a 30%.

Nós, médicos, particularmente os pneumologistas, acostumados a conviver com situações de enfermos que padecem por doenças devidas ao cigarro, sempre acreditamos que a população deveria ver de perto o que acontece com quem está nos hospitais, nas unidades de terapia intensiva (UTIs), ou mesmo em casa, com falta de ar, dependendo do uso de oxigênio e vivendo com sacrifício. O sofrimento das pessoas e de seus entes queridos não é exposto na mídia, seja por falta de iniciativa, por temer causar pânico, ou mesmo porque a imprensa receia perder seus patrocinadores. Há mais de três décadas, em nossas aulas e conferências tanto para estudantes e médicos quanto para pessoas da comunidade, quando abordamos o tema tabagismo, colocamos em evidência esses quadros de sofrimento e que tocam profundamente a todos.

O Ministério da Saúde finalmente conseguiu dar mais um passo decisivo no sentido de prestar informações mais realistas à população. Embora em alguns casos fumar cause "apenas danos menores", em outros, pode levar a problemas graves, que podem atingir as pessoas de maneira cruel e sem chance de recuperação. Muitos fumantes têm enfisema pulmonar, câncer de pulmão, problemas cardiocirculatórios e outros tantos que os levam à incapacidade, ao sofrimento e à morte. Os não fumantes também são atingidos: crianças com baixo peso ao nascer e com problemas respiratórios devido ao tabagismo passivo imposto pela mãe e pelo pai que continua fumando em sua presença. Câncer de pulmão e enfisema pulmonar ocorrem também em quem convive com fumantes. A iniciativa de mostrar, por meio de ilustrações nas próprias carteiras de cigarros, imagens chocantes finalmente foi implantada no Brasil. Essa medida deve ser irreversível e abrir novas possibilidades de ações efetivas, que a médio e longo prazos reduzirão o problema, para que algum dia possamos ter um mundo livre do tabaco.

Embora devam ser mantidas a proibição ou, pelo menos, a limitação da propaganda, a restrição de fumar em ambientes coletivos e toda a gama de informações sobre os males do tabagismo têm efeito limitado e já demonstraram não ser suficientes. Nos próximos anos, a principal estratégia deverá ser a conscientização da população de maneira direta e chocante, que poderá se constituir em uma forma mais eficaz. "Apenas agir contra o traficante, no nosso meio, costuma gerar outras alternativas de distribuição da droga." Assim, a prática de contrabando e o comércio clandestino não terão lugar, pois os usuários não estarão mais interessados na aquisição de cigarros! Obstaculizar a indústria tabagista também não é prático, pois "o produtor da droga ainda tem muito poder econômico". Só uma atitude poderá ser decisiva: fazê-la pagar caro pelos danos causados, por meio de polpudas indenizações a quem foi prejudicado.

Os meios de comunicação, em particular a televisão, continuam mostrando ostensivamente tanto atores quanto participantes eventuais em cenas grotescas dirigidas ao público jovem, seu principal alvo, que misturam ansiedade, comportamentos pouco adequados e momentos em que, aparentemente, o personagem "fica mais calmo" ou "encontra uma solução" ao dar baforadas. Não apenas o Ministério da Saúde, mas a sociedade como um todo devem considerar que a mídia televisiva tem muito poder entre os mais suscetíveis, que se deixam levar e absorvem principalmente os exemplos mais nefastos.

Mas, com tudo o que se fez, que se faz e que se fará sobre esse verdadeiro flagelo da humanidade, o mais importante é que cada cidadão tome consciência de que nada pode nem deve impedi-lo de ser feliz e de ter uma ótima qualidade de vida, e isso implica melhorar o processo educativo e sempre lutar por melhores condições de saúde. Desde os primeiros anos de vida, tanto na família quanto na escola, devem ser priorizados a educação, os ensinamentos de saúde e a consciência de cidadania.

Vamos em frente, temos muito o que fazer para tornarmos a sociedade livre de tabaco.

LUIZ CARLOS CORRÊA DA SILVA
Presidente da SBPT, 2001

ANEXO 6

SITES DIRECIONADOS AO CONTROLE DO TABAGISMO

NIDA – National Institute on Drug Abuse – http://m.drugabuse.gov/drugs-abuse/tobacco-addiction
Este *site* oferece informações nos vários níveis de complexidade acerca do tabagismo e da nicotina, situando-a entre as demais drogas licitas e ilícitas. As informações cobrem desde aspectos farmacológicos até possíveis abordagens terapêuticas.

ACT – Aliança de Controle do Tabagismo – www.act.org.br
A ACT é uma ONG que faz parcerias com instituições e pessoas para promover o controle do tabagismo no Brasil, particularmente pela implementação da Convenção Quadro. No *site* são disponibilizas informações sobre o desenvolvimento das leis e medidas para controle do tabagismo no país (ações, boletins, notícias, etc.).

Campaign for Tobacco Free Kids – www.global.tobaccofreekids.org/pt
Esta é uma organização que tem o objetivo de centralizar recursos para ajudar governos e instituições não governamentais do mundo todo a promover, adotar e implementar políticas de controle do tabaco, particularmente direcionadas às crianças.

Hospital Universitário (USP) – http://www.tabagismo.hu.usp.br/
Página destinada a qualquer pessoa que tenha o desejo de cessar o tabagismo. Contém informações sobre o tema: história do tabagismo, perguntas mais frequentes, vídeos, casos clínicos, exposição ambiental e ainda a oportunidade de comunicação com uma equipe especializada.

Organização Mundial do Saúde (OMS) – www.who.int (*site* geral da OMS)
OMS – Cessação do tabagismo – http://www.who.int/tobacco/research/cessation/en/index.html e http://www.treatobacco.net/home/home.cfm

Instituto Nacional do Câncer (INCA) – www.inca.gov.br
O INCA é o setor do Ministério da Saúde responsável pelo controle do tabagismo no País, atua tanto no setor técnico, estabelecendo normas para tratamento quanto no setor político, sempre buscando melhores soluções para esta epidemia.

Associação Médica Brasileira (AMB) – www.amb.org.br
A AMB atua intensamente neste setor por meio de uma comissão específica, da qual participam representantes das Sociedades de Especialidades, com foco na saúde e no compromisso dos médicos para com a população.

Conselho Federal de Medicina – www.cfm.org.br
O CFM também representa a classe médica nas questões do tabagismo, particularmente nos seus aspectos éticos e em interações políticas com o governo.

Sociedade Brasileira de Pneumologia e Tisiologia (SBPT) – www.sbpt.org.br
Dentre as Sociedades de Especialidade, destaca-se a SBPT como a mais atuante em todos os níveis do controle do tabagismo, frequentemente liderando ações junto ao setor político de Brasília. Disponibiliza Diretrizes para Tratamento do Tabagismo (última: 2008).

Sociedade Brasileira de Cardiologia – www.cardiol.com.br
Possui um *site* muito rico em informações sobre prevenção e qualidade de vida. O Boletim do Coração aborda como cessar o tabagismo e sobre outros fatores de risco de doenças cardíacas.

American Heart Association – www.heart.org
No item "*getting healthy*" clicando em "*quit smoking*" podem ser encontradas informações sobre cessação do tabagismo.

American College of Cardiology – www.cardiosource.org
Na página inicial, digitar "*search: smoking cessation*". Aparecerão estudos clínicos sobre os efeitos da cessação do tabagismo.

Associação Médica do Rio Grande do Sul (AMRIGS) – www.amrigs.org.br
A AMRIGS com seu Projeto Fumo Zero desenvolveu uma grande mobilização no setor. Uma das ações: com a Prefeitura de Porto Alegre distribuiu cartazes de advertência ("Aqui Fumo Zero") para todos os estabelecimentos da cidade.

***Site* independente – www.treatobacco.net**
Informações sobre tratamento da dependência da nicotina. Apresenta artigos e informações baseados em evidências sobre demografia e efeitos na saúde, segurança, economia e políticas públicas relacionados ao tabaco, além de eventos ligados ao tratamento do tabagismo.

Grupos de autoajuda: http://www.fumantesanonimos.com

SITES COM DADOS E PESQUISAS SOBRE TABAGISMO

Ministério da Saúde. Prevalência do Tabagismo no Brasil, 2004 (www.bvsms.saude.gov.br)

IBGE, PNAD (Pesquisa Nacional por Amostra Domiciliar), 2008 (www.ibge.gov.br)

Inquérito Domiciliar sobre Comportamentos de Risco e Morbidade Referida de Doenças e Agravos Não Transmissíveis (2002 e 2003) (http://www.inca.gov.br/inquerito/docs/completa.pdf)

The Cochrane Library (homepage on the internet), (cited 2008 Aug 15). Evidence for healthcare decision-making. Cochrane Review. Wiley Interscience; 2008. Available from: http://www3.interscience.wiley.com/cgi-bin/mrwhome/106568753/HOME

Vigescola (http://www.inca.gov.br/tabagismo/31maio2004/vigescola.pdf)

World Health Organization. Gender and Tobacco Control – A policy brief (2003) http://www.who.int/tobacco/resources/publications/general/policy_brief.pdf

Site de Alexandre Milagres – www.cigarro.med.br
Este médico é um dos maiores ativistas brasileiros na luta contra o tabagismo e mantém um constante sistema de troca de informações.

Revista ligada ao British Medical Journal voltada integralmente ao controle do tabagismo. http://tobaccocontrol.bmj.com/